Spinal
Training Injury

脊柱训练伤

Spinal
Training Injury

脊柱训练伤

名誉主编　张英泽

主　　编　林　斌　郝定均　冯世庆

副主编　丁文元　高延征　贺宝荣　张雪松　刘国栋

编　　者（以姓氏笔画为序）

丁文元	万伟霞	马　迅	方月清	冯世庆	冯国栋
华　强	刘文革	刘国栋	许卫红	阮　兢	纪　旭
李　曦	杨文清	吴杨鹏	何艺坚	何永志	何明长
何燕倩	沈慧勇	宋　超	张　力	张　毕	张忠民
张金辉	张哲明	张雪松	陈　昆	陈伟宏	陈志文
陈志达	陈建梅	陈荣春	陈朝显	陈雄生	陈瑞松
范纯泉	林　越	林　斌	林建聪	林海滨	郝定均
胡晓阳	洪加源	姚小涛	贺　园	贺宝荣	徐　杰
殷国勇	高延征	郭志民	涂承权	桑宏勋	黄佳平
黄砖枝	黄晓川	黄锡明	梅　伟	梁珪清	蒋元杰
曾宇哲	蔡弢艺	薛　超	戴立林		

编写秘书　陈志达　宋　超

摄　　影　刘永瑜　林少雄

人民卫生出版社
·北京·

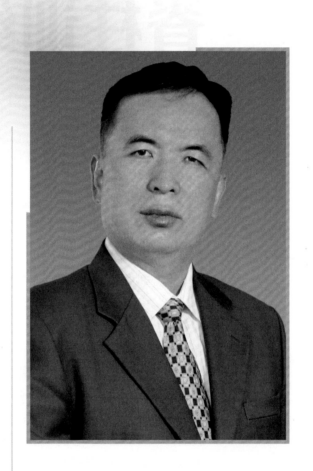

主 编 简 介

林　斌　现任中国人民解放军联勤保障部队第九〇九医院骨科医院主任医师、教授、硕导。享受国务院政府特殊津贴专家、全军高层次科技拔尖人才、第六届福建省优秀科技工作者。中国医师协会骨科医师分会委员、中华医学会骨科学分会脊柱微创学组委员、中华医学会医学工程学分会数字骨科学组委员、中国医师协会骨科医师分会脊柱专家工作委员会委员、中国医师协会骨科医师分会脊柱创伤专业委员会委员、福建省中西医结合骨科学会副主任委员、全军脊柱外科学组委员、《Spine 中文版》及《中国骨与关节损伤杂志》编委等。荣立二等功 1 次，三等功 3 次。在儿童寰枢椎脱位、寰枢椎复合骨折、脊柱肿瘤、脊柱严重畸形等方面有较丰富的经验。以第一完成人获军队及省部级一等奖 2 项，二等奖 3 项，专利 8 项。以第一作者或通信作者发表 SCI 论文 23 篇，在《中华骨科杂志》等一类核心期刊发表论文 100 余篇，主编《上颈椎创伤外科学》等专著 2 部。

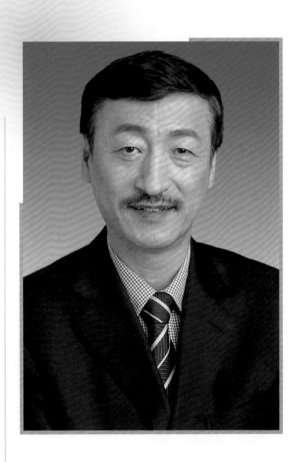

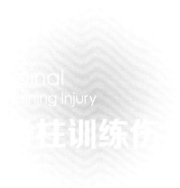

主 编 简 介

郝 定 均　　主任医师,教授,博士生导师。西安交通大学医学院附属红会医院首席专家、脊柱病医院院长。陕西省脊柱脊髓疾病临床医学研究中心主任,陕西省脊柱仿生治疗重点实验室主任。享受国务院政府特殊津贴专家、全国杰出专业技术人才。中国医师奖、全国五一劳动奖章获得者。现兼任中华医学会骨科学分会副主任委员、中华医学会骨科学分会脊柱外科学组副组长、中国医师协会骨科医师分会总干事、中国医师协会脊柱创伤专业委员会主任委员、中国医师协会脊柱专家工作委员会副主任委员、国际矫形与创伤外科学会(SICOT)中国部脊柱外科学会副主任委员、国际脊髓学会中国分会副主任委员、国际华人脊柱学会常务理事、中国医院协会大学附属医院分会副主任委员、陕西省医学会骨科分会主任委员。《美中国际创伤杂志》主编,《JBJS 中文版》《Spine 中文版》《骨科临床与研究杂志》副主编,《中华外科杂志》《中华骨科杂志》《中华创伤杂志(英文版)》《中国矫形外科杂志》等10 余种专业杂志编委。承担了包括国家自然科学基金重点项目在内的各级科研项目近 20 项,以第一作者或通信作者在 *Spine*、*European Spine Journal*、*The Spinal Journal* 等脊柱领域顶级杂志发表 SCI 收录论文 150 余篇,获国家专利 25 项,主编或主译著作 7 部,以第一完成人获国家科学技术进步奖二等奖1 项,省部级科学技术奖一等奖 2 项,二等奖 3 项。牵头及参与制定了 5 部国家级诊疗指南及行业规范。

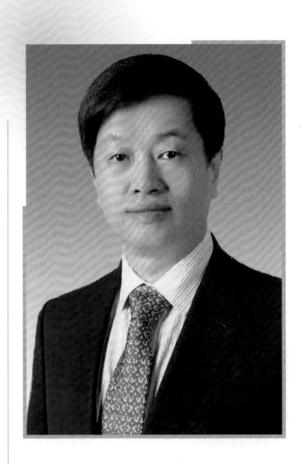

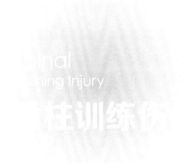

主 编 简 介

冯世庆 教育部"长江学者"特聘教授,首批国家高层次人才特殊支持计划("万人计划")领军人才,担任国家脊髓损伤国际科技合作基地主任,天津市脊柱脊髓重点实验室主任,山东大学骨科医学研究中心主任,中国康复医学会脊柱脊髓专业委员会基础研究与转化学组主任委员、第十届国际神经修复学会(IANR)主席、中国医师协会神经修复学专业委员会副主任委员,国家重点研发计划重点专项首席科学家。主持国家重点研发计划"干细胞及转化研究"重点专项、国家自然科学基金重点项目及国际合作重点项目等多项科研项目,发表论文330篇,其中SCI论文160篇,授权专利20项,主编、参编著作17部,并获国家科学技术进步奖二等奖1项、天津市科学技术进步奖一等奖2项、中华医学科技奖二等奖等9项。

序

脊柱损伤是创伤骨科和运动医学科常见的一种损伤,约占全身损伤的 11.97%,其患者以青壮年为主,约占脊柱损伤患者的 58.8%。

中国人民解放军和武警官兵是以青壮年为主的特殊群体,受其职业的影响,脊柱损伤的发病率比普通人群更高。特别是近年来,随着部队军事训练内容、方式及强度的增高,脊柱损伤发生率也呈增高态势。脊柱训练伤就是特指因训练直接导致脊柱骨骼系统及附属软组织的急、慢性损伤或病理改变。机体的运动神经、感觉神经均自脊柱出入,训练导致的脊柱损伤极易伤及脊神经,其治疗周期长、恢复慢,且易留有后遗症,会对官兵的身心健康造成巨大影响。因此,如何有效预防训练导致的脊柱损伤、提高损伤现场救治效率、规范检查和治疗措施,是提高救治效果和增强部队战斗力的关键。

脊柱损伤的预防和治疗一直是国际军事训练中的重要组成部分,近年来欧美发达国家的相关专著也相继出版。中国人民解放军联勤保障部队第九〇九医院是全军的骨科中心,年收治军事训练伤的病种与患者数量均居全军前列。林斌教授及其团队对脊柱损伤的预防、规范化治疗和重症的救治有丰富的临床经验,他们从实际出发,凭借多年的临床经验和科研实力,针对军事训练过程中常出现的脊柱训练伤问题,编写了这本《脊柱训练伤》,填补了我国脊柱训练伤领域的空白。

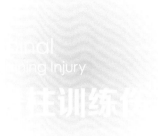

　　这本书将解剖、影像、物理检查、流行病学等基础研究,和损伤的预防、诊断、治疗、康复等临床研究相结合;将专业知识简单化,简单知识科普化,图文并茂、通俗易懂。不仅为部队医务工作者,特别是骨科、神经外科医生和研究生提供一本科学、专业的工具书,还可为广大官兵提供一本实用的科普书。

　　希望广大医务工作者和官兵读者都能从中受益。在此,衷心祝贺《脊柱训练伤》的付梓出版。

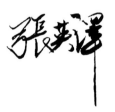

2022 年 1 月

前　言

　　近年来,随着部队军事训练内容、方式及强度变化,军事训练致脊柱损伤发生率逐年攀升。大部分伤员有明确的脊柱损伤史,少部分伤员则是在长期训练中累积的疲劳性损伤,受伤后治疗周期长、恢复慢,易留后遗症,对伤员的身体健康和部队战斗力常造成严重影响。部队官兵对此类损伤认识匮乏,临床医师诊断不清、误诊、漏诊及延迟诊断等问题频现。以往关于军事训练伤的研究多侧重于四肢训练损伤,国内尚缺乏对军事训练致脊柱损伤的专项报道。

　　本书旨在为部队官兵、训练员、运动员、骨科及康复科医师等提供一部内容翔实、图文并茂的专业工具书,便于指导相关患者进行科学训练、优化临床医师诊疗体系。本书共十四章,从脊柱的解剖、临床检查、颈胸腰骶椎及脊髓训练伤等多个方面系统地阐述了军事训练过程中脊柱脊髓损伤的基础理论和基本技术,同时还涵盖了国内外脊柱脊髓损伤诊疗规范及研究新进展。本书有以下五个特点:第一,全书开篇详细介绍了脊柱解剖相关基础知识,从脊柱的发生、生物力学、体表标志到椎骨、骨连结和周围软组织,都进行了详细阐述,对已成熟的脊柱解剖学知识进行更加生动、简洁的描述,并紧密结合脊柱训练伤发病机制,这样可使读者对脊柱及相关结构有一全面的认识。第二,立足脊柱临床检查,以视、触、动、量及特殊检查等骨科特有查体相互结合,同时按照颈、胸、腰、骶部顺序阐述,逻辑清晰,便于读者按照解剖部位分类掌握。第三,重点介绍各类训练损伤,顺序论述颈椎训练伤、胸

椎训练伤、胸腰椎训练伤、腰椎训练伤、骶椎训练伤，编写方式上依照发病机制、解剖特点、临床表现、辅助检查、诊断、治疗、预后与预防分条叙述，给读者完整的认知框架，详尽的理论知识，从机制到预防，尽量减少脊柱训练伤的发生。第四，康复锻炼是本书又一大特点，脊柱训练伤康复不仅需要恢复脊柱的日常活动功能，同时要重视专项体能的恢复与提高，如有氧能力，肌肉力量、脊柱柔韧性、身体平衡能力与协调性等专项素质，读者可在本书中获得专业的康复锻炼指导。第五，本书采用插图与视频相结合，可通过手机扫描配图二维码观看视频演示，给每一位读者以全方位、多角度的直观视觉享受。

期望此书的出版能为我国脊柱训练伤的基础理论和临床诊疗技术发展起到一定的推动作用，广大读者能从中受益。感谢郭光文教授授权本书使用《人体解剖彩色图谱》中的精美图片，得以丰富本书的基础理论内容，便于读者更易理解脊柱相关解剖知识。感谢本书编撰过程中所有作者的辛勤付出，由于时间仓促，内容方面难免有不足之处，敬请广大读者朋友批评指正，提出宝贵意见，以便我们再版时进一步更正、完善。

林 斌

2022 年 1 月

目 录

第一篇

脊柱解剖学

001

003　**第一章　脊柱的基础解剖**
003　第一节　脊柱的骨性结构
003　　　一、脊柱的基本形态
003　　　二、椎骨
008　第二节　脊柱的血液供应
008　　　一、脊椎的动脉
009　　　二、脊椎的静脉
010　第三节　脊柱椎骨的连接组织
010　　　一、椎间盘
010　　　二、韧带
013　　　三、关节
014　第四节　脊柱的附着肌肉
014　　　一、脊柱区的内容
014　　　二、直接作用于脊柱的肌群
020　第五节　脊柱的功能
020　　　一、支持和保护功能
020　　　二、运动功能
022　**第二章　椎管及其内容物的临床解剖**
022　第一节　椎管
022　　　一、椎管壁的构成
022　　　二、椎管腔的形态
022　第二节　脊髓
024　　　一、脊髓的被膜与脊髓腔
025　　　二、脊神经根
026　　　三、脊髓的血管

第 二 篇

脊柱的临床检查

029

031	**第三章 脊柱的物理检查**
032	第一节 颈部检查
032	一、视诊
032	二、触诊
032	三、颈椎活动度检查
032	四、特殊检查
035	第二节 胸背部检查
035	一、视诊
035	二、触诊
035	三、胸椎活动度检查
036	第三节 腰部检查
036	一、视诊
036	二、触诊
036	三、腰椎活动度检查
036	四、特殊检查
040	第四节 骶尾部检查
040	一、视诊
040	二、触诊
040	三、骶尾椎活动度检查
041	四、特殊检查
044	第五节 神经系统检查
044	一、感觉功能检查
045	二、运动功能检查
046	三、反射功能检查
050	四、神经系统检查及定位
053	**第四章 脊柱影像学检查**
053	第一节 X 线片检查
053	一、正常脊柱 X 线表现
056	二、脊柱训练伤 X 线表现
059	第二节 CT 扫描
059	一、正常脊柱 CT 表现
060	二、脊柱训练伤 CT 表现
062	第三节 磁共振成像
062	一、正常脊柱 MRI 表现
063	二、脊柱训练伤 MRI 表现

066	第四节	选择性造影与阻滞
066		一、椎管造影
066		二、椎间盘造影
066		三、选择性脊神经根阻滞
070	**第五章**	**其他辅助检查**
070	第一节	动脉 CTA 检查
070	第二节	脊柱动脉 MRA 检查
071	第三节	神经电生理检查
071		一、诱发电位的基本概念及技术
072		二、体感诱发电位检查的目的和临床意义
072	第四节	肌电图检查
072		一、正常肌电图
073		二、异常肌电图
074		三、肌电图检查的目的和临床意义

第三篇

脊 柱 训 练 伤

077

079	**第六章**	**概论**
079	第一节	脊柱训练伤研究现状、危险因素和流行病学
079		一、研究现状
079		二、危险因素
080		三、流行病学
080	第二节	脊柱训练伤分类
081	第三节	脊柱训练伤治疗原则
081		一、现场救护
082		二、急诊室救治
084	**第七章**	**颈椎训练伤**
084	第一节	颈椎常见软组织训练伤
084		一、胸锁乳突肌损伤
086		二、斜方肌损伤
088		三、肩胛提肌损伤
089		四、头夹肌损伤
091		五、颈肌筋膜炎
092		六、颈棘上韧带、项韧带及棘间韧带损伤
094		七、颈椎小关节紊乱综合征
095	第二节	颈椎骨关节训练伤

095　　　　　　　一、枕寰关节脱位

097　　　　　　　二、寰枢关节脱位

100　　　　　　　三、寰椎骨折

101　　　　　　　四、枢椎齿状突骨折

103　　　　　　　五、枢椎创伤性滑脱

104　　　　　　　六、枢椎椎体骨折

106　　　　　　　七、下颈椎骨折脱位

109　　第三节　颈椎病

113　第八章　胸椎训练伤

113　　第一节　胸部、胸背部常见软组织训练伤

113　　　　　　　一、胸部扭挫伤

116　　　　　　　二、菱形肌损伤

119　　　　　　　三、胸椎小关节紊乱综合征

121　　　　　　　四、肋软骨炎

124　　第二节　胸椎骨与关节训练伤

129　第九章　胸腰椎训练伤

140　第十章　腰椎训练伤

140　　第一节　腰椎常见软组织训练伤

140　　　　　　　一、急性腰扭伤

141　　　　　　　二、腰肌劳损

143　　　　　　　三、急性腰椎小关节紊乱症

144　　　　　　　四、棘上棘间韧带损伤

146　　　　　　　五、第三腰椎横突综合征

147　　　　　　　六、臀上皮神经炎

149　　　　　　　七、腰椎间盘突出症

151　　第二节　腰椎骨关节损伤

151　　　　　　　一、腰椎骨折

153　　　　　　　二、腰椎横突骨折

154　　　　　　　三、腰椎棘突骨折

155　　　　　　　四、腰椎峡部裂

156　　　　　　　五、腰椎滑脱

160　第十一章　骶尾椎训练伤

160　　第一节　骶尾椎常见软组织训练伤

160　　　　　　　一、骶尾部挫伤

161　　　　　　　二、梨状肌综合征

166　　第二节　骶尾骨关节训练伤
166　　　　一、骶骨骨折
169　　　　二、尾骨骨折
173　　　　三、骶髂关节扭伤
176　**第十二章　脊髓损伤**
176　第一节　脊髓损伤的原因及分类
176　　　　一、脊髓损伤的原因
176　　　　二、脊髓损伤的分类
177　第二节　脊髓损伤节段水平的临床表现
177　　　　一、脊髓与脊柱节段的关系
177　　　　二、脊髓各节段损伤的特点
178　第三节　脊髓损伤的诊断
178　　　　一、辅助检查
179　　　　二、神经系统检查
180　　　　三、急性脊髓损伤严重程度的判定
182　第四节　脊髓损伤的治疗
182　　　　一、现场急救与护送
185　　　　二、急诊处理
185　　　　三、治疗
186　第五节　脊髓损伤并发症的防治
186　　　　一、防治压疮
187　　　　二、防治泌尿系感染
187　　　　三、防治呼吸系统感染

第四篇

脊柱训练伤预防

191

193　**第十三章　脊柱训练伤预防策略**
193　第一节　风险筛查评估
193　　　　一、身体素质评估
193　　　　二、身体功能评估
199　　　　三、疲劳状态评估
200　　　　四、心理状态评估
203　第二节　脊柱功能训练
203　　　　一、呼吸训练
204　　　　二、热身训练

211　　　　　三、核心肌群训练
214　　　　　四、肌肉筋膜放松
217　第十四章　脊柱训练伤康复
217　第一节　康复流程
217　　　　　一、康复评定
217　　　　　二、康复治疗
220　第二节　脊柱训练伤康复
220　　　　　一、脊柱软组织损伤康复
243　　　　　二、脊柱骨关节损伤康复
243　　　　　三、脊髓损伤康复

第 一 篇

脊柱解剖学

● 第一章　脊柱的基础解剖

● 第二章　椎管及其内容物的临床解剖

第一章　脊柱的基础解剖

第一节　脊柱的骨性结构

一、脊柱的基本形态

脊柱在幼儿时期椎骨总数为 33~34 块,根据其所在部位,由上而下依次分为颈椎 7 块、胸椎 12 块、腰椎 5 块、骶椎 5 块和尾椎 4~5 块。至成年,5 块骶椎融合成 1 块骶骨,4~5 块尾椎融合成 1 块尾骨。因此,成人实际参与活动的椎骨总数一般为 26 块(图 1-1-1)。

脊柱长度,男性平均为 70~75cm,女性平均为 66~70cm。

二、椎骨

每个椎骨都有椎体、椎弓构成,以胸椎为例(图 1-1-2)。

1. 椎体　为椎骨的前方中部,呈短圆柱状,是支持体重的主要部分。表面为一层较薄的骨密质,内部为骨松质,它承受着头部、上肢和躯干的重量,因此越向下位的椎体,其面积和体积逐渐增大。而从骶骨开始,由于重量转移到下肢,故其面积和体积又逐渐变小。椎体在垂直暴力作用下,易发生压缩性骨折。

2. 椎弓　与椎体连接的部分叫椎弓根,有神经通过形成上下切迹,相邻椎骨的上下切迹对在一起即成椎间孔。椎弓背侧称椎板。椎弓与椎体相合成的孔称椎孔,所有椎孔连成椎管,内容脊髓。椎管具有保护脊髓的作用。由椎弓发出 7 个突起:①棘突 1 个,伸向后方或后下方,尖端可在体表扪到;②横突 1 对,伸向两侧,棘突和横突都是肌肉和韧带的附着处;③关节突 2 对,在椎弓根与椎弓板结合处分别向上、下方突起,即上关节突和下关节突,相邻关节突构成关节突关节。

(一)颈椎

颈椎共有 7 个。其主要特征是横突上有圆孔,称为横突孔,内有椎动、静脉通过(C_7 无椎动脉通过)。椎体小,椎孔较大,呈三角形。C_2~C_6 颈椎的棘突较短,末端分叉,C_7 棘突最长,末端不分叉,上下关节面基本上呈水平位。C_3~C_7 为一般颈椎,C_1、C_2 为特殊颈椎(图 1-1-3)。

1. C_1　又称寰椎,是一个环形的、无椎体和椎间盘附着的特殊椎骨,由较短的前弓和较长的后弓连接两个侧块构成。枢椎的齿状突实际上为其椎体,可以说寰椎围绕自身椎体而旋转(图 1-1-4)。

2. C_2　又称枢椎,它由椎体和向上柱状凸起的齿状突构成,齿状突与寰椎前弓后面形成寰齿前关节(图 1-1-5)。

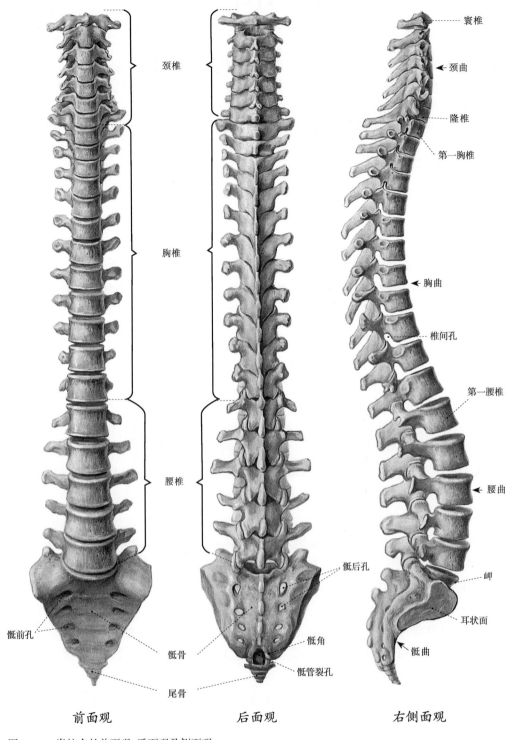

寰椎

颈曲

隆椎

第一胸椎

胸曲

椎间孔

第一腰椎

腰曲

岬

耳状面

骶曲

颈椎

胸椎

腰椎

骶前孔

骶骨

尾骨

骶后孔

骶角

骶管裂孔

前面观　　　　　　　　后面观　　　　　　　　右侧面观

图 1-1-1　脊柱全长前面观、后面观及侧面观

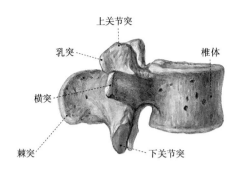

腰椎（右侧面观）

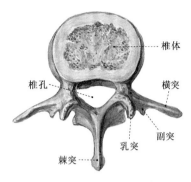

腰椎（上面观）

图 1-1-2　椎骨侧面观及上面观

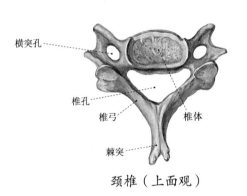

颈椎（上面观）

图 1-1-3　椎骨上面观

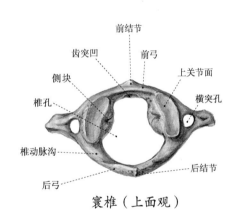

寰椎（上面观）

图 1-1-4　寰椎上面观

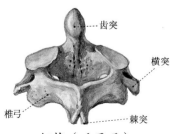

枢椎（后面观）

图 1-1-5　枢椎后面观

（二）胸椎

胸椎共 12 个,在椎体侧面和横突尖端的前面,都有与肋骨相关节的肋凹,分别称为椎体肋凹和横突肋凹。胸椎棘突较长,伸向后下方,彼此叠掩,呈叠瓦状,上下部胸椎的棘突较平,中部最倾斜（图 1-1-6）。

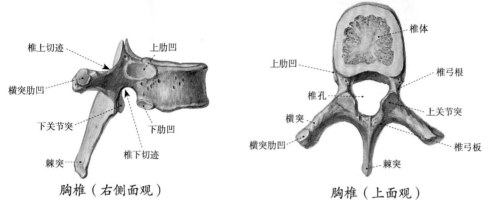

胸椎（右侧面观）　　　　　　胸椎（上面观）

图 1-1-6　胸椎侧面观及上面观

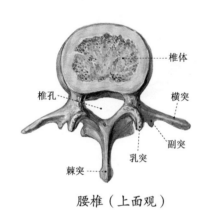

腰椎（上面观）

图 1-1-7　腰椎上面观

（三）腰椎

腰椎共 5 个,为椎骨中最大者。由于承受体重压力较大,故椎体肥厚。棘突呈板状,直伸向后,棘突间空隙较大,临床上常在此做腰椎穿刺（图 1-1-7）。

（四）骶尾骨

1. 骶骨　由 5 块骶椎融合而成,其下端与尾骨相关节,上端宽阔的底与第 5 腰椎联合形成腰骶角。骶骨盆面凹陷,背侧面后凸,以增加骨盆容量。骶骨具有明显的性别差异,男性长而窄,女性短而宽,以适应女性分娩的需要。

2. 尾骨　由 4~5 块退化的尾椎融合而成,略呈三角形,底朝上,借软骨和韧带与骶骨相连,尖向下,下端游离（图 1-1-8）。

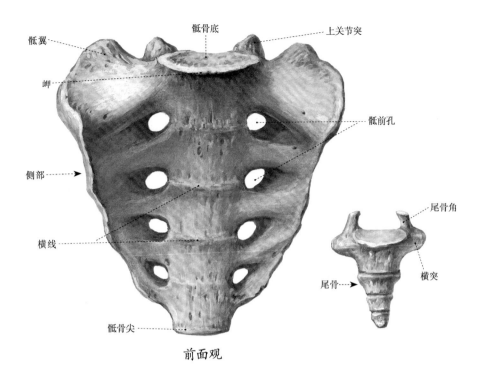

前面观

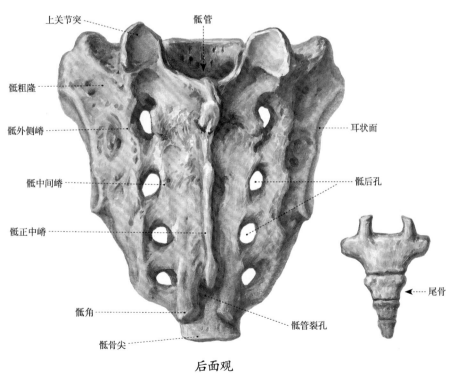

后面观

图 1-1-8　骶尾骨前面观、后面观

第二节　脊柱的血液供应

一、脊椎的动脉

脊椎的动脉具有明显节段性,主要由主动脉发出的节段动脉供应,颈段主要接受椎动脉的供应,在C_6、C_7还接受甲状腺下动脉、颈深动脉、肋颈干、最上肋间动脉和锁骨下动脉的分支。在胸段来自肋间后动脉,在腰段来自腰动脉。全部胸椎直接或间接地接受相邻肋间动脉的供应。此外T_1、T_2还接受甲状腺下动脉、锁骨下动脉、肋颈干或椎动脉的降支,尤以甲状腺下动脉为最多。因此,颈6、C_7、T_1、T_2的动脉供应是多源性的。腰段的营养动脉来自腰动脉本干、腰最下动脉和髂腰动脉的椎体支。骶尾骨的动脉供应主要来自骶外侧动脉、骶中动脉、髂腰动脉和腰最下动脉。

（一）颈段脊柱动脉

横突前区和椎内的动脉来自椎动脉、甲状腺下动脉和颈升动脉。

椎动脉供给大脑血流量的10%~15%,供应脊髓、脊神经根及附属组织血流量的90%。椎动脉左右各一,左侧常比右侧略粗。根据其走行通常将其分为4段,第Ⅰ段（颈段）,为自锁骨下动脉发出至进入颈椎横突孔之间的部分;第Ⅱ段（椎骨段）,为穿经颈椎横突孔的部分,多自C_6横突孔穿入上行从第1颈椎横突孔穿出,位于向横突孔内侧,周围有椎静脉、交感神经伴行,在上行过程中发出分支供应相应节段的骨及软组织;第Ⅲ段（枕段）,自寰椎横突孔穿出部至进入颅内的部分（枕下三角部分）,当该段血管绕经寰椎侧块至椎动脉沟即向前,于寰枕后膜外缘进入椎管,上升经枕大孔入颅;第Ⅳ段（颅内段）,自枕骨大孔进入颅腔达脑桥下缘与对侧同名动脉汇合成基底动脉再与颈内动脉形成大脑动脉环。

齿状突的动脉供应,由椎动脉发出的前升动脉、后升动脉和由咽升动脉发出的前水平动脉、后水平动脉供应。这4对动脉在齿状突顶吻合成顶弓。前、后升动脉各发一营养动脉于齿状突基底部进入齿状突内,是齿状突的主要动脉。齿状突尖部由顶弓发出分支供应,经齿状突尖韧带、翼状韧带进入齿状突。如齿状突骨折发生在前、后升动脉的穿支进入自齿状突处之上,齿状突的血供将严重不足,导致延迟愈合、不愈合和齿状突缺血性坏死等。

（二）胸段脊椎的动脉

上位两胸椎由甲状腺下动脉、椎动脉和最上肋间动脉发出分支供应。T_3~T_{12}椎体由第3~11肋间后动脉和肋下动脉发出分支供应。椎弓外面的营养动脉多从上关节突根部后面进入。

（三）腰段脊椎的动脉

动脉来自腹主动脉发出的4对腰动脉,来自骶中动脉的腰最下动脉（L_5动脉）分布于L_5前外侧面,髂腹动脉的腰支发出脊支进入椎管,发出背侧支分布于L_5的后面。

腰段的横突前支较粗大,经横突前面斜向下外到横突下方,分布于腰大肌、腰方肌,并发出分支与上、下同名动脉构成纵行吻合链。因此,在腰部手术时不要轻易扩大到横突前方,以免损伤横突前动脉引起大出血或术后巨大腹膜后血肿。

（四）骶尾部脊椎的动脉

骶骨的动脉来自骶中动脉和骶外侧动脉。骶中动脉分布于骶椎体前面直至尾骨尖，并发出分支进入双侧骶前孔，与骶中动脉的分支吻合或不吻合，其在骶管内分支的分布情况与上位各段的模式相同，但发出一终支从骶后孔穿出即背侧支，分布于骶骨后面。骶外侧动脉发出分支向上参与横突前吻合链。

二、脊椎的静脉

脊椎的静脉广泛吻合成丛，可分为椎外静脉丛和椎内静脉丛两大部分（图1-2-1）。其共同特点是无瓣膜，血液可以双向流动；管壁薄，同一段血管可口径不一，局部膨大甚至可呈串珠状；不与动脉密切伴行。因此，俯卧位进行手术时应避免腹部受压，以免脊椎静脉丛血压的增高，使手术时的出血量增加。

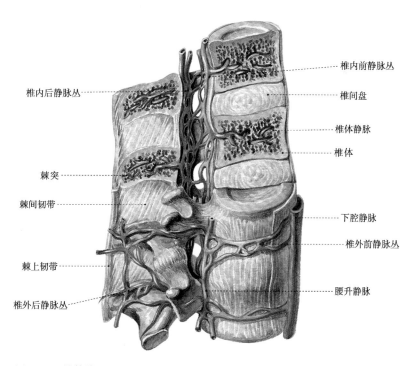

图1-2-1　椎静脉丛

（一）椎外静脉丛

椎外静脉丛以横突为界分为前丛和后丛。椎外前静脉丛收集椎体及前纵韧带的静脉，位于椎体的前外侧面，与椎体内静脉交通。椎内后静脉丛收集椎弓后面诸结构的静脉，位于椎板后方，围绕棘突和关节突，与椎管内静脉丛交通。椎外静脉丛以颈段最发达，其次为骶骨前面，它们汇入椎静脉、肋间后静脉、腰静脉、骶正中静脉和骶外侧静脉。

（二）椎内静脉丛

椎内静脉丛位于硬膜腔内,贴附椎管前、后壁,周围填充丰富的脂肪组织,可分成椎内前静脉丛和椎内后静脉丛两部分,各有两条纵行的静脉,分别为前窦和后窦。前窦排列于后纵韧带两侧,有 1~2 横支于椎体后面穿越后纵韧带深面将两侧吻合成网,椎体内静脉即汇入横支内。后窦排列于椎弓和黄韧带前面、中线两侧。有横支相连成网并穿过左、右韧带之间有丰富的吻合支,收集脊髓来的根静脉。吻合网向椎管内汇集成椎间静脉出椎间孔,每孔可有静脉 1~3 支,分别行于椎间孔的上、下份,向外开口于椎静脉、肋间后静脉、腰静脉和骶外侧静脉。

第三节　脊柱椎骨的连接组织

一、椎间盘

椎间盘是椎体间主要连接结构,由纤维环及髓核组成（图 1-3-1）。成年人共有 23 个椎间盘,寰椎与枢椎之间无椎间盘,其中胸部的椎间盘最薄,约 2mm；腰部的椎间盘最厚,约 10mm,全部椎间盘的总厚度约占骶椎以上脊柱全长的 1/4。

（一）纤维环

纤维环为椎间盘周边的纤维软骨组织,质地坚韧、富有弹性,紧密连接上、下两个椎体。其构成纤维交叉编织排列,在横切面上呈同心环状排列。

（二）髓核

髓核是含水量较多的类黏蛋白样物质,呈白色,内含软骨细胞和纤维母细胞与成纤维细胞,具有一定的张力和弹性。幼年时含水量达 80% 以上,随年龄增长水分逐渐减少。由于纤维前部较厚,故髓核位于椎间隙的偏后方。

二、韧带

韧带由致密结缔组织组成,位于关节囊内或外。可分为囊外、囊内韧带,主要起加强关节的稳固性和限制关节过度运动的作用。脊柱韧带主要有"三长两短一条项"（图 1-3-2）。

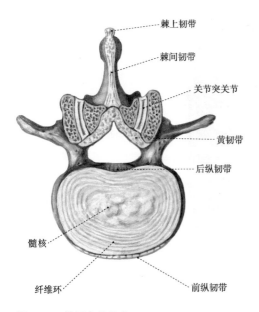

图 1-3-1　椎间盘的组成

棘上韧带
棘间韧带
关节突关节
黄韧带
后纵韧带
髓核
纤维环
前纵韧带

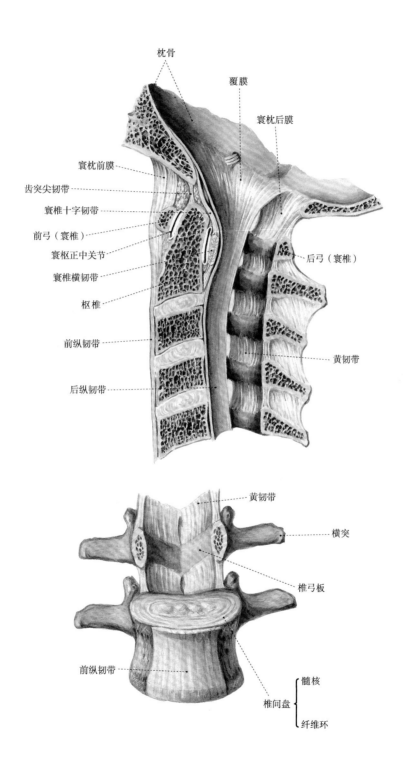

枕骨

覆膜

寰枕后膜

寰枕前膜

齿突尖韧带

寰椎十字韧带

前弓（寰椎）

寰枢正中关节

寰椎横韧带

枢椎

前纵韧带

后纵韧带

后弓（寰椎）

黄韧带

黄韧带

横突

椎弓板

前纵韧带

髓核

椎间盘

纤维环

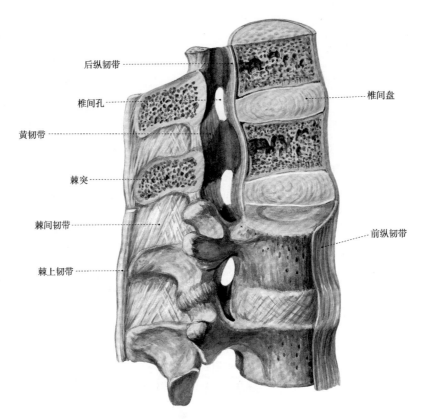

图 1-3-2　脊柱间韧带

三长：前纵韧带——椎体前，后纵韧带——椎体后，棘上韧带——棘突后。

两短：棘间韧带——棘突间，黄韧带——椎弓间。

一条项：项韧带——由棘上韧带移行而来。

（一）前纵韧带

前纵韧带是人体中最长而又坚韧的韧带。上起枕骨的咽结节，经各椎体前面，止于第一或第二骶椎的前面。前纵韧带由三层并列纵行的纤维组成，深层纤维跨越椎间盘，紧密连接相邻的两个椎体；中层跨越 2~3 个椎体，而浅层可跨越 3~5 个椎体。前纵韧带坚固附着于椎体，但疏松附着于椎间盘，仅为一层纤维带，较后纵韧带为弱，其主要作用是限制脊椎过度后伸。

（二）后纵韧带

后纵韧带位于椎管前壁，细而坚韧。起自枢椎，向上移行为覆膜，向下依次沿椎体后面达骶管。分为两层，浅层为覆膜的延续，跨越 3~4 个椎体；深层呈齿状，与相邻椎体的上下缘紧密相连。其主要作用是防止椎间盘向后突出。

（三）黄韧带

黄韧带由黄色弹性纤维组织构成，位于相邻两个椎板之间，上缘起自上位椎板下缘的前面,向下止于下位椎板上缘的后面,外缘止于关节突。在中线两侧黄韧带之间有一潜在缝隙,有连接椎管内、外静脉丛的交通支通过。

（四）项韧带

项韧带由颈椎棘上韧带移行而来,呈三角形的弹性纤维膜。基底部向上,附着于枕外隆凸和枕外嵴;尖部向下同寰椎后结节及以下 6 个颈椎棘突的尖部相连;后缘游离而肥厚,斜方肌附着其上。主要维持头颈部的直立体位。

（五）棘上韧带

棘上韧带起自 C_7 棘突,止于骶中嵴。纤维成束,被近乎横行的胸腰筋膜的纤维分割包围。其分层附着情况与前、后纵韧带相似。束内的胶原纤维呈波浪状弯曲,当脊柱前屈时纤维被拉直,伸时复原,故棘上韧带具有一定的弹性,但过屈可受损。棘上韧带无弹力纤维。

（六）棘间韧带

棘间韧带连接于相邻棘突间的薄层纤维,附着于棘突根部到棘突尖。向前与黄韧带,向后与棘上韧带相移行。此韧带较薄,沿棘突根部至尖部,连接于相邻的 2 个棘突之间,前方与椎骨间韧带愈合,后方移行于棘上韧带。

（七）横突间韧带

横突间韧带位于相邻两个椎骨的横突之间,连接相邻两个椎体的横突。此韧带于颈椎部常缺如,仅有少量纤维组织;在胸椎部呈细索状;腰椎部发育较好,呈膜状。此韧带有限制脊柱侧屈的作用。

三、关节

（一）椎间关节

椎间关节是关节突之间的连接,椎间关节为平面关节,可做微小的运动。

在颈部由于关节近于水平方向,其运动较自由;胸部关节面近冠状方向,可允许胸椎做少量回旋运动;腰椎的矢状关节面则限制回旋而允许脊柱屈伸和侧屈。椎间关节的运动和椎间盘的活动互相配合、互相制约,共同保证了脊柱的稳定和灵活。

（二）其他关节

1. 寰枕关节　由枕髁与寰椎的上关节凹构成的关节。关节囊松弛,是联合关节（有 2 个互相垂直的运动轴）。绕冠状轴可进行头的屈（俯）和伸（仰）运动,绕矢状轴头可进行侧屈（外展、内收）运动。

寰枕关节微小的移位除可引起眩晕、头痛外,还是一些颈源性相关疾病的原因,是一种极易忽略,而又易与椎动脉型颈椎病混淆的一种常见疾患,有必要提醒注意。

2. 寰枢关节　寰枢关节由 3 个独立的关节构成,其中两个由寰椎侧块的下关节面和枢椎的上关节面构成,另一个由枢椎齿突的前关节面和寰椎前弓后面的齿凹构成。寰枢关节的关节囊薄而松弛,囊外有由齿状突尖至枕骨大孔前缘的齿状突尖韧带、由齿状突延至枕骨髁内侧面的翼状韧带和由连结寰椎两侧块的寰椎横韧带。寰椎横韧带中部向上下方各发出一条纵行纤维束与寰椎横韧带共同构成的寰椎十字韧带。寰枢关节是一个车轴关节,只有一个运动轴,寰椎与颅骨一同绕垂直轴作左右回旋运动。

寰枕关节的运动主要是屈伸,寰枢关节则主要是旋转。寰枢椎融合后,头颈部将丧失大部分旋转功能,但可保留大部分屈伸功能;枕颈融合时,头颈部的屈伸和旋转功能均丧失。旋转枢椎关节的肌肉包括头下斜肌、头后大直肌及对侧的胸锁乳突肌。

3. 钩椎关节　钩椎关节由第 3~7 颈椎体上面侧缘的椎体钩与上位椎体的前后唇缘相接而形成的关节,又称 Luschka 关节。此关节增生肥大会压迫脊神经而引起颈椎病。

钩椎关节的重要毗邻:后方为脊髓、脊膜支和椎体的血管;后外侧部构成椎间孔的前壁,邻接颈神经根;外侧有椎动静脉和交感神经丛。随年龄增长,钩椎关节常出现骨质增生,可能压迫脊神经或椎血管。

第四节　脊柱的附着肌肉

一、脊柱区的内容

（一）境界

分为 3 个界,分别为上界、下界和外侧界。

上界:枕外隆凸和上项线;

下界:尾骨尖;

外侧界:斜方肌前缘、三角肌后缘上份、腋后壁与胸壁交界处、腋后线与胸壁交界处、腋后线、髂嵴后份、髂后上棘至尾骨尖的连线。

（二）分区

分为 4 个区,分别为项区、胸背区、腰区和骶尾区。

项区:下界:C_7 棘突至两侧肩峰的连线。

胸背区:下界:第 12 胸椎棘突、第 12 肋下缘、第 11 肋前份的连线。

腰区:下界:两髂嵴后份及两髂后上棘的连线。

骶尾区:两个髂后上棘与尾骨尖三点尖所围成的三角区。

二、直接作用于脊柱的肌群

（一）浅层肌（图 1-4-1）

1. 第 1 层　斜方肌和背阔肌。

（1）斜方肌:项背上部的浅层,三角形阔肌,两侧相合为斜方形。起点:枕外隆凸、项韧带及全部胸椎棘突。上部肌束斜向外下方,中部平行向外,下部斜向外上方。止点:锁骨外1/3、肩胛骨的肩峰和肩胛冈。功能:①上部肌束可上提肩胛骨;②下部肌束可使肩胛骨下降;③全肌收缩牵引肩胛骨向脊柱靠拢。

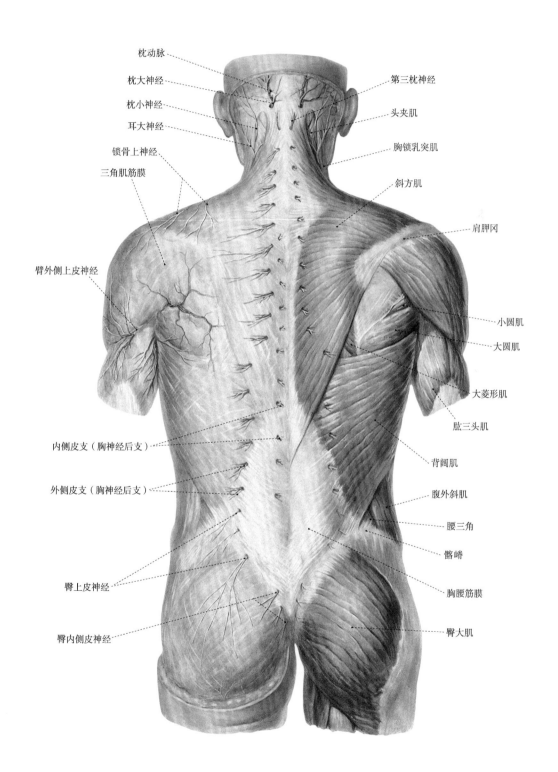

枕动脉

枕大神经

枕小神经

耳大神经

锁骨上神经

三角肌筋膜

臂外侧上皮神经

内侧皮支（胸神经后支）

外侧皮支（胸神经后支）

臀上皮神经

臀内侧皮神经

第三枕神经

头夹肌

胸锁乳突肌

斜方肌

肩胛冈

小圆肌

大圆肌

大菱形肌

肱三头肌

背阔肌

腹外斜肌

腰三角

髂嵴

胸腰筋膜

臀大肌

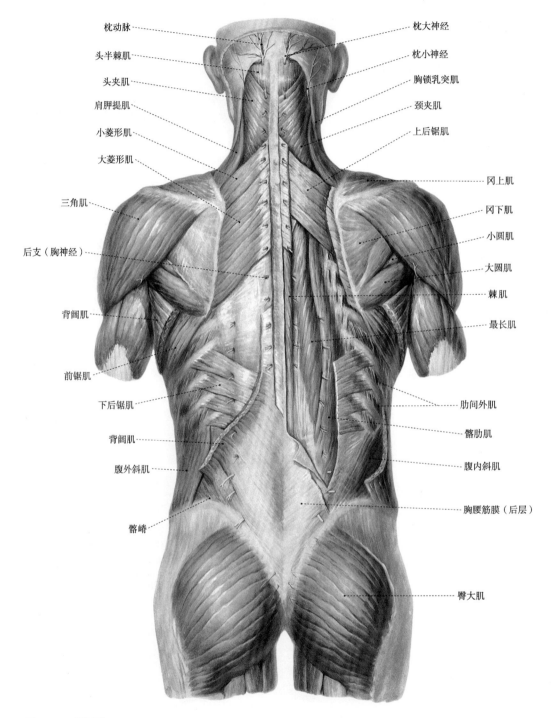

枕动脉
头半棘肌
头夹肌
肩胛提肌
小菱形肌
大菱形肌
三角肌
后支（胸神经）
背阔肌
前锯肌
下后锯肌
背阔肌
腹外斜肌
髂嵴

枕大神经
枕小神经
胸锁乳突肌
颈夹肌
上后锯肌
冈上肌
冈下肌
小圆肌
大圆肌
棘肌
最长肌
肋间外肌
髂肋肌
腹内斜肌
胸腰筋膜（后层）
臀大肌

图 1-4-1　浅层肌

（2）背阔肌：位于背下部及胸侧部，全身最大的阔肌，三角形。起点：以腱膜主要起于下6个胸椎及全部腰椎的棘突、骶正中嵴及髂嵴后部。止点：肌束向外上方集中，止于内侧肱骨小结节嵴。功能：使肩关节内收、内旋和后伸。

2. 第2层　肩胛提肌和菱形肌。

（1）肩胛提肌：位于颈项两侧，肌肉向上部位于胸锁乳突肌深侧，下部位于斜方肌的深面，为一对带状长肌。起点：起自上4块颈椎的横突，肌纤维斜向后下稍外方。止点：止于肩胛骨上角和肩胛骨脊柱缘的上部。功能：有上提肩胛骨并使肩胛骨向下回旋的作用。

（2）菱形肌：呈菱形，斜方肌中部深面。起点：第6、7颈椎和第1~4胸椎棘突。止点：肩胛骨内侧缘。功能：近固定时，使肩胛骨上提、后缩和下回旋。远固定时，两侧收缩，使脊柱胸段后伸。随着手臂的举起和落下，菱形肌在接近脊柱的地方会变得膨胀，相反，远离脊柱时，则会形成浅凹沟。

3. 第3层　上后锯肌和下后锯肌。

（1）上后锯肌：位于菱形肌深面，为很薄的菱形阔肌；起点：C_7 和 T_1~T_3 椎棘突（C_7~T_3）；止点：第2~5肋的上缘；功能：提肋助吸气。

（2）下后锯肌：位于背阔肌中段深面，其形状与上后锯肌一样，但较上后锯肌宽阔。起点：下两个胸椎棘突（T_{11}、T_{12}）和下两个或三个腰椎棘突（L_1~L_3）；止点：第9~12肋的下缘。功能：将肋骨下拉助呼气。

（二）深层肌（图1-4-2）

1. 第1层　夹肌和竖脊肌（髂肋肌、最长肌和棘肌）。

夹肌：夹肌起自项韧带下部和上位胸椎棘突，肌纤维斜向外上方，分为二部分：头夹肌在胸锁乳突肌上端的深面，止于乳突下部和上项线的外侧部；颈夹肌在头夹肌的外侧和下方，止于上位三个椎的横突。功能：一侧夹肌收缩使头转向同侧，双侧收缩使头颈后仰。二肌均由第2~5颈神经后支的外侧支支配。

竖脊肌：又名骶棘肌，下起骶骨背面，上达枕骨后方，充填于棘突与肋角之间的深沟内。从骶骨直至枕骨，为一对强大的伸脊柱肌。起点：总束起自骶骨背面、腰椎棘突、髂嵴后部及腰背筋膜。肌束向上，由内向外逐渐分为并列的三个纵行肌柱。外侧为髂肋肌（分为腰髂肋肌、背髂肋肌、项髂肋肌）；中部为最长肌（分为腰背最长肌、颈最长肌、头最长肌）；内侧为棘肌（分为胸棘肌、颈棘肌、头棘肌）。止点：分别止于肋骨肋角下缘，颈椎和胸椎横突、颞骨乳突及颈椎和胸椎棘突。其中以最长肌最强大，棘肌最为薄弱。功能：下方固定时，两侧收缩使头和脊柱伸，髂肋肌还有降肋作用；一侧收缩，使脊柱向同侧侧屈。该肌受颈、胸、腰神经后支支配。在背部肌肉中，最容易受到伤害的是竖脊肌。它的作用是：牵引脊柱实现后仰。竖脊肌深部为短肌，有明显的节段性，连于相邻两个椎骨或数个椎骨之间，能够加强椎骨之间的连接和脊柱运动的灵活性。竖脊肌受全部脊神经后支支配。很多时候竖脊肌的受

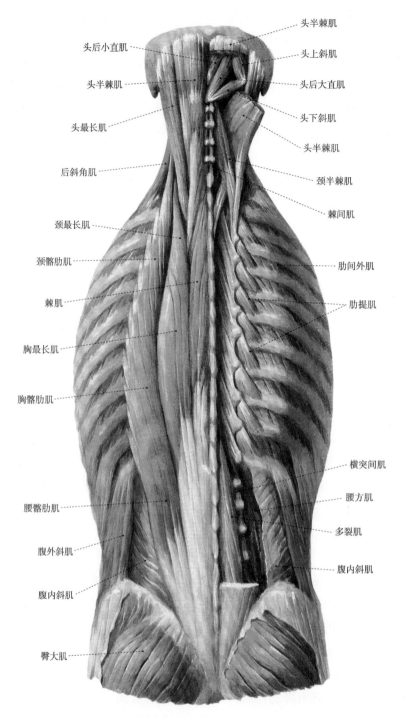

头半棘肌
头上斜肌
头后大直肌
头下斜肌
头半棘肌
颈半棘肌
棘间肌
肋间外肌
肋提肌
横突间肌
腰方肌
多裂肌
腹内斜肌

头后小直肌
头半棘肌
头最长肌
后斜角肌
颈最长肌
颈髂肋肌
棘肌
胸最长肌
胸髂肋肌
腰髂肋肌
腹外斜肌
腹内斜肌
臀大肌

图 1-4-2　腰背肌深层肌

伤往往会造成神经剧烈疼痛。竖脊肌在脊柱静力学上（体姿）有很大作用。提拉杠铃、负重体屈伸、俯卧臂腿上振等练习可发展该肌力量。

2. 第2层　横突棘肌（半棘肌、多裂肌和回旋肌）。

横突棘肌：横突棘肌由多个斜肌束组成，排列于由骶骨至枕骨的整个脊柱的背面，为竖脊肌（骶棘肌）所掩盖。肌束起自下位椎骨的横突，斜向内上方，跨越1~6个椎骨不等，止于棘突。由浅而深可分为三层：浅层为半棘肌，肌纤维较长而直，斜跨4~6个椎骨，位于背部和项部，其中头半棘肌向上附着于枕骨上项线以下的骨面；中层为多裂肌，肌纤维短而略斜，斜跨2~4个椎骨，深层为回旋肌，肌纤维最短，只斜跨一个椎骨。两侧横突棘肌收缩，可使躯干后伸，单侧收缩可使躯干向同侧侧屈并转向对侧。横突棘肌受全部脊神经后支支配。横突棘肌由多个斜肌束组成，排列于由骶骨至枕骨的整个脊柱的背面，为竖脊肌所掩盖。

3. 第3层　枕下肌（头前直肌、头外侧直肌、头后大直肌、头后小直肌、头下斜肌和头上斜肌）、横突间肌和棘间肌。

部位：由枕骨下肌形成的三角（除了头后小直肌）叫做枕骨下三角，它围绕着椎动脉。枕骨下三角的肌肉常与颈后部其他肌肉引起常见的头痛，它们也与其他肌肉一同被治疗。实际上，它们的激发点也不可能与覆盖它们上面的肌肉的激发点分开。治疗这些肌肉最好的方法是按压法和伸展法。枕下肌群包括四对短小、发育良好的肌肉，即两对直肌和两对斜肌。这些肌肉位于头半棘肌的深侧，作用于寰枕及寰枢关节，均由枕下神经后支支配。

（1）头后大直肌：呈三角形，起于第二颈椎棘突，肌纤维斜向外上方，肌腹逐渐增宽，止于枕骨下项线的外侧部。一侧收缩，使头向同侧旋转，两侧同时收缩，使头后仰。

（2）头上斜肌：呈粗柱状，起自寰椎横突，肌纤维斜向内上方，止于下项线上方外侧部。一侧收缩时，使头向对侧旋转，使寰枕关节侧屈；两侧收缩时，使头后仰。

（3）头下斜肌：呈粗柱状，起自C_2棘突，向外上方止于寰椎横突。其作用是使头向同侧旋转，并向同侧侧屈。

（4）横突间肌：是位于颈椎和腰椎区域最深部的肌肉，因此几乎不可能直接单独地触及起点和止点。颈椎：横跨C_2~C_7之间的横突；腰椎：横跨L_1~L_5之间的横突。功能：单侧向同侧弯曲脊柱，双侧后伸脊柱。

（5）棘间肌：是一块小的深层肌，连结于一个椎骨的棘突于其正上方一个椎骨的棘突。棘间肌成对发挥作用，分别位于棘间韧带的两侧。起点：T_{12}~L_5棘突和C_2~T_3棘突；止点：上位椎骨棘突。功能：是在身体抗重力直立时监控和维持前后向姿势。棘间肌纤维位于脊柱后内侧，且垂直走行。这种位置使棘间肌能进行等长收缩，以维持脊柱在矢状面的直立姿势。棘间肌并不分布于整个胸椎。由于胸廓的稳定作用，其活动性很小，因此很少需要像棘间肌这样起稳定作用的肌肉。

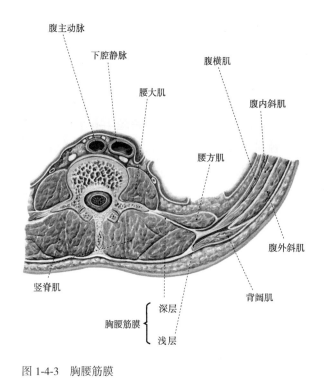

图 1-4-3　胸腰筋膜

图中标注：腹主动脉、下腔静脉、腰大肌、腹横肌、腹内斜肌、腰方肌、腹外斜肌、背阔肌、竖脊肌、胸腰筋膜（深层、浅层）

（三）胸腰筋膜

胸腰筋膜在腰区明显增厚，可分为浅、中、深三层（图 1-4-3）。浅层最厚，位于竖脊肌的表面，与背阔肌、下后锯肌的起始腱膜融合，向下附着于髂嵴和骶外侧嵴，内侧附着于腰椎棘突和棘上韧带，外侧在竖脊肌外侧缘与中层愈合，形成竖脊肌鞘，中层位于竖脊肌与腰方肌之间，内侧附于腰椎横突尖和横突间韧带，外侧在腰方肌外侧缘与深层愈合，形成腰方肌鞘；深层较薄，位于腰方肌的前面，又称腰方肌筋膜。三层筋膜在腰方肌内侧缘会合而成为腹内斜肌和腹横肌的起点。由于腰部活动度大，在剧烈运动中，胸腰筋膜常易扭伤，是腰痛的常见病因之一。

第五节　脊柱的功能

脊柱是人体中十分重要的结构，我们人类能否站立、行走、做各种运动都需要脊柱的协助。脊柱作为人体的中轴骨骼，是身体的支柱，有支持和保护、运动等功能。

一、支持和保护功能

脊柱上端承托头颅，胸部与肋骨结成胸廓。上下肢的各种活动，均通过脊柱调节，保持身体平衡。

脊柱的 4 个生理弯曲，使脊柱如同一个弹簧，能增加缓冲震荡的能力，加强姿势的稳定性，椎间盘也可吸收震荡，在剧烈运动或跳跃时，可防止颅骨、大脑受损伤，脊柱与肋、胸骨和髋骨分别组成胸廓和骨盆，对保护胸腔和盆腔脏器起到重要作用。

二、运动功能

脊柱除支持和保护功能外，还有灵活的运动功能。虽然在相邻两椎骨间运动范围很小，但多数椎骨间的运动累积在一起，就可进行较大幅度的运动，其运动方式包括屈伸、侧屈、旋转等。脊柱各段的运动度不同，这与椎间盘的厚度、椎间关节的方向等制约因素有关。骶部完全不动，胸部运动很少，颈部和腰部则比较灵活。人在立正姿势时，通过身体所引的垂直重力线经过颈椎椎体的后方,在 C_7 和第 1 胸椎处通过椎体,经胸椎之前下降,再于胸腰结合部越过椎体,经腰椎后方并穿过第 4 腰椎至骶骨岬再经骶骨前方、骶髂关节而传至下肢。脊柱的弯曲,特别是颈曲与腰曲,随重力的变化而改变其曲度。

（殷国勇　梁珪清　陈志达　林越）

参 考 文 献

［1］LIN B, XU Y, GUO Z M, et al. Feasibility of atlantoaxial pedicle screws' placement in children 6-8 years of age: a cadaveric and tomographic study［J］. J Pediatr Orthop B, 2013, 22（5）: 399-403.

［2］林斌,邓雄伟,刘晖,等. 儿童寰枢椎后路椎弓根螺钉固定的解剖与影像学研究［J］. 中国临床解剖学杂志,2008,26（4）:359-362.

［3］马向阳,钟世镇,刘景发,等. 寰椎后弓侧块螺钉固定的解剖学测量［J］. 中国脊柱脊髓杂志,2004,14（1）:23-25.

［4］马向阳,尹庆水,吴增晖,等. 枢椎椎弓根螺钉进钉点的解剖定位研究［J］. 中华外科杂志,2006,44（8）:562-564.

［5］严振国,李强. 正常人体解剖学［M］. 2 版. 北京:中国中医药出版社,2007.

［6］刘学敏,武志兵,王俊生,等. 颈部相关血管和神经与颈椎间关系的应用解剖(英文)［J］. 中国临床康复,2005（14）:250-251.

［7］EBRAHEIM N A, LU J, BIYANI A, et al. An anatomic study of the thickness of the occipital bone. Implications for occipitocervical instrumentation［J］. Spine（Phila Pa 1976）, 1996, 21（15）: 1725-1729; discussion 1729-1730.

［8］崔冠宇,田伟,刘波,等. 成人胸椎安置置入椎弓根钉相关的解剖形态特点及意义［J］. 中国骨与关节损伤杂志,2016,31（01）:1-5.

［9］YARBROUGH B E, HENDEY G W. Hangman's fracture resulting from improper seat belt use.［J］. South Med J, 1990, 83（7）: 843-845.

［10］蒋军,邱勇. 脊椎及周围结构解剖形态学的改变对脊柱侧凸胸椎置钉安全性的影响［J］. 中国骨与关节损伤杂志,2010,25（05）:476-478.

［11］BORNE G M, BEDOU G L, PINAUDEAU M. Treatment of pedicular fractures of the axis. A clinical study and screw fixation technique［J］. J Neurosurg, 1984, 60（1）: 88-93.

［12］焦力刚,奚春阳,徐公平,等. 下腰椎上关节突及峡部相关解剖结构的影像学测量［J］. 中国脊柱脊髓杂志,2012,22（05）:439-442.

［13］NADERI S, ARMAN C, GÜVENÇER M, et al. An anatomical study of the C-2 pedicle［J］. J Neurosurg Spine, 2004, 1（3）: 306-310.

［14］袁峰,杨惠林,张志明,等. 枢椎椎弓根及峡部的临床解剖学观察［J］. 中国临床解剖学杂志,2006,24（4）:368-370.

第二章　椎管及其内容物的临床解剖

第一节　椎　管

椎管是由椎孔、骶管借骨连结组成的骨纤维管道。上至枕骨大孔,下至骶管裂孔,内有脊髓、脊神经根及其被膜和血管及少量结缔组织等。

一、椎管壁的构成

椎管是一骨纤维性管道,其前壁由椎体后面、椎间盘后缘和后纵韧带构成,后壁为椎板、黄韧带和关节突关节,两侧壁为椎弓根和椎间孔。椎管骶段由骶椎的椎孔连成,为骨性管道。构成椎管壁的任何结构发生病变,如椎体骨质增生、椎间盘突出以及黄韧带肥厚等因素均可使椎管腔变形或变狭窄,压迫其内容物而引起一系列症状。

二、椎管腔的形态

椎管腔的形态在横断面观,各段椎管的形态和大小不完全相同。颈段上部近枕骨大孔处近似圆形,往下为三角形(图 2-1-1),矢径短,横径长;胸段大致呈圆形(图 2-1-2);腰段上部呈卵圆形、中部呈三角形,下部呈三叶形;骶段呈扁三角形。椎管以第 4~6 胸椎最为狭小,颈段以 C_7、腰段以第 4 腰椎较小。

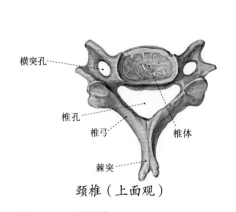

横突孔　椎孔　椎弓　椎体　棘突

颈椎（上面观）

图 2-1-1　颈椎椎管

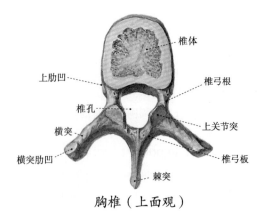

上肋凹　椎体　椎孔　横突　横突肋凹　椎弓根　上关节突　椎弓板　棘突

胸椎（上面观）

图 2-1-2　胸椎椎管

第二节　脊　髓

脊髓呈前后稍扁的圆柱体,全长粗细不等,位于椎管内,上端在枕骨大孔处与延髓相连,下端尖削呈圆锥状,称脊髓圆锥,圆锥尖端延续为一细丝,称终丝,终丝向下经骶管终于第 2 尾椎的背面,成人脊髓全长约 42~45cm(图 2-2-1)。

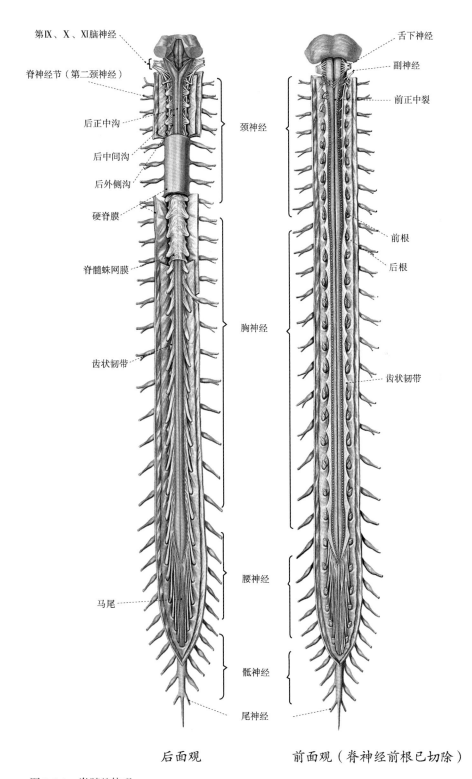

第IX、X、XI脑神经

脊神经节（第二颈神经）

后正中沟

后中间沟

后外侧沟

硬脊膜

脊髓蛛网膜

齿状韧带

马尾

颈神经

胸神经

腰神经

骶神经

尾神经

舌下神经

副神经

前正中裂

前根

后根

齿状韧带

后面观

前面观（脊神经前根已切除）

图 2-2-1　脊髓整体观

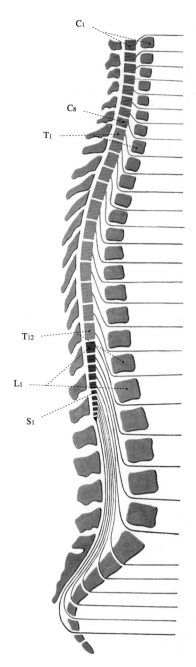

图 2-2-2 脊髓节段与椎骨的相互对
应关系（颈髓、胸髓、腰髓）

脊髓节段与椎骨的相互对应关系如下：

脊神经共 31 对，每对脊神经借一组神经根附于一段脊髓，称为一个脊髓节段，共 31 个节段，分别是颈段 8 节，胸段 12 节，腰段 5 节，骶段 5 节和尾段 1 节（图 2-2-2）。

胚胎早期，脊髓与脊柱长度几乎相等，每一个脊髓节段大体对应一个椎骨，脊神经根也几乎呈水平位向外进入椎间孔。从胚胎第 4 个月开始，脊髓的生长逐渐慢于脊柱，因脊髓上端与延髓相连，故脊髓下端逐渐相对上移。新生儿时，脊髓的下端平第 3 腰椎；成人脊髓下端则平 L_1 椎体下缘，故脊髓节段与椎骨原有的对应关系发生了变化。然而，脊神经仍从原来的椎间孔离开椎骨，神经根须在椎管内下行一段后，才可达相应的椎间孔。

脊髓节段与椎骨椎体的对应关系：成人 C_1~C_4 脊髓节段对应第 1~4 椎骨。C_5~C_8 和 T_1~T_4 脊髓节段，对应同序数的上 1 个椎体。T_5~T_8 脊髓节段，对应同序数的上 2 个椎体。T_9~T_{12} 脊髓节段，对应同序数的上 3 个椎体。L_1~L_5 脊髓节段与 T_{10-11} 椎体相对应。$S_{1~5}$ 和 Co_1 脊髓节段与 T_{12}、L_1 椎体对应。

一、脊髓的被膜与脊髓腔

脊髓的外面包有三层被膜，由外向内依次为硬脊膜、蛛网膜和软脊膜。它们对脊髓有支持及保护作用（图 2-2-3）。

1. 硬脊膜　由致密结缔组织构成，呈管状包被脊髓。其上端附于枕骨大孔边缘，并与硬脑膜相连续。下部从第 2 骶椎水平向下逐渐变细，包裹终丝，末端附于尾骨。硬脊膜于椎管内面骨膜之间有一窄隙，称硬膜外隙，内含静脉丛、淋巴管、疏松结缔组织和脂肪。此隙略呈负压，有神经根通过，且向上不与颅内相通。临床上进行硬膜外麻醉，就是将药物注入此间隙，以阻滞脊神经根内的神经传导。

2. 蛛网膜　位于硬膜的深面，是一层透明的薄膜，跨越脊髓和脑的沟裂，包括脊髓蛛网膜和脑蛛网膜两部分，相互延续。蛛网膜与软膜之间的腔隙称为蛛网膜下隙，隙内充满脑脊液，还有许多小纤维束将两层膜相连。在某些地方，蛛网膜下隙内的小纤维束消失，腔隙变大，称为蛛网膜下池。在小脑与延髓之间，腔隙扩大成为小脑延髓池；在脊髓下端至第 2 骶椎水平之间，腔隙扩大成为终池，终池内已无脊髓，只有马尾和终丝。临床上常在小脑延髓池和终池进行穿刺,抽取脑脊液或注入药物。脑蛛网膜在上矢状窦两旁形成许多小的突起,突入上矢状窦内,称为蛛网膜粒。蛛网膜下内的脑脊液经过蛛网膜粒渗入上矢状窦内,最终回流入颈内静脉。

3. 软脊膜　软膜紧贴在脊髓和脑的表面,并伸入脊髓和脑沟裂中,包括软脊膜和软脑膜两部分。在脑室的一定部位,软脑膜上的毛细血管形成毛细血管丛,与脑室壁上的室管膜上皮一起突入脑室,形成脉络丛,脑脊液即由此产生。

二、脊神经根

每一对脊神经都有一对前根和一对后根。前、后根在椎间孔处汇合为脊神经。前根属运动性,后根属感觉性。故神经根受损后,可出现感觉和 / 或运动功能的障碍(图 2-2-4)。

脊神经过椎间孔后立即分为前支和后支。前支和后支都是混合性。

1. 后支　脊神经后支,脊柱区的神经支配来自 31 对脊神经的后支。各脊神经后支均较前支细小,出椎间孔后,在相邻横突之间再分为内、外侧支,呈节段性地支配该区的皮肤和肌肉。

2. 前支　脊神经前支多粗大,分布于躯干前外侧和四肢的肌肉和皮肤。除胸神经前支保持明显的节段性,其余的前支分别交织成丛,由丛再分支分布于相应的区域。脊神经前支形成的神经丛有颈丛、臂丛、腰丛和骶丛。

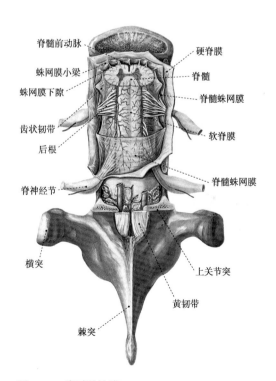

图 2-2-3　脊髓的被膜

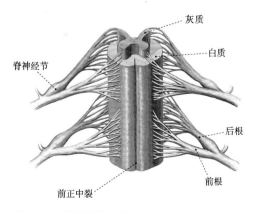

图 2-2-4　脊神经根组成

三、脊髓的血管

1. 脊髓的动脉 脊髓的动脉血液供应有两个来源：一个是脊髓前、后动脉，另外一个是来自一些节段性动脉（如肋间后动脉和腰动脉等）的脊髓支（图 2-2-5、图 2-2-6）。

脊髓前动脉和脊髓后动脉均发自椎动脉。脊髓前动脉沿前正中裂下行至脊髓末端。脊髓后动脉为左、右两条，各沿脊髓后外侧沟下行。有的两侧脊髓后动脉下降到颈髓中部合成一条纵干，再下行至脊髓末端。

脊髓前、后动脉在下行的过程中来自肋间后动脉和腰动脉的脊髓支补充。

2. 脊髓的静脉 脊髓的静脉在脊髓表面形成软膜静脉丛和许多纵向静脉干，最后集中于脊髓前、后静脉，再经前、后根静脉注入硬膜外间隙的椎内静脉丛（图 2-2-6）。

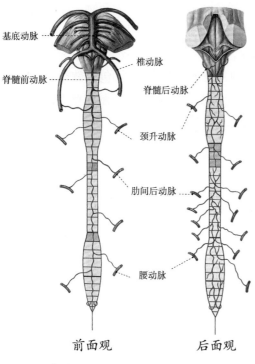

前面观　　　后面观

图 2-2-5　脊髓的动脉

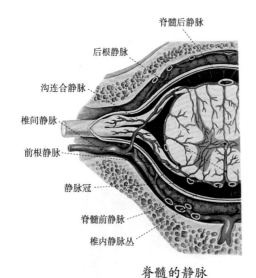

脊髓的静脉

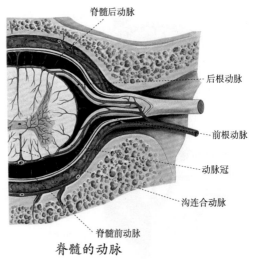

脊髓的动脉

图 2-2-6　脊髓内部的静脉及动脉分布

（张雪松　洪加源　华强　蒋元杰）

参 考 文 献

［1］JOHN M, MATHIS, ALI SHAIBANI, et al. Spine Anatomy［M］. Springer New York, 2006：23-81.

［2］WILEY A M, TRUETA J. The vascular anatomy of the spine and its relationship to pyogenic vertebral osteomyelitis. J Bone Joint Surg Br. 1959, 41-B：796-809.

［3］CRAMER G D, DARBY S A. Basic and clinical anatomy of the spine, spinal cord, and ANS［M］Clinical anatomy of the spine, spinal cord, and ANS, 2014：17-78.

［4］SHI J G, WEN Y, SUN J C. Surgical Anatomy of Upper Cervical Spine［J］. 2018.

［5］严振国, 李强. 正常人体解剖学［M］. 2 版. 北京：中国中医药出版社, 2007.

［6］刘学敏, 武志兵, 王俊生, 等. 颈部相关血管和神经与颈椎间关系的应用解剖（英文）［J］. 中国临床康复, 2005, 9（14）：250-251.

［7］EBRAHEIM N A, LU J, BIYANI A, et al. An anatomic study of the thickness of the occipital bone. Implications for occipitocervical instrumentation［J］. Spine（Phila Pa 1976）, 1996, 21（15）：1725-1729; discussion 1729-1730.

［8］崔新刚, 张佐伦, 王道军, 等. 腰椎三种椎弓根定位方法的对比解剖学研究及意义［J］. 中国脊柱脊髓杂志, 2005, 15（7）：433-435.

［9］YARBROUGH B E, HENDEY G W. Hangman's fracture resulting from improper seat belt use.［J］. South Med J, 1990, 83（7）：843-845.

［10］MATTHIAS A. KÖNIG, MICHAEL P. et al. The safe use of long screws in L5/S1 stand-alone anterior interbody fusion for olisthesis cases［J］. British Journal of Neurosurgery, 2018, 32（1）：1-4.

［11］BORNE G M, BEDOU G L, PINAUDEAU M. Treatment of pedicular fractures of the axis. A clinical study and screw fixation technique［J］. J Neurosurg, 1984, 60（1）：88-93.

［12］焦力刚, 奚春阳, 徐公平, 等. 下腰椎上关节突及峡部相关解剖结构的影像学测量［J］. 中国脊柱脊髓杂志, 2012, 22（5）：439-442.

［13］NADERI S, ARMAN C, GÜVENÇER M, et al. An anatomical study of the C-2 pedicle［J］. J Neurosurg Spine, 2004, 1（3）：306-310.

［14］ANDRÉ E. BUSSIÈRES. Clinical Anatomy of the Lumbar Spine［J］. JCCA. Journal of the Canadian Chiropractic Association. Journal de l'Association chiropratique canadienne, 1992, 36（3）：325-342.

［15］STOKES I A, GARDNER-MORSE M. Quantitative anatomy of the lumbar musculature［J］. Journal of Biomechanics, 1999, 32（3）：311-316.

脊柱的临床检查

- 第三章　脊柱的物理检查

- 第四章　脊柱影像学检查

- 第五章　其他辅助检查

第三章　脊柱的物理检查

脊柱物理检查,作为常规检查手段,对判断脊柱损伤的情况有着重要意义。通过第一篇的学习,我们对脊柱脊髓的解剖关系有了初步的了解,这是物理检查的基础。

系统的全身检查有利于脊椎损伤的全面准确的诊断,避免多发伤的误诊和漏诊,对于治疗方法的选择有着重要的意义。

（一）全身情况

首先我们要判断伤员的全身情况,主要包括生命体征、内脏器官是否损伤等。生命体征包括体温、呼吸、脉搏、血压。脊柱的损伤,特别是脊髓损伤,容易导致生命体征的改变,尤其是颈脊髓损伤经常出现低血压及心率下降。因此,对该类伤员进行生命体征的检查和监测是脊柱损伤查体中的重要环节,对于病情判断、急救处理和后续治疗均有重要意义。

（二）脏器损伤

高能量暴力也可同时对全身其他部位造成严重的损伤,如颅脑、胸腹脏器损伤等,但有时症状轻微,容易被忽略,因此,对脊柱损伤的伤员应同时注意全身脏器的检查。

1. 颅脑伤　颈椎损伤易伴发颅脑损伤,占颈椎损伤的 10%~20%。因此应注意检查头颅损伤情况、生命体征、神志改变及瞳孔变化等,以免遗漏颅脑损伤情况,导致病情恶化,丧失抢救时机。

2. 胸腹脏器损伤　胸背部损伤往往合并气胸、血胸和腹腔内脏器损伤,包括心脏、肺部、胃肠道、肝脏、脾脏、胰腺、肾脏、膀胱等,伤后可出现呼吸困难、腹痛、恶心、呕吐、头晕、血尿、便血等表现,需要重视。

3. 全身其他部位的骨关节检查　检查时应注意有无四肢骨关节损伤,软组织损伤等。

注意事项:

检查前,要先充分了解受伤情况包括受伤时的体位、暴力大小、受伤机制、周围环境等,同时要详细询问伤员的症状。检查时,首先进行全身一般情况检查,随后才进行专科重点检查。检查患处要充分暴露,防止遗漏,牢记全身检查与局部检查并举的要领,因为人体是一个多系统、多器官之间紧密联系的整体,切忌只见局部而忽略整体。要进行对比检查:左右对比,伤侧与健侧对比,上下邻近组织对比,病程前后对比。由于脊柱的解剖学及功能上的特点,神经系统的检查是至关重要的。要有边检查边判断的思维,不断地进行鉴别诊断、定位诊断。同时要有爱伤观念,预防再次损伤。经过物理检查,我们对伤情有了初步的判断,对指导下一步检查,拟定初步诊断以及治疗方案都有极大帮助。检查方法和工具:一般用视诊、触诊、活动度检查及特殊检查,还应重点关注运动、感觉和反射等神经系统检查。在进行检查时除常用的叩诊锤、听诊器外,还要借助卷尺、棉签、大头针等工具。

第一节 颈 部 检 查

一、视诊

观察颈部外形是否对称,生理曲度是否存在及皮肤有无损伤等。颈部畸形可能为骨折或者脱位,此时切忌改变头部位置,以免加重损伤,甚至危及生命。颈部肿胀或包块主要考虑皮下血肿、气肿,由于颈部皮肤活动度大,皮下出血、气肿等可引起广泛肿胀,严重者可压迫气道影响呼吸,应引起重视。皮肤是否擦伤、割伤、挫伤等及伤口污染情况、出血情况都要仔细观察。可嘱伤员做吞咽、发声、咳嗽等动作,了解气管、食管情况。由于伤病程度不同,临床表现也轻重不一。

二、触诊

C_7 棘突是明显的体表标志,触诊时可以据此判断损伤部位。依 C_7 棘突逐个向上以拇指按压棘突、棘间隙、椎旁肌,检查是否疼痛,有无上肢放射痛,有无肿胀。存在明显压痛的部位,提示可能的损伤区域,对于早期定位有重要意义。椎旁肌压痛常提示脊神经根受累,如颈椎病患者常有沿斜方肌走行的压痛点。颈椎前方有气管、食管、甲状腺以及颈部大血管,触诊时可一并检查,以免遗漏。颈椎触诊时,要注意触诊手法的规范和轻柔,防止加重损伤。

三、颈椎活动度检查

颈椎的运动主要为屈、伸、左右侧屈和左右旋转,正常颈椎在此 6 个方向的运动均有一定的范围:颈椎的前屈为 35°~45°、后伸为 35°~45°,左右侧屈各为 45°,左右旋转各为 60°~80°(图 3-1-1)。精确的运动功能检查应嘱伤员充分暴露颈部和上身,采用量角器测量,但在颈椎急性损伤后做主动或被动活动都是危险的,因此尽量减少不必要的检查。颈椎损伤后伤员可有颈椎僵硬等强迫体位,提示颈椎损伤严重。

四、特殊检查

临床常用的颈椎特殊检查有以下 3 种,但在急性损伤时应根据情况选择是否进行,不可强求。

（一）椎间孔挤压试验

椎间孔挤压试验（spurling test）又称击顶试验或压顶试验。检查时令伤员头颈后仰并向侧方旋转,检查者按压其额顶部,或将左手掌置于伤员头顶,右手握拳轻轻叩击左手背部,如出现一侧的上肢放射痛或麻木即为阳性(图 3-1-2)。临床意义:阳性表明伤员颈神经根受累。

（二）椎间孔分离试验

椎间孔分离试验（cervical separation test）又称引颈试验。检查时伤员端坐,检查者双手托住伤员下颌,逐渐向上牵引,如此时原有神经根症状（如上肢麻木、疼痛）减轻,则为阳性(图 3-1-3)。临床意义:阳性表明伤员颈神经根受累。

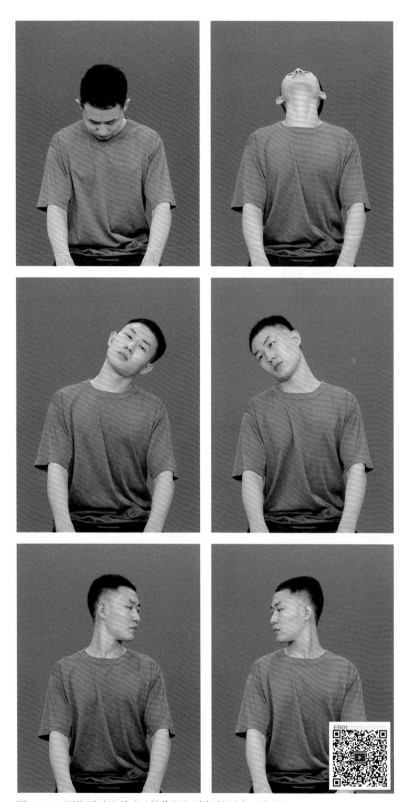

图 3-1-1　颈椎活动度检查（操作视频请扫描图中二维码）

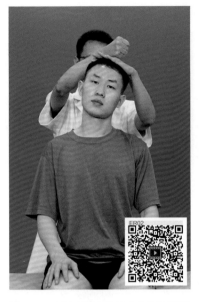 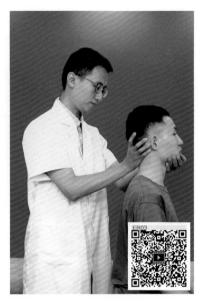

图 3-1-2　椎间孔挤压试验（操作视频　　　　图 3-1-3　椎间孔分离试验（操作视频
请扫描图中二维码）　　　　　　　　　　　　请扫描图中二维码）

（三）臂丛牵拉试验

臂丛牵拉试验（eaten test）为伤员坐位，头颈屈曲并向一侧旋转。检查者立于对侧并以一手抵于颞部作抵抗，一手牵拉伤员手腕水平牵拉其上肢，若此时上肢出现疼痛或麻木症状即为阳性（图 3-1-4）。临床意义：阳性表明伤员颈神经根受累、臂丛神经损伤或前斜角肌综合征，临床应注意鉴别。

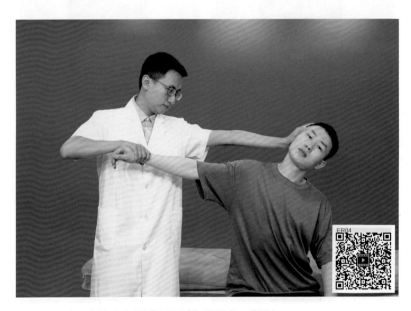

图 3-1-4　臂丛牵拉试验（操作视频请扫描图中二维码）

第二节　胸背部检查

一、视诊

观察伤员胸背部外观,双肩是否等高,胸椎有无后凸、侧凸畸形。双肩不等高,提示脊柱侧弯畸形,有骨折、脱位可能,也有先天畸形可能,需要进一步鉴别。局部是否有瘀斑或是软组织损伤外观,这往往提示受伤部位,甚至可初步判断损伤的程度,例如后方韧带损伤可能。同时,需要观察伤员胸部对称性及呼吸情况,判断有无肋骨骨折及心肺损伤等。

二、触诊

平静状态下,两侧肩胛下角水平正对第 7 胸椎棘突,触诊时可以据此判断损伤部位。依次逐个按压棘突、棘间隙、椎旁肌,检查是否疼痛,有无肿胀。伤椎有后方韧带复合体损伤断裂,或者棘突间韧带撕裂脱位,可出现棘突间隙增宽。胸椎损伤伤员,常常合并肋骨骨折、心肺损伤,触诊时可以仔细感受有无骨擦感,呼吸动度及心跳情况。

胸廓挤压试验:伤员平卧,先进行前后挤压,检查者一手扶住后背部,另一手从前面推压胸骨部,再行侧方挤压,双手对称地放置于肋弓上,向内挤压,出现疼痛者为阳性。临床意义:阳性表明胸部损伤,提示胸骨或肋骨骨折、胸肋关节脱位(图 3-2-1)。

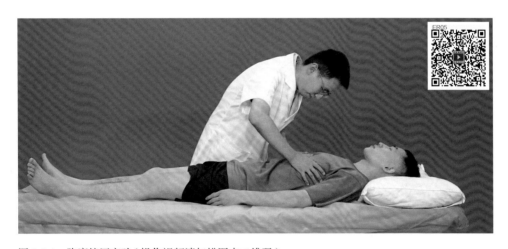

图 3-2-1　胸廓挤压实验(操作视频请扫描图中二维码)

三、胸椎活动度检查

胸椎的活动度较小,运动主要为屈、伸、左右侧屈和左右旋转,正常胸椎在此 6 个方向的运动均有一定的范围:胸椎的前屈为 30°、后伸为 20°,左右侧屈各为 20°,左右旋转各为 30°~40°。其中,下胸椎活动度较上胸椎大,但较颈椎和腰椎小,因此,胸腰交界处椎体容易损伤。

第三节 腰部检查

一、视诊

观察腰部外形时,需注意其生理曲度是否存在,有无侧凸畸形,皮肤有无损伤等。伤员出现生理曲度改变或者侧凸畸形,则提示腰椎病变,可能是急性损伤,也可能是慢性劳损或先天畸形,需要进一步鉴别。嘱伤员坐位,观察是否可维持,然后嘱伤员站立,观察伤员从坐位到站立的困难程度。伤员无法维持坐位或起立困难,则提示腰椎损伤。

二、触诊

髂嵴连线,平对腰椎第4~5椎间隙,为腰椎的体表标志,触诊时可以据此判断损伤部位。触诊时以拇指按压棘突、棘间隙、椎旁肌,检查是否疼痛,有无肿胀。骶棘肌外侧缘压痛常常为横突骨折或肌肉、韧带损伤。骶棘肌压痛并向下肢放射表示神经根损伤,多为椎间盘压迫。棘突压痛多为棘突骨折或棘上韧带损伤。腰椎叩痛则提示病变在深部（图3-3-1）。触诊腰椎时,可同时触诊腹部,初步判断内脏器官损伤情况。触诊时,要注意手法轻柔,防止加重损伤。

三、腰椎活动度检查

腰椎的运动主要为屈、伸、左右侧屈和左右旋转,正常腰椎在此6个方向的运动均有一定的范围:腰椎的前屈为90°、后伸为30°,左右侧屈各为30°,左右旋转各为45°（图3-3-2）。精确的运动功能检查应嘱伤员充分暴露腰部和下身,采用量角器测量,但在腰椎急性损伤后做主动或被动活动都是危险的,因此尽量减少不必要的检查。

四、特殊检查

临床常用的腰椎特殊检查有以下4种,但在急性损伤时应根据情况选择是否进行,不可强求。

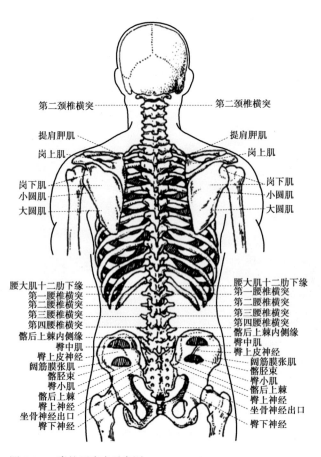

第二颈椎横突　第二颈椎横突
提肩胛肌　提肩胛肌
岗上肌　岗上肌
岗下肌　岗下肌
小圆肌　小圆肌
大圆肌　大圆肌
腰大肌十二肋下缘　腰大肌十二肋下缘
第一腰椎横突　第一腰椎横突
第二腰椎横突　第二腰椎横突
第三腰椎横突　第三腰椎横突
第四腰椎横突　第四腰椎横突
髂后上棘内侧缘　髂后上棘内侧缘
臀中肌　臀中肌
臀上皮神经　臀上皮神经
阔筋膜张肌　阔筋膜张肌
髂胫束　髂胫束
臀小肌　臀小肌
髂后上棘　髂后上棘
臀上神经　臀上神经
坐骨神经出口　坐骨神经出口
臀下神经　臀下神经

图 3-3-1　脊柱压痛点示意图

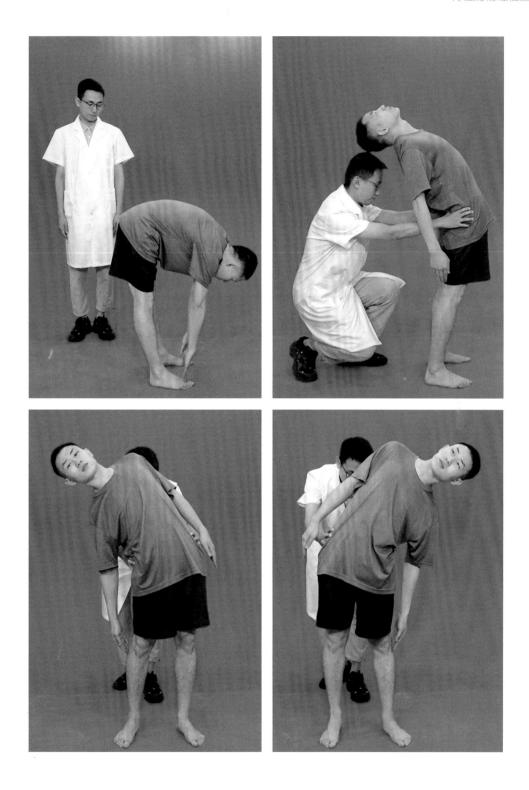

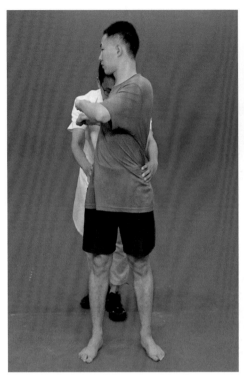
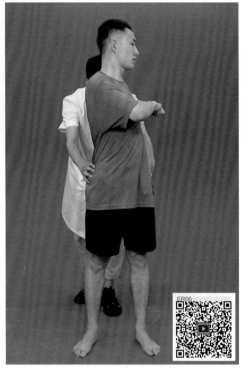

图 3-3-2　腰椎活动度检查（操作视频请扫描图中二维码）

（一）直腿抬高试验（Lasegue sign）

患者仰卧，双下肢平伸，检查者一手握患者踝部，一手置于大腿伸侧，分别做双侧直腿抬高动作，腰与大腿正常可达 80°~90°。若抬高不足 70°，且伴有下肢后侧的放射性疼痛，则为阳性（图 3-3-3）。临床意义：见于腰椎间盘突出症，也见于单纯性坐骨神经痛。

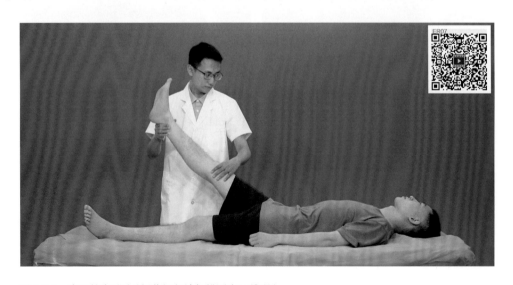

图 3-3-3　直腿抬高试验（操作视频请扫描图中二维码）

（二）直腿抬高加强试验（Bragard sign）

直腿抬高至疼痛时，降低 5° 左右，再突然使足背伸，可引起下肢放射性疼痛（图 3-3-4）。临床意义同直腿抬高试验。

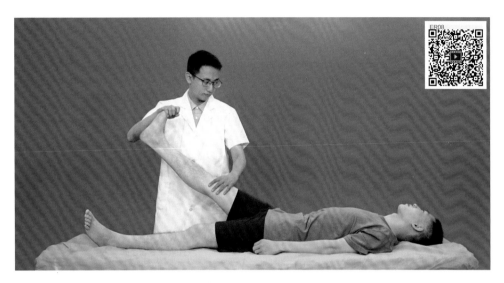

图 3-3-4　直腿抬高加强试验（操作视频请扫描图中二维码）

（三）股神经牵拉试验（femoral nerve stretching test）

伤员俯卧，髋、膝关节完全伸直，检查者将一侧下肢抬起，使髋关节过伸，如大腿前方出现放射痛为阳性（图 3-3-5）。临床意义：可见于高位腰椎间盘突出症（L_{2-3} 或 L_{3-4}）病患。其机制是上述动作加剧了股神经本身及组成股神经的 L_2~L_4 神经根的紧张度，加重了对受累神经根的压迫，因而出现上述症状。

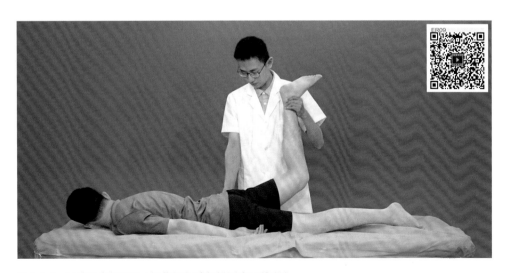

图 3-3-5　股神经牵拉试验（操作视频请扫描图中二维码）

（四）屈颈试验

伤员仰卧,检查者一手按其胸前,一手按其枕后,缓慢、用力地上抬其头部,使颈屈曲,若出现下肢放射痛,则为阳性(图 3-3-6)。临床意义:见于腰椎间盘突出症的"根肩型"。其机制是曲颈时,硬脊膜上移,脊神经根被动牵拉,加重了突出的椎间盘对神经根的压迫,因而出现下肢的放射痛。

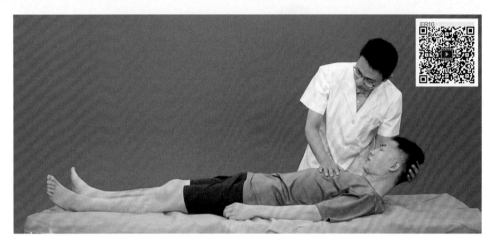

图 3-3-6　屈颈试验(操作视频请扫描图中二维码)

第四节　骶尾部检查

一、视诊

骶尾部椎体与髂骨、耻骨、坐骨共同形成骨盆,骶骨与髂骨形成骶髂关节。在暴力作用下,可一同损伤,因此,在观察骶尾部外形时,需一并观察骨盆情况。观察骶尾部时需要注意皮肤有无肿胀、瘀斑,同时观察骨盆外形是否对称,有无畸形等。由于尾椎向后突起,且周围缺少骨性保护,容易发生骨折,需要注意。可嘱伤员维持坐位,然后起立,辅助判断是否损伤。骶尾骨骨折易损伤直肠,可观察肛门有无血迹,有无便血情况。

二、触诊

骶骨和其他椎体不同,是一整块三角形骨,触诊时可感受表面是否突起,有无压痛,有无畸形、异常活动及骨擦感等,判断是否骨折。查体时可同时触诊骨盆完整性,有无压痛。

三、骶尾椎活动度检查

成人骶椎融合成一块,因此,骶尾部椎体相对固定,活动度小,可忽略不计。

四、特殊检查

临床常用的骶尾部及骨盆特殊检查有以下 6 种,但在急性损伤时应根据情况选择是否进行,不可强求。

（一）骨盆挤压分离试验（pelvic extrusion separation test）

伤员平卧,检查者双手分别向内按压两侧髂骨翼,称为挤压试验。检查者双手分别向下按压髂嵴,称为分离试验。观察骨盆有无异常活动,伤员有无疼痛,异常活动及疼痛为阳性（图 3-4-1）。临床意义:阳性表明伤员骨盆骨折或骶髂关节损伤。

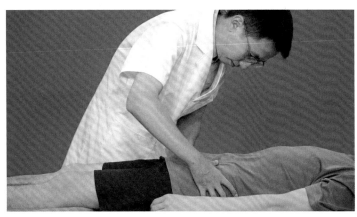

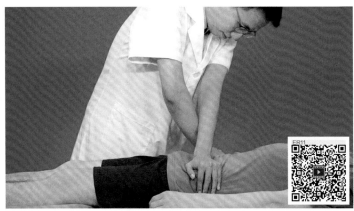

图 3-4-1　骨盆挤压分离试验（操作视频请扫描图中二维码）

（二）骶髂关节分离试验（4 字试验 FABERE test）

伤员仰卧,患肢屈髋屈膝,并外旋外展,将外踝置于对侧大腿上,摆成"4"字,检查者一手固定骨盆,一手下压患肢膝关节,若骶髂关节疼痛,则为阳性（图 3-4-2）。临床意义:阳性表明伤员骶髂关节或髋关节病变。

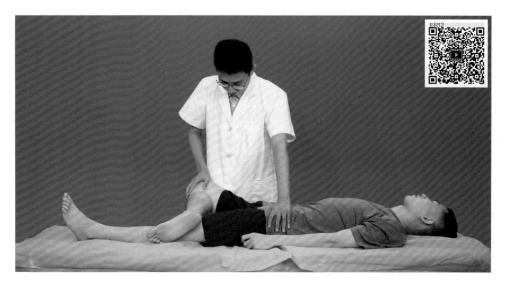

图 3-4-2 "4"字试验（操作视频请扫描图中二维码）

（三）床边试验（Gaenslen 征）

伤员仰卧，患侧靠床边，患肢垂下，对侧下肢屈髋屈膝，双手抱膝。检查者一手固定骨盆，一手下压患肢大腿，若骶髂关节疼痛，则为阳性（图 3-4-3）。临床意义：阳性表明伤员骶髂关节病变。

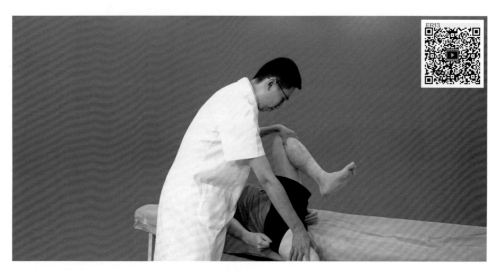

图 3-4-3 床边试验（操作视频请扫描图中二维码）

（四）伸髋试验（Yeoman test）

伤员俯卧位，屈膝至 90°，检查者一手压住骶髂关节，一手提起患侧小腿，若骶髂关节疼痛，则为阳性（图 3-4-4）。临床意义：阳性表明伤员骶髂关节病变。

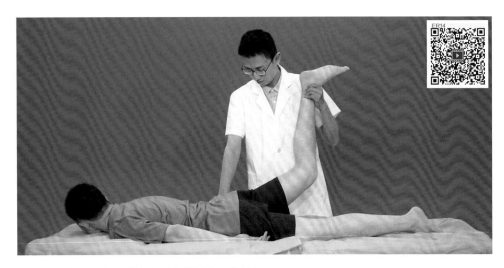

图 3-4-4　伸髋试验（操作视频请扫描图中二维码）

（五）托马斯征（Thomas sign）

伤员仰卧位，双手抱一侧膝关节，并尽力屈曲髋、膝关节，使大腿贴近腹壁，腰部贴于床面。再让患者伸直另一侧下肢。若患者不能将患侧下肢伸直平放于床面，即为阳性（图 3-4-5）。临床意义：提示存在髋关节挛缩畸形。患侧下肢大腿与床面所成的角度即为髋关节屈曲畸形的角度。

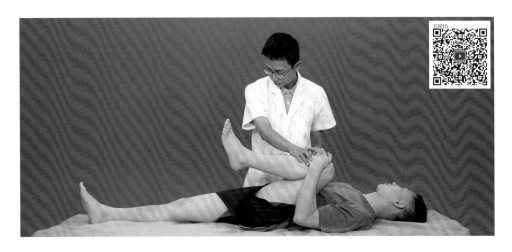

图 3-4-5　托马斯征（操作视频请扫描图中二维码）

（六）斜扳试验

伤员侧卧位，下面腿伸直，上面腿屈髋、屈膝各 90°，检查者一手将肩部推向背侧，另一手扶住膝部将骨盆推向腹侧，并内收内旋该侧髋关节，如骶髂关节发生疼痛，本试验即为阳性，表示该侧骶髂关节或下腰部有病变（图 3-4-6）。

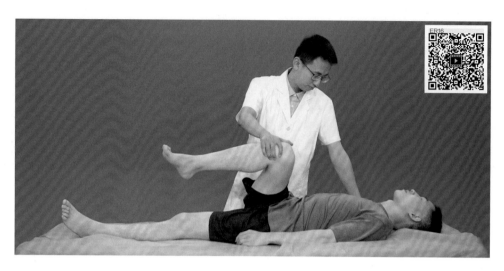

图 3-4-6　斜扳试验（操作视频请扫描图中二维码）

第五节　神经系统检查

一、感觉功能检查

感觉检查要求伤员意识清楚并合作,对于意识不清的伤员,可以通过观察伤员对疼痛的反应而粗略估计其感觉功能的状况,检查时要避免暗示(如给予刺激后再问"有或无"),应在检查前告知伤员在受到刺激后立刻主动做出回答。检查者要求熟练掌握全身感觉皮节和周围神经分布,按照分布范围以及感觉消失区—减退区—正常区—过敏区的顺序进行有条理的检查,注意左右对比,准确判定感觉程度。反复细致地检查是确保获得感觉功能状况的前提。

（一）痛觉

用大头针的两头以均匀力量轻刺伤员皮肤,嘱伤员回答痛与不痛、尖与钝。检查时自上而下,两侧对比。为了判断伤员回答是否正确,可间隔以大头针的钝端刺激,或用手指尖触之。

（二）温度觉

温度觉包括温觉和冷觉。检查时分别用盛有 5~10℃冷水和 40~45℃温水的试管交替接触皮肤,嘱伤员回答"冷或热",注意试管温度不能低于 5℃或高于 45℃,否则会引起痛觉。

（三）触觉

一般用棉絮轻触皮肤,嘱伤员闭目,每次有感觉时回答"有或无",注意接触的强度一致,但频度不能一致,避免伤员找到规律而错误回答。

（四）运动觉

检查者轻轻夹住伤员的手指或脚趾,上或下移动,让伤员判断方向。

（五）位置觉

检查者将伤员的肢体摆成某一姿势，让伤员描述或模仿该姿势。

（六）皮肤定位觉

检查者以手指或棉签轻触伤员皮肤，让伤员指出被触位置。

二、运动功能检查

运动功能的改变是脊髓损伤的常见表现。常规的运动检查包括肌营养、肌张力和肌力等。

（一）肌营养

可通过肌容积的观察确定肌肉的营养状况，肌容积的变化表现为肌肉萎缩或肌肉肥大。一般以测量肢体的周径确定萎缩或肥大的程度，测量时一般以生理性骨突（如上肢的尺骨茎突、下肢的胫骨内外髁）为标志点，在其上下一定距离处测量肢体的周径。应当注意正常情况下双侧肢体可有轻度差异。

（二）肌张力

肌张力的定义为肌肉在静止状态下的紧张度，即在肌肉松弛时被动运动中所遇到的阻力。注意在温暖的环境和舒适的体位下进行肌张力检查，检查时要求伤员尽量放松，先检查肌肉硬度，然后以不同速度和幅度来回活动某一关节，体会活动时的阻力。肌张力减低一般见于脊髓前角病变、脊髓后索病变、小脑病变，也可见于脑或脊髓急性损伤的休克期。肌张力增高分为痉挛性和强直性两类。痉挛性肌张力增加见于锥体束受损，临床检查时表现为被动运动时肌张力突然增高，到一定程度时又突然消失，即所谓"折刀征"。强直性肌张力增加见于锥体外系病变或损伤，该种肌张力增加无论动作速度、幅度、方向如何，均表现为同等的阻力，又称"铅管样强直"。

（三）肌力

肌力指伤员在主动运动时肌肉收缩的力量。检查时注意观察肢体的活动是否有力，双侧是否对称，嘱伤员按一定顺序活动各个关节，同时检查者施加一定的阻力，根据克服阻力情况测定其肌力（图 3-5-1）。当肌力减弱不明显时，也可用轻瘫试验确定。此时嘱伤员上肢向前平伸，或卧位后下肢平伸抬起，患肢会逐渐下垂，无法持久平伸，据此可观察肌力的下降。由于诊断的需要，可进一步测定各肌肉的肌力，以判断损伤的定位。

根据肌力的情况，一般均将肌力分为以下 0~5 级，共 6 个级别：

0 级：完全瘫痪，无肌肉收缩；

1 级：有肌肉收缩，但不能产生动作；

2 级：肢体能在床上平行移动，但不能抵抗自身重力，即不能抬离床面；

3 级：肢体可以克服重力，能抬离床面，但不能抵抗阻力；

4 级：肢体能做对抗外界阻力的运动，但不完全；

5 级：肌力正常。

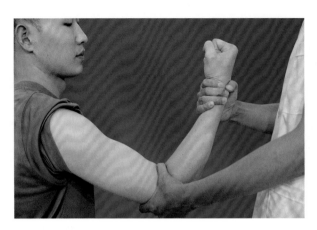

图 3-5-1　肌力检查

三、反射功能检查

反射是人体对感觉刺激所引起的非随意运动反应。组成反射弧的任何部分(感受器、传入神经、反射中枢、传出神经和效应器)的损伤,均可导致反射异常。反射检查分为浅反射、深反射和病理反射。

（一）浅反射检查法

刺激皮肤或黏膜引起的反射称为浅反射(表 3-5-1)。

表 3-5-1　常见浅反射分类

反射名称	检查方法	反应形式	运动肌肉	定位节段
腹壁反射（上）	沿肋弓自外向内轻划腹壁	上腹壁收缩	腹横肌	T_7, T_8
腹壁反射（中）	沿腹中部自外向内轻划腹壁	中腹壁收缩	腹斜肌	T_9, T_{10}
腹壁反射（下）	沿腹股沟自外向内轻划腹壁	下腹壁收缩	腹横肌	T_{11}, T_{12}
提睾反射	轻划股内侧皮肤	睾丸上提	提睾肌	L_1, L_2
足底反射	轻划足底	足趾及足向跖面屈曲	屈趾肌等	S_1, S_2
肛门反射	刺激肛门	外括约肌收缩	肛门括约肌	S_4, S_5
球海绵体反射	针刺阴茎头背部或轻触龟头	阴茎和肛门收缩	球海绵体肌和肛门外括约肌	S_2, S_4

（二）深反射检查法

刺激肌肉、肌腱、骨膜和关节的本体感受器所引起的反射为深反射(图 3-5-2)。常用的与脊柱伤病有关的深反射如表 3-5-2。

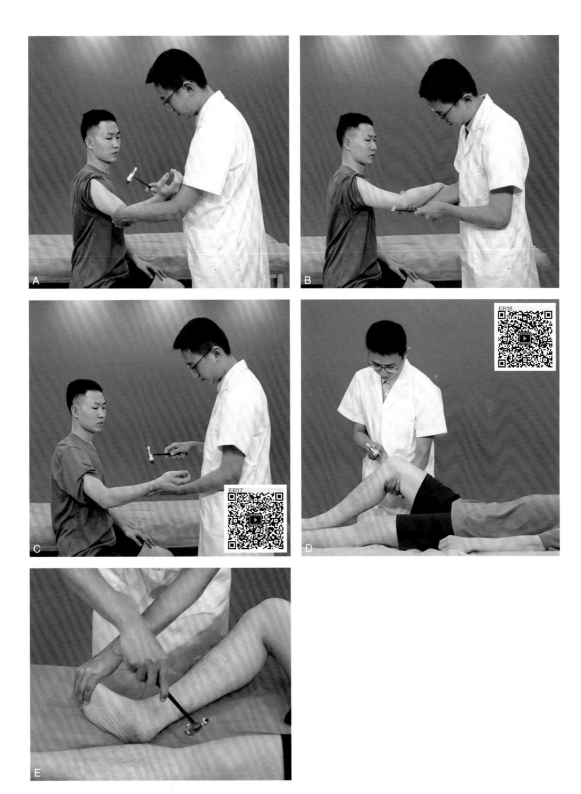

图 3-5-2　深反射检查（操作视频请扫描图中二维码）

A. 肱二头肌腱反射；B. 肱三头肌腱反射；C. 桡骨膜反射；D. 膝腱反射；E. 跟腱反射。

表 3-5-2　常见深反射分类

反射名称	检查方法	反应形式	运动肌肉	节段定位
肱二头肌腱反射	屈肘,检查者一手托肘部,拇指按二头肌腱部,用锤击拇指	前臂屈曲	肱二头肌	$C_5 \sim C_6$
肱三头肌腱反射	肘略屈,锤击三头肌腱始部	前臂伸展	肱三头肌	$C_6 \sim C_7$
桡骨膜反射	肘微屈,前臂旋后,轻击桡骨外下 1/3	前臂屈曲腕指背屈	肱桡肌,肱二、三头肌、旋前圆肌	$C_5 \sim C_8$
膝腱反射	膝略屈,叩击膝腱	膝关节伸展	股四头肌	$L_2 \sim L_4$
跟腱反射	仰卧,髋外展外旋,一手托足跟,叩击跟腱	踝关节跖屈	腓肠肌	$S_1 \sim S_2$

（三）病理反射

当中枢神经系统失去对脊髓前角运动神经元抑制作用后出现的异常反射,称为病理反射（图 3-5-3）。与脊髓损伤有关的病理反射见表 3-5-3。

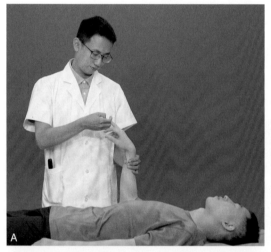
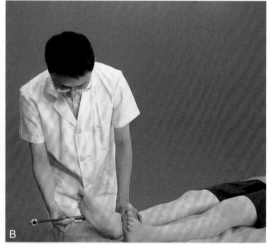
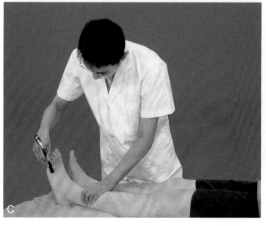
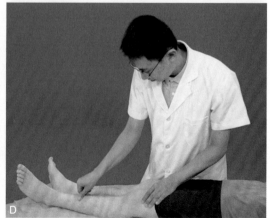

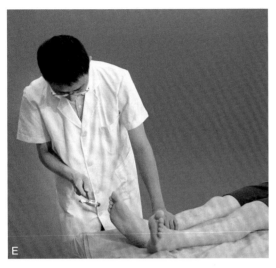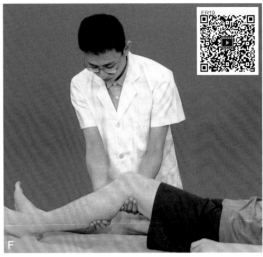

图 3-5-3　病理反射（操作视频请扫描图中二维码）

A. Hoffmann 征；B. Babinski 征；C. Chaddock 征；D. Oppenheim 征；E. Rossolimo 征；F. Gordon 征。

表 3-5-3　与脊髓损伤有关的病理反射

反射名称	检查方法	表现
霍夫曼征（Hoffmann sign）	前臂旋前，掌面向下，检查者向掌侧弹拨中指指甲	拇指和其他各指迅速屈曲
巴宾斯基征（Babinski sign）	锐器在足底外侧缘，自后向前快速划过	姆趾背伸，外展余趾呈扇形分开
查多克征（Chaddock sign）	以锐器自外踝处由后向前快速划过	姆趾背伸
奥本海姆征（Oppenheim sign）	检查者用拇指和示指沿胫骨自上而下擦过	姆趾背伸
罗索利莫征（Rossolimo sign）	快速叩击足趾的跖面	足趾跖屈
戈登征（Gordon sign）	检查者用手挤压腓肠肌	姆趾背伸

（四）反射的临床意义

1. 反射的不对称性变化是神经系统病变的表现，对称性的减弱或增强可能是生理性的。

2. 反射减弱或消失表示反射弧的中断或抑制。腹壁、提睾、足底反射同时拥有脊髓的节段性反射弧和皮质反射弧，后者的传出纤维与锥体束同行，两者可同时受损。因此临床上若这些反射减弱，可以是节段性反射弧的损伤，也可以是锥体束损伤引起。另外，皮下脂肪过厚、急腹症、尿潴留、老年人腹壁松弛等原因可导致反射减弱。

3. 反射减弱或消失表示反射弧的中断或抑制，亢进表示大脑皮质运动区域和锥体束受损。

4. 伤员出现一侧的腱反射亢进、浅反射减弱时，表示皮质运动区或锥体束受损，如果深反射、浅反射均减弱或消失而无病理反射，常提示周围神经损伤或肌肉损伤。如深反射正常或对称性增强,腹壁反射活跃,足底反射正常,无病理反射,常见嗜睡症等神经功能性障碍。

5. 病理反射阳性表示大脑运动皮质或锥体束受损,一般在反应强烈或者明显不对称时才有临床意义。

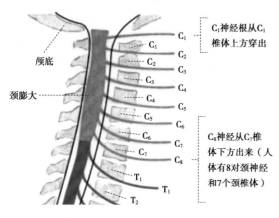

图 3-5-4　颈椎神经根走行

四、神经系统检查及定位

(一) 颈椎脊髓神经损伤及定位

颈椎有 8 对神经根。$C_1 \sim C_7$ 的神经根根据其下方的椎体进行命名(即 C_1 神经根从 C_1 椎体上方和颅骨下方发出,而 C_6 神经根从 C_5 和 C_6 椎体之间发出)。因不存在 C_8 椎体,故 C_8 神经根从 C_7 和 T_1 椎体之间发出(图 3-5-4)。每一神经根接受来自相应皮肤区域的感觉信息,成为皮节。

1. 上颈髓($C_1 \sim C_3$)损害　枕、颈及肩部自发性疼痛;感觉障碍,当脊髓传导束受损后,感觉丧失可局限于 $C_2 \sim C_3$ 节段的皮肤(C_1 为纯运动神经,故无感觉支配);运动障碍,四肢不同程度的上运动神经元性瘫并伴有肌萎缩,一般认为是病变影响到脊前动脉的循环,导致颈膨大处前角细胞缺血所致。病变损及副神经时可引起转颈和耸肩障碍;如影响到后颅窝可出现眩晕,共济失调,发音困难及舌肌萎缩和运动障碍,并出现呼吸困难(呼吸肌麻痹),影响到延髓血管运动和呼吸中枢可导致死亡。

2. 中颈髓($C_4 \sim C_6$)损害　肩部和上肢自发性疼痛,有时可局限于拇指或示指;感觉障碍,感觉障碍的水平比病变水平低,在确定病变实际部位时应增加 1~2 个节段;运动障碍,主要表现在上肢和肩部瘫痪及肌肉萎缩,C_5 或 C_6 节段损害,可类似于臂丛神经麻痹症状,表现菱形肌、冈上肌、冈下肌、大小圆肌、三角肌、肱桡肌瘫痪,C_6 病变时,肱二头肌明显瘫痪,而肱三头肌、三角肌正常;反射变化,视病变节段而异,C_5 以上病变,上肢反射均亢进,肱二头肌反射消失而肱三头肌反射正常或亢进,提示病变在 $C_5 \sim C_6$。

3. 下颈髓($C_7 \sim C_8$ 和 T_1)损害　因 T_1 参与臂丛神经支配上肢感觉和运动等,其受损的临床表现与下颈髓有关,故在此一起叙述。C_7 受损其自发性疼痛可放射至示指和中指,$C_8 \sim T_1$ 受损时可沿上肢的尺侧放射至 4~5 指,或发生感觉障碍;C_7 损害可引起肱三头肌、腕及指的伸肌麻痹与萎缩,而呈爪形手,肱三头肌反射消失,或呈反常反射;$C_8 \sim T_1$ 的病变可有腕、手、指的小肌肉萎缩性麻痹,肱三头肌反射消失而肱二头肌正常。当影响锥体束时可引起双下肢痉挛性截瘫。

4. 胸椎脊髓神经损伤及定位　胸椎有 12 对神经根,根据其上的椎体进行命名,神经根走行见图 3-5-5。

5. 上胸髓($T_2 \sim T_4$)损害　这一部位的定位诊断主要靠神经根痛的部位及感觉障碍的水

平。神经根痛类似于一侧或双侧的肋间神经痛,其部位常在上胸部和背部的肩胛区。并可伴有束带感。当病变损害脊丘束可有病变以下水平的感觉障碍。

6. 中胸髓($T_5\sim T_8$)损害　其神经根性痛的部位在下胸部和上腹部。在早期,其他神经体征不明显时,易与急腹症混淆。两下肢可先出现感觉异常,继而出现截瘫。

7. 下胸髓($T_9\sim T_{12}$)损害　神经根痛可为早期症状,表现在下腹部表浅及深部的疼痛。有时误为腹部疾病。腹肌无力具有定位价值。当腹肌用力时表现为一侧腹肌突出,常为腹肌无力的表现。在T_8以下,T_{11}以上胸髓病变可表现为腹直肌下半部无力,而腹直肌上半部肌力正常。通过检查腹壁反射和感觉平面亦可确定病变部位。

（二）腰骶椎脊髓神经损伤及定位

腰椎有 5 对神经根,脊髓自身止于$L_1\sim L_2$椎体水平。脊髓最远端称之为圆锥。马尾是一束成对的（右和左）腰骶神经根,自圆锥发出,穿过硬膜囊,由相应椎体下方的椎间孔发出（图 3-5-6）,可根据体表皮肤感觉异常区域初步定位哪个神经根病变。

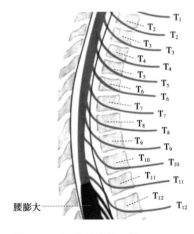
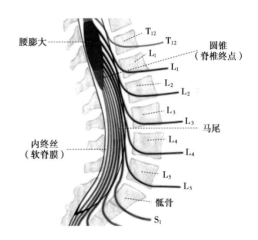

图 3-5-5　胸椎神经根走行　　　　　　图 3-5-6　腰骶椎神经根走行

（陈雄生　马迅　何明长　何艺坚）

参 考 文 献

［1］刘景发,尹庆水.临床颈椎外科学［M］.北京:人民军医出版社,2005:32-48.

［2］胥少汀,葛宝丰,徐印坎.实用骨科学［M］.4 版.北京:人民军医出版社,2015:52-1703.

［3］万学红,卢雪峰,刘玉成,等.诊断学［M］.7 版.北京:人民卫生出版社,2013:220-229.

［4］宁志杰,吴复元.软组织训练伤早期诊断与无创疗法［M］.北京:军事医学科学出版社,2003:32-105.

［5］傅志君,石虹.规范体格检查与病史书写双语手册［M］.上海:复旦大学出版社,2009:55-162.

［6］朱克顺,徐先荣,潘庆联,等.歼击机飞行员改装体检脊柱病症的医学鉴定［J］.中华航空航天医学杂志,2006,17（1）:137.

［7］罗正云，王孝斌，尹晓波．军事训练致脊柱训练伤原因及预防［J］．西南军医，2009，11（4）：701．

［8］荆兴泉，杨双石．开展健康教育后脊柱军事训练伤的流行病学变化［J］．华南国防医学杂志，2013（12）：903-904．

［9］岳寿伟，吴宗耀，袁璐，等．腰椎间盘突出症的常见症状体征调查及其临床意义［J］．中华物理医学与康复杂志，2002，24（5）：284-286．

［10］郗志伟，胡仲伢，刘志伟，等．某部训练伤调查与原因分析［J］．解放军预防医学杂志，2017，35（12）：1579-1580．

［11］AHARONY S，MILGROM C，WOLF T，et al. Magnetic resonance imaging showed no signs of overuse or permanent injury to the lumbar sacral spine during a Special Forces training course［J］. Spine Journal，2008，8（4）：578-583．

［12］SOTO R，ELVIRA A. Lumbar Spine Postural Changes in Response to Operational Loads and Positions in Military Personnel［J］. Dissertations & Theses Gradworks，2015：42-108．

第四章　脊柱影像学检查

影像学检查是脊柱训练伤的常规检查方法,具有客观、准确、可靠的特点,对于诊断有着重要意义。常用的影像学检查方法有 X 线片检查、CT 检查、MRI 检查、造影与阻滞等。通过检查可以达到以下目的:①了解脊柱形态学改变和神经压迫、脊髓损伤;②评价脊柱损伤程度;③指导治疗方案;④评估手术和非手术治疗的疗效;⑤排除严重脊柱病变如肿瘤或感染。

第一节　X 线片检查

X 线片检查是诊断脊柱损伤中最基本和最常用的技术。作为一种历史超过百年的影像学检查手段,X 线片检查不仅简便和经济,同时又具有相对可靠的诊断准确性,因此在骨关节领域具有不可取代的作用。虽然新的影像技术不断出现,但在脊柱的影像诊断中 X 线片检查依然保持着最基础、最常用的地位。

人体骨骼密度高,含钙量大,其 X 线穿透性弱,在 X 线片中能与软组织明显区分开,因此,该检查手段在脊柱损伤中有着重要意义。但是 X 线片检查也有不少缺点,比如在细微骨折中表现不明显,在关节内骨折中骨骼重叠影也阻碍了观察者的判断,以及软组织表现力差等。需要进一步行 CT、MRI 等检查以明确诊断。

一、正常脊柱 X 线表现

脊柱 X 线片检查应包括正位和侧位。若需观察小关节面和椎弓根时应加摄斜位片,需明确脊柱活动度及稳定性时,应加摄过伸过屈侧位片。脊柱呈一定的生理性曲度排列,阅片时应按一定顺序由整体到局部、由上而下分别观察脊柱的整体形态及生理序列、椎间隙及小关节,椎体、附件及周围软组织等结构。

（一）正常颈椎 X 线表现

1. 正位 X 线片　颈椎椎弓根自上而下基本等大且边缘呈直线,棘突位于椎体中央,颈椎横突短而宽,位于两侧,棘突和横突间显示椎板和椎弓,椎弓上下可见关节突。椎体两侧后方钩状突为钩椎关节（Luschka 关节）。

2. 侧位 X 线片　颈椎前凸呈弧形排列,各椎体呈方形,上、下面平整,椎间隙前高后低,其上方的弧形突出影为左右椎体钩影,重叠于椎间隙中,其下缘向前下突起,横突及横突孔影重于椎体影中。椎体后方为密度减低的椎板、关节突,其后为棘突,椎弓根上下缘狭窄凹陷为颈椎骨上、下切迹,相邻切迹间形成椎间孔。并可显示明显的 4 条弧线,即椎体前缘、椎体后缘、关节突和棘突基底部（图 4-1-1）。

3. 斜位 X 线片　X 线球管左或右倾 45°,可显示椎间孔、关节突关节和椎弓根的形态、位置变化,也可显示寰椎后弓(图4-1-2)。

4. 颈椎张口位X线片　通过口腔投照摄片,避开下颌骨的重叠,以显示寰枢关节解剖形态及其相互位置关系的变化(图4-1-3)。

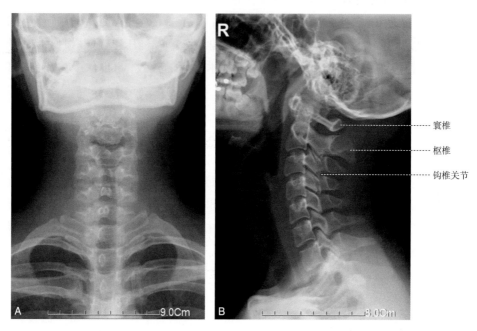

图 4-1-1　颈椎 X 线片
A. 正常颈椎正位片;B. 正常颈椎侧位片。

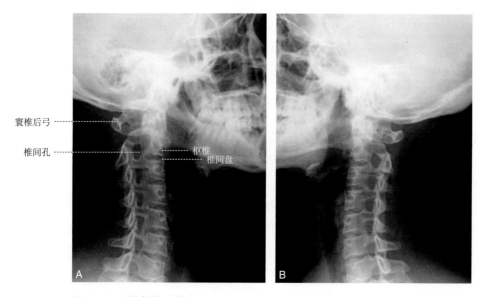

图 4-1-2　颈椎斜位 X 线片
A. 正常颈椎右斜位片;B. 正常颈椎左斜位片。

（二）正常胸椎 X 线表现

1. 正位 X 线片　椎体为方形,由上而下逐渐变大,并序列排列。椎体影两侧有椎弓根的断面影重叠,中部有棘突断面影,在椎弓根和棘突之间有椎板影。上、下位棘突倾斜度较小,重叠于本椎体下缘。中位棘突倾斜度较大,位于下位椎体的上缘。上下关节突重叠,关节间隙不明显,横突与肋骨小头有重叠（图 4-1-4A）。

2. 侧位 X 线片　椎体位居前方,呈方形。其后方为椎弓根,相邻的椎弓根之间为椎间孔。上下关节突之间为椎板,关节突关节显示冠状位上的关节间隙。后方为棘突,与肋骨有重叠,横突与椎板影重叠（图 4-1-4B）。

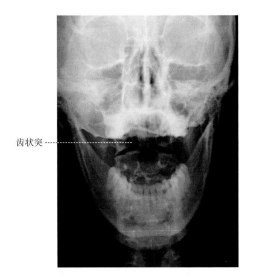

齿状突

图 4-1-3　正常颈椎张口位片

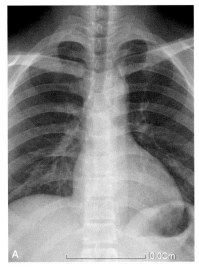

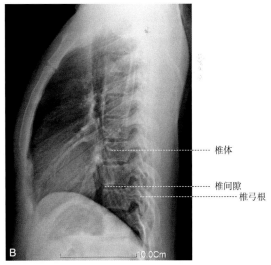

椎体

椎间隙

椎弓根

图 4-1-4　正常胸椎 X 线片

A. 正常胸椎正位片；B. 正常胸椎侧位片。

（三）正常腰椎 X 线表现

1. 正位 X 线片　腰椎 5 个,由上而下序列排列,椎体逐渐加大。椎体为长方形,在椎体影中,两侧各有椭圆形的椎弓根断面影,中线上有水滴状棘突影,棘突与椎弓根之间为椎板影。椎板向外上延至椎弓根的上方,并形成圆形的上关节突,椎板下缘向下突出形成下关节突。矢状位可显示关节突关节间隙。第 1、2 腰椎横突较短,3、4 腰椎横突较长,第 5 腰椎横突较宽,上位腰椎的棘突较倾斜,可重叠于下位椎体的上缘。下位椎体的棘突较平直,多重叠于本椎体范围（图 4-1-5A）。

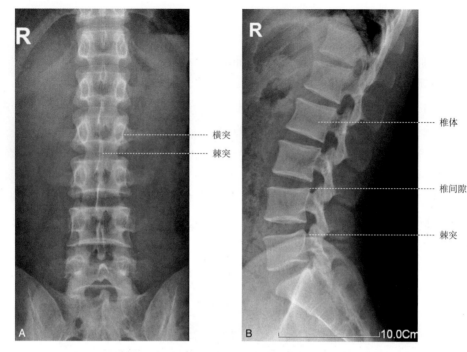

图 4-1-5　正常腰椎 X 线片

A. 正常腰椎正位片；B. 正常腰椎侧位片。

2. 侧位 X 线片　椎体呈方形位于前方,后方为椎弓根,相邻的椎弓根上下切迹之间为椎间孔。椎弓根后方为椎板,有上下关节突及向后的棘突。关节突关节显示冠状位上的关节间隙。横突与椎弓根后部重叠,椎体有时显现双边影(图 4-1-5B)。

3. 动力位 X 线片　令患者过度伸展和屈曲,在摄 X 线侧位片,可观察脊柱的活动度和生理弧度是否改变,了解脊柱稳定的功能状况及损伤状况。急性创伤时不宜采用动力位片(图 4-1-6)。

(四)正常骶尾椎 X 线表现

1. 正位 X 线片　骶骨由 5 块骶椎融合而成,呈三角形。在中线上可见骶正中嵴高密度影,下端密度减低为骶管裂孔。两侧为骶关节嵴,下端为骶骨角。骶关节嵴的两侧为疏密相间的区域,可见骶前后孔。骶椎向下与尾骨相连(图 4-1-7)。

2. 侧位 X 线片　骶正中嵴与椎体之间为骶管,向下通连骶管裂孔。尾骨 4 块,第一尾椎较大,其上缘一对向上的突起为尾骨角,尾骨角与骶骨角相对应,其余的尾骨成小团块状。

二、脊柱训练伤 X 线表现

脊柱常见的训练伤可有骨折、脱位、肌肉扭伤、韧带撕裂等。骨折在 X 线上表现为骨皮质不连续,椎体高度丢失变形,前后径增宽,生理曲线改变等。下列为一些常见脊柱损伤 X 线片,具体详见各章节(图 4-1-8~图 4-1-12)。

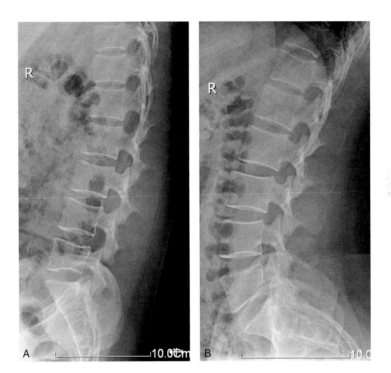

图 4-1-6　正常腰椎动力位 X 线片

A. 正常腰椎过屈位片；B. 正常腰椎过伸位片。

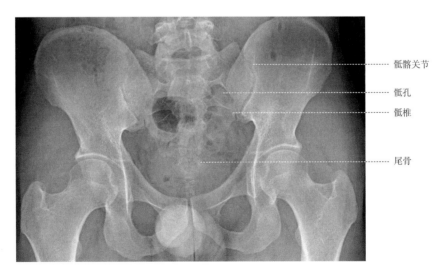

图 4-1-7　正常骶尾部 X 线片

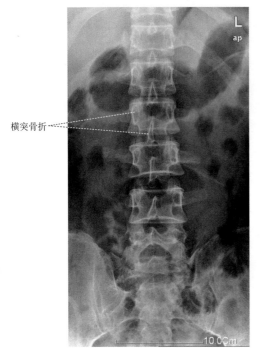

横突骨折

图 4-1-8　L$_2$、L$_3$ 椎体右侧横突骨折

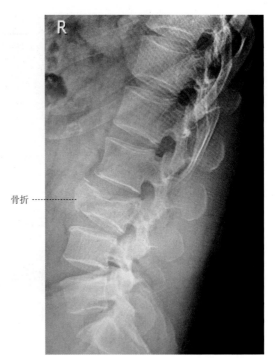

骨折

图 4-1-9　L$_3$ 椎体劈裂骨折

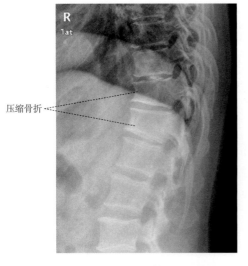

压缩骨折

图 4-1-10　T$_{11}$、T$_{12}$ 椎体压缩性骨折

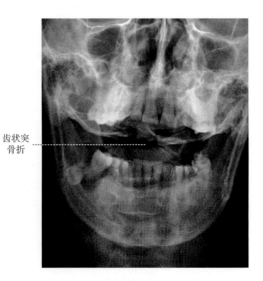

齿状突
骨折

图 4-1-11　齿状突骨折

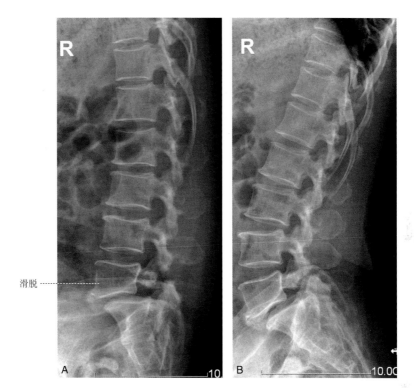

图 4-1-12　L₅ 双侧椎弓根峡部裂并滑脱（Ⅱ度）
A. 腰椎过屈位片；B. 腰椎过伸位片。

第二节　CT 扫描

　　CT 扫描又称计算机断层扫描（computed tomography，CT），其基本原理是 X 线球管在高压发生器的作用下产生 X 线，X 线穿过人体不同密度组织器官，通过检测器获得的信息经模 / 数转换及计算机处理成 CT 图像。CT 成像具有便捷、快速、高分辨率的特点。其能清晰显示脊柱骨性结构、椎管内外、椎间盘等病变，并能分辨较复杂的解剖关系，更可通过重建技术弥补断面显示的不足，为脊柱疾病的定位、定性诊断等提供了有效的诊断手段。CT 能显示无明显骨折脱位的微小损伤，或在普通 X 线片难以发现的病损。

一、正常脊柱 CT 表现

　　脊柱骨质结构、椎体和附件等，用骨窗相观察，表面的骨皮质表现为均匀致密线影，内部骨松质密度较低，且不均匀，其内可见骨小梁结构，有时见低密度的椎基静脉的血管沟。椎间盘在 CT 表现为与相邻椎体形态、大小一致、密度均匀的软组织影，其中颈段呈圆形，后缘平直；胸段呈椭圆形，后缘深凹；腰段呈椭圆形，后缘浅凹（图 4-2-1）。

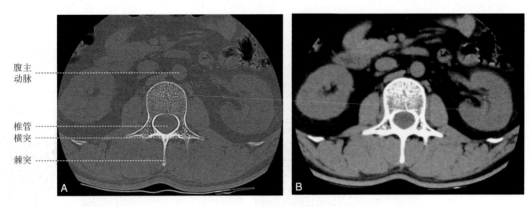

腹主
动脉

椎管
横突

棘突

图 4-2-1　正常胸椎 CT
A. 正常胸椎椎体（骨窗）；B. 正常胸椎椎体（软组织窗）。

　　椎管前后径一般不小于 10mm，侧隐窝为神经根的通道，位于椎管前外侧，前后径大于 3mm，黄韧带呈软组织密度，正常厚度 2~4mm。椎管内结构：硬膜外间隙位于硬膜囊和骨性椎管之间（内在为丰富的脂肪、神经、血管、淋巴和结缔组织）、硬膜囊（硬脊膜和软脊膜包围形成的囊，内有蛛网膜下腔和脊髓）、脊髓、神经根（硬膜囊前外侧方的小圆形软组织密度影）。

二、脊柱训练伤 CT 表现

　　CT 扫描中可发现 X 线易遗漏的骨折或骨折脱位征象，尤其是对于棘突、横突、小关节突的骨折，能显示骨折脱位、骨性结构与椎管间的位置关系；CT 重建技术更可明确显示椎体及附件的骨折，同时根据各结构形态、密度的变化判断脊髓、神经根、韧带等病变。下列为一些常见脊柱损伤 CT 影像，具体详见各章节（图 4-2-2~ 图 4-2-6）。

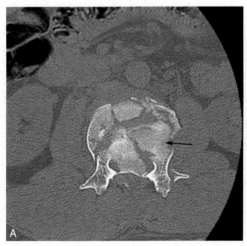
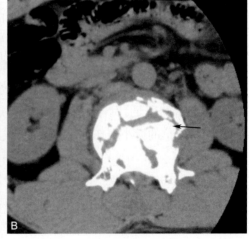

图 4-2-2　L_2 椎体爆裂性骨折
A. 骨窗；B. 软组织窗。

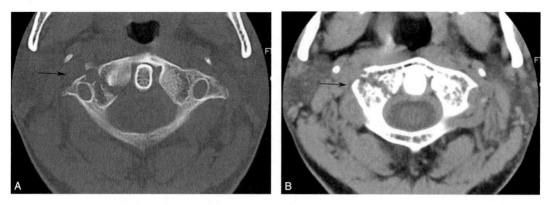

图 4-2-3　寰椎骨折

A. 骨窗（箭头）; B. 软组织窗（箭头）。

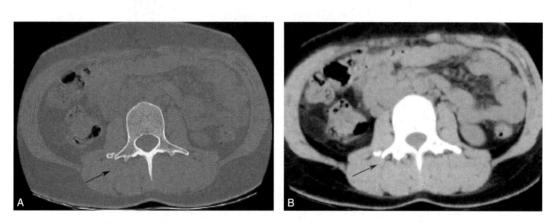

图 4-2-4　L_3 横突骨折

A. 骨窗（箭头）; B. 软组织窗（箭头）。

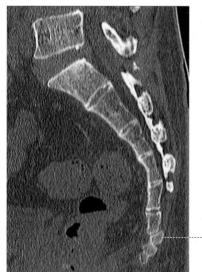

尾椎滑脱

图 4-2-5　尾椎滑脱

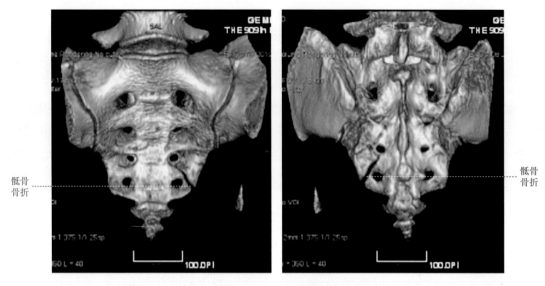

图 4-2-6　骶骨骨折

第三节　磁共振成像

磁共振成像(magnetic resonance imaging,MRI),以其独特的成像方式,使 MRI 的组织分辨率明显高于传统 X 线摄影和 CT,能很好地显示中枢神经、肌肉、肌腱、韧带、半月板、软骨等组织,对骨髓信号的变化尤为敏感。MRI 被广泛应用于骨质疏松、肿瘤、感染、创伤等骨关节病变的检查,尤其对脊柱、脊髓病变具有独特的诊断价值。

1. MRI 检查的优点

(1)无放射性及无创伤性。

(2)MRI 可明确显示脊柱脊髓病变,如脊髓受压、血肿、水肿和韧带损伤等。

(3)随着快速扫描序列、平面回波成像等技术应用极大短缩了扫描时间。

2. MRI 检查的缺点

(1)图像质量因运动产生伪影,如呼吸运动伪影等。

(2)对钙化显示不如 CT 及 X 线敏感。

(3)有些受检者患幽闭恐惧症,难以忍受 MRI 检查。

一、正常脊柱 MRI 表现

(一)骨结构

脊柱骨性结构的 MRI 信号取决于骨髓中的水、脂肪和缓慢流动的血液,信号的强弱尤其与骨髓内脂肪含量的多少有关。正常椎体骨髓 T_1WI 呈现高信号,高于皮质骨而低于皮下脂肪,在 T_2WI 呈中等至高信号,稍微高于皮质骨。

椎体的附件结构包括了椎板、椎弓、棘突、横突和上下关节突,附件的骨皮质在 T_1WI、T_2WI 上均呈低信号。附件的骨松质含有骨髓,在 T_1WI 上呈略高信号,在 T_2WI 上呈中低信号,椎体后缘的椎基静脉在 T_2WI 上显示高信号。

（二）软组织

椎间盘组织在 T_1WI 上呈低信号,与纤维环和髓核无法分辨,在 T_2WI 上除了周边的 Sharpey 纤维外均为高信号,但随着年龄增长,髓核含水量减少,在 T_2WI 上信号逐渐降低,即所谓"黑间盘"。脊髓在 T_1WI 中呈中等信号,且高于脑脊液,而在 T_2WI 上低于脑脊液（图 4-3-1）。

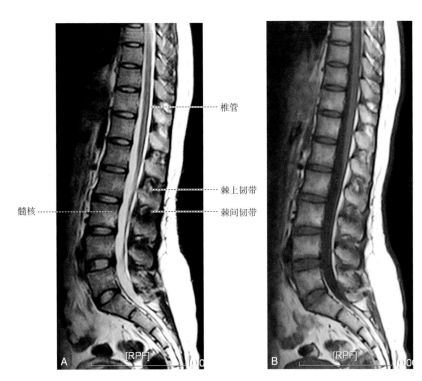

图 4-3-1　正常腰椎 MRI

A. 正常腰椎 MRI-T_2WI 表现；B. 正常腰椎 MRI-T_1WI 表现。

二、脊柱训练伤 MRI 表现

脊柱骨折急性期椎体骨折常发生骨髓水肿,磁共振上椎体在 T_1WI 信号降低,T_2WI 上信号增高,慢性期在 T_1WI、T_2WI 上呈等信号,椎体出血主要表现为 T_2WI 等信号并随时间延长逐步变高（图 4-3-2）。椎间盘或韧带撕裂表现为 T_1WI 上低信号,T_2WI 或脂肪抑制 STIR 序列出现不连续性高信号伴碎裂,移位或连续性中段（图 4-3-3）。脊髓损伤水肿在 T_1WI、T_2WI 上均延长,呈现 T_1WI 低信号,T_2WI 高信号。脊髓血肿在 T_1WI、T_2WI 上主要为低信号（急性期）逐渐向等信号发展,而慢性期 T_2WI 上呈高信号（图 4-3-4）。

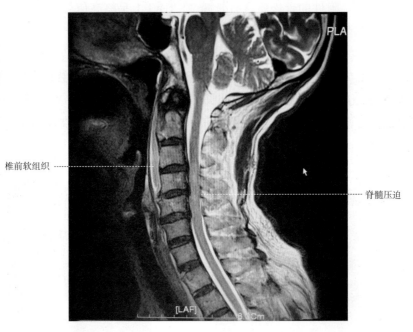

图 4-3-2　MRI-T$_2$WI: 颈椎脊髓损伤表现(脊髓损伤水肿)

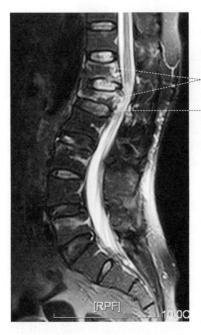

图 4-3-3　MRI-T$_2$WI: T$_{12}$、L$_1$、L$_3$、L$_5$ 椎体骨折,骨折块侵入椎管,压迫硬膜囊

脊柱的软组织损伤主要是肌肉韧带损伤,常常同时存在。肌肉的直接或间接损伤都可能导致肌肉内出血,当血液大量积存,就可以形成肌肉血肿,急性期 MRI 表现为肌肉的变形、断裂和 T$_2$WI 中出现高信号(图 4-3-5)。肌肉损伤后,损伤处出现出血和水肿,血液和水肿液经常在肌束间隙内扩散,由此呈现"羽毛状"外观,这种"羽毛状"影像是肌肉损伤的典型表现(图 4-3-6)。由于出血所致正铁血红蛋白的存在,T$_1$WI 和 T$_2$WI 都呈现高信号,这种高信号可以在损伤后持续很长时间,随着损伤的修复,肌肉的信号逐渐降低,首先表现在 T$_1$WI,然后 T$_2$WI。而韧带损伤常表现为边界模糊、连续性中断和 T$_2$WI 中出现高信号,由于出血或水肿的原因,韧带常被云絮状高信号所替代(图 4-3-7)。

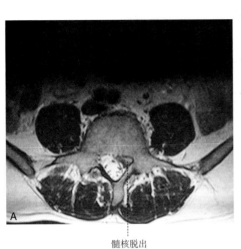

髓核脱出

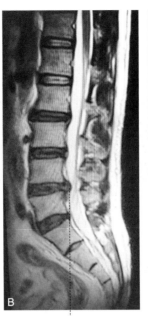

髓核突出

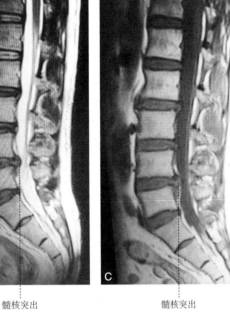

髓核突出

图 4-3-4　L$_4$、L$_5$ 椎间盘突出

A、B. MRI-T$_2$WI 表现；C. MRI-T$_1$WI 表现。

软组织高信号影

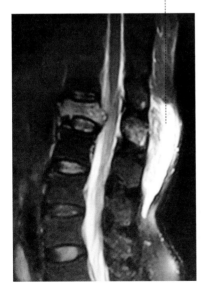

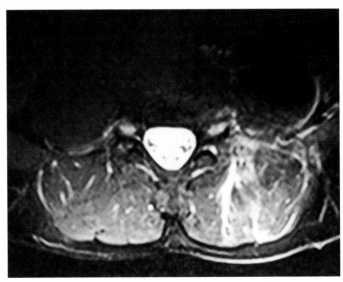

图 4-3-5　MRI-T$_2$WI：T$_{11}$ 椎体骨折突入
椎管，压迫硬膜囊，合并韧带肌肉复合
体损伤

图 4-3-6　MRI-T$_2$WI：左侧竖棘肌挫伤

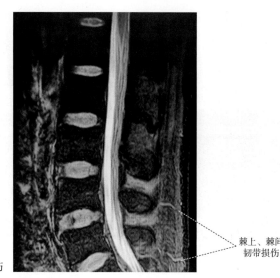

图 4-3-7　MRI-T$_2$WI：棘上、棘间韧带损伤

棘上、棘间
韧带损伤

第四节　选择性造影与阻滞

一、椎管造影

椎管造影指穿刺后将造影剂注入脊髓蛛网膜下腔，显示椎管内外肿瘤、椎间盘突出、韧带肥厚及蛛网膜粘连等一系列引起椎管形态变化的病变，是诊断椎管内外疾病的有效手段之一（图 4-4-1）。椎管造影属创伤性检查，不宜列为常规检查方法。

椎管造影根据造影剂不同分气体造影和碘制剂造影。其中气体造影指将气体如氧气等注入蛛网膜下腔，用以衬托显示椎管内病变的方法；碘制剂造影指将含碘造影剂注入蛛网膜下腔来观察椎管内病变。

二、椎间盘造影

椎间盘造影术又称髓核造影，将造影剂穿刺注入髓核内直接显示其形态，一般常应用于判断腰椎间盘损伤或椎间盘源性腰痛。因为腰椎外伤后反复腰痛，椎间盘造影可以了解有无椎间盘突出和神经根压迫症状伤病员。神经根受压患者术前行椎间盘造影检查了解椎间盘损伤情况，对病变节段进行定位，确定损伤程度（图 4-4-2）。对于碘过敏、全身情况差及穿刺部位有炎症的伤病员禁行椎间盘造影检查。

三、选择性脊神经根阻滞

选择性脊神经阻滞在脊柱源性疼痛的诊断及治疗中应用广泛，通过选择性脊神经阻滞技术，可以判断神经压迫部位与压迫情况。对于部分非特异性腰痛或者神经压迫的伤病员，又没有手术指征或拒绝手术的，可以选择进行神经阻滞治疗。脊神经阻滞依据阻滞部位的不同，有枕神经阻滞、颈神经阻滞、胸神经阻滞、腰神经阻滞（图 4-4-3）和骶神经阻滞等。

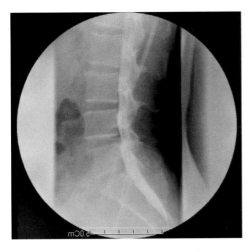

图 4-4-1　腰椎管造影示：L_4、L_5 椎间盘膨出

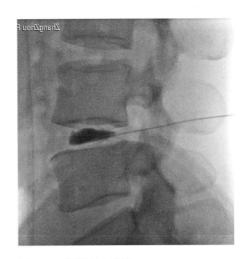

图 4-4-2　腰椎间盘造影

　　腰椎神经根阻滞技术是将局部麻醉药注射到腰部椎间孔的外口，阻滞腰神经根的方法，可缓解该神经支配区的皮肤、肌肉、关节、韧带等组织的疼痛。治疗前完善血常规、凝血功能、血糖、术前免疫、心电图等检查，并停用止痛药、脱水药、激素等，评估肢体疼痛视觉模拟评分（VAS），充分沟通，签署同意书，告知治疗的目的及可能的效果。

　　患者俯卧位，胸下垫一软枕，L_1~L_5 神经根出口根的穿刺靶点在出口根的肩上，S_1 神经根出口根的穿刺靶点在 S_1 骶孔上。以 1% 盐酸利多卡因注射液局部皮肤浸润，透视见针尖正位位于椎弓根外下方（横突腋下），针尖侧位位于椎间孔上方的后 1/3，调整进针角度，边进针边询问患者下肢感受，当出现下肢放射痛或麻木，提示针尖已到达神经根附近，此时透视侧位，了解进针深度（图 4-4-4）；C 臂确认位置后，回抽无血后注入碘帕醇

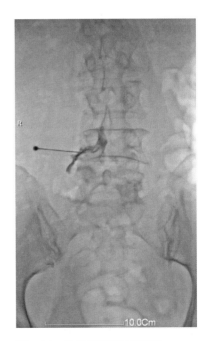

图 4-4-3　选择性腰神经根阻滞

0.3~0.5ml，正侧位透视显影，确认单一神经根，再缓慢注入 1% 盐酸利多卡因注射液 1~1.5ml。静卧 5min 后，嘱患者起床，下地行走，记录腿痛 VAS 评分，对比前后改善情况。当患者症状缓解 >50%，即确定为责任神经根；若患者症状缓解 <50%，可再对另一节段进行神经根封闭，以此确定出 1 个以上的"责任神经根"，若症状无明显缓解则排除所造影神经根为"责任神经根"。

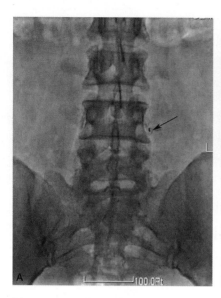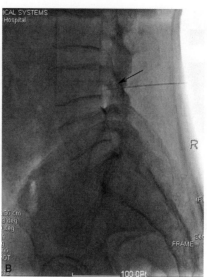

图 4-4-4　腰椎神经阻滞进针位置

（高延征　陈建梅　张金辉　涂承权）

参 考 文 献

［1］褚大由.碘水60%Conray脊髓造影副作用分析［J］.中华骨科杂志，1990，6（10）：464.

［2］BARBA C A, TAGGERT J, MORGAN A S, et al. A new cervical spine clearance protocol using computed tomography［J］. J Trauma, 2001, 51（4）: 652-657.

［3］杜晓兢，唐笑先，原杰，等.头颈部动脉CTA与DSA对比分析［J］.中西医结合心脑血管病杂志，2014，000（011）：1349-1350.

［4］ISHIHARA H, KANAMORI M, KAWAGUCHI Y, et al. Adjacent segment disease after anterior cervical interbody fusion［J］. The Spine Journal, 2004, 4（6）: 624-628.

［5］卢海涛，张文川，黄清海，等.药物洗脱支架治疗症状性椎动脉开口狭窄［J］.第二军医大学学报，2012，33（8）：893-896.

［6］GANTWERKER B R, BAAJ A A, MAUGHAN P H, et al. Vertebral artery injury during cervical discectomy and fusion in a patient with bilateral anomalous arteries in the disc space: case report［J］. Neurosurgery, 2010, 67（3）: E874-875.

［7］MEI Q, SUI M, XIAO W, et al. Individualized endovascular treatment of high-grade traumatic vertebral artery injury［J］. Acta neurochirurgica, 2014, 156（9）: 1781-1788.

［8］郝定均，王岩，田伟.脊柱创伤外科治疗学［M］.北京：人民卫生出版社，2011：38-46.

［9］贾宁阳，陈雄生.脊柱外科影像诊断学［M］.北京：人民卫生出版社，2013：23-38.

［10］段承祥，张火俊，生晶.脊柱疾病影像鉴别诊断［M］.北京：中国协和医科大学出版社，2009：213-281.

［11］李长文，宋建东，李停，等.脊神经后内侧支阻滞术治疗非特异性腰痛18例［J］.中国中医骨伤科杂志，2017（1）：64-65，68.

［12］杨震.危重病抢救技术［M］.北京：中国医药科技出版社，2006：770-775.

［13］曾因明，杨建平.医院麻醉科建设管理规范与操作常规［M］.2版.南京：东南大学出版社，2011：271-272.

［14］闫东，张景秀，张晶.肌肉损伤的MRI表现［J］.中国医学影像技术，2008，24（6）：811-813.

第五章　其他辅助检查

第一节　动脉 CTA 检查

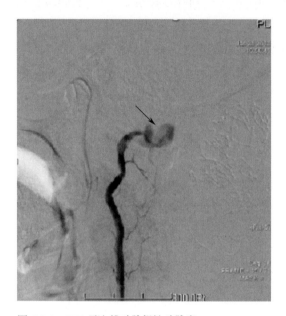

图 5-1-1　CTA 示左椎动脉假性动脉瘤

CTA 即 CT 动脉造影,通过螺旋 CT 对全身各部位动脉进行扫描后经过重建工作站把动脉重建的影像学手段。随着高端螺旋 CT 在临床的广泛应用,头颈部动脉 CT 血管成像其检查速度快、操作简便,一次性成像提供由主动脉弓到颅内血管与中枢神经系统相关的全部信息。

正常情况下血液为低密度影;一般情况下,在 X 射线影像中,高密度显示为白色,低密度显示为黑色,而透视与之相反。利用 CT 技术,静脉注入造影剂使血液对 X 射线的通透性降低,使血管在 CT 片上显示为高密度影,从而将血管与其他组织区分开来(图 5-1-1)。通过计算机进行影像重建,可以显示不同切面上的图像,便于观察病变。

（一）优点

1. 了解动脉的血流情况,以明确有无狭窄、闭塞或栓塞。

2. 了解动脉是否有假性动脉瘤或夹层,并可明确其位置、大小或分型。

3. 可明确动脉是否有血管畸形或血管瘤。

（二）缺点

1. 造影剂可能引起过敏。造影剂通常是含碘的药物,碘可引起严重的过敏反应。检查前需先做造影剂过敏性试验,对碘剂过敏的患者禁用,或用特殊的不含碘造影剂代替。

2. 肾功能不全的患者应避免做 CTA 检查,因为造影剂通常通过肾脏代谢,其可能进一步损害肾功能。

3. 在静脉注射造影剂时如果造影剂大量渗漏到皮下可能会导致皮肤损害。

4. 与其他成像方式相比,CTA 的电离辐射剂量比较大,可能增加致癌风险。

第二节　脊柱动脉 MRA 检查

磁共振可以行血管造影,即显示血管,可发现血管狭窄和闭塞的部位。

磁共振血管造影(magnetic resonance angiography, MRA)基本原理是基于饱和效应、流入增强效应、流动去相位效应。MRA 是将预饱和带置于 3D 层块的头端以饱和静脉血流,反向流动的动脉血液进入 3D 层块,因未被饱和从而产生 MR 信号。扫描时将一个较厚容积分割成多个薄层激发,减少激发容积厚度以减少流入饱和效应,且能保证扫描容积范围,获得数层相邻层面的薄层图像,使图像清晰,血管的细微结构显示更好,空间分辨力提高。

有两种方式,一种为不用经静脉注射对比剂,利用血液流动与静止的血管壁及周围组织形成对比而直接显示血管;另一种方法为高压注射器注入对比剂(为钆制剂)。MRA 已经成为 MRI 检查的常规技术之一,脑部血管的 MRA 临床应用已相当普遍。对比的同时快速 MR 成像,这类似于 CTA,称为增强 MRA(CE-MRA)。

(一)优点

1. MRA 是一种无创成像技术,没有暴露于电离辐射的危险。

2. 无需插入静脉导管进入血管即可得到许多血管和血流量的详细图像。当需要的时候,一个小的静脉导管插入手臂,没有破坏大血管的风险,它是一种微创手术。

3. MRA 过程时间大大短于一个传统的导管造影,且无需恢复期。患者可以在检查后马上回到正常的日常活动。

4. 磁共振血管造影比导管造影成本更低。

5. 即使不使用对比剂,MRA 仍可提供许多血管有益的高质量的图像,降低过敏反应的发生率,避免损伤肝肾功能,尤其适用于肝肾功能不全的患者。

(二)缺点

1. 体内留有金属物品者不宜接受 MRA。

2. 危重患者不宜做。

3. 妊娠 3 个月内者除非必须,不推荐进行 MRA 检查。

第三节　神经电生理检查

一、诱发电位的基本概念及技术

诱发电位(evoked potential, EP)是神经系统对外来感觉刺激所产生的电活动。与脑电图(EEG)所显示的大脑持续性、自发性电活动不同,每一组 EP 特征性的波形从刺激开始就与相应的刺激模式之间具有锁时关系。视觉、听觉和躯体感觉刺激均已应用于临床。某些 EP 在常规 EEG 中也可见到,例如光刺激或眼球运动诱导入波的扫描。大多数 EP 的波幅微小(<5V),因此常常部分或全部淹没在 EEG 的电活动中。直至 1951 年,Daw-son 应用摄像叠加技术,将每单个刺激诱发的感觉电位依次摄像、叠加才成功地从自发脑电活动中分离出 EP;Daw-son 又应用计算机平均技术,最终将 EP 转化为临床常规检测。

二、体感诱发电位检查的目的和临床意义

体感诱发电位可应用于脊髓损伤程度、范围、康复及预后的判断。

1. 对于脊髓损伤程度　体感诱发电位不能检出，提示脊髓完全损伤的可能性较大；而体感诱发电位表现异常，如波幅改变、波形延迟或部分缺失，则提示脊髓上传的神经纤维功能尚存在，并可根据潜伏期延迟的多少级波幅降低的程度判断脊髓损伤的严重程度，如潜伏期轻度延长、波幅稍降低，提示脊髓损伤较轻，反之则脊髓损伤严重。

2. 对于脊髓损伤的范围　体感诱发电位与脊髓供血状态有关，脊髓损伤范围越广，体感诱发电位改变越明显。

3. 对于脊髓损伤康复和预后　根据伤后早期体感诱发电位再出现的时间可大致判断脊髓功能恢复的可能性，若在脊髓损伤后可检测到体感诱发电位或者消失后早期获得恢复，均提示脊髓功能恢复良好。

第四节　肌电图检查

神经肌肉在兴奋时发生生物电的变化，将其引导出来加以放大即为肌电图（electromyogram，EMG），骨骼肌的一个运动单元是由一个前角细胞、轴突、运动终板及所支配的肌纤维构成。是随意肌最小的功能单位，其动作电位称为运动单位电位，将针点击刺入不同部位骨骼肌可以引出相对应的 EMG 表现。

一、正常肌电图

正常肌肉在完全松弛时，运动单位无活动，测不出动作电位，示波器上显示一条直线，这称为电静息。当针极插入肌肉时可见基线漂移或见时限 1~3 毫秒波幅 100μV 电位爆发（插入电位）、旋即消失，这可能是针极对肌纤维的机械刺激所引起。针极接近终板区域时可见不规则的波幅 50μV，时限 1~3 毫秒的小波，伴随有海啸样声音（称为终极噪声），有时亦可出现双相小尖波，称为终板电位，第一相为负相，波幅 250μV，时限 1~5 毫秒。

肌肉轻收缩时，可记录出单个的运动单位电位及运动单位内肌纤维电活动的总和。在同一肌肉不同部位记录出的运动单位电位可有不同的时限、波幅及波形。正常运动单位电位的时限大约为 5~15 毫秒、头面部肌肉时限短，而四肢躯干肌肉时限较长。时限还受年龄、疲劳程度、使用的电极等因素的影响，如 1 岁以内者三角肌运动单位的平均时限为 8.8 毫秒，而到 75 岁则为 15.7 毫秒。运动单位电位的波幅也因肌肉的不同、针极的位置不同，用力大小的不同而异，变动甚大。运动单位电位的波形中二、三、四相占大多数，其中二、三相的占 80% 左右，单相占 15%，五相和五相以上的多相波只占少数（图 5-4-1）。每块肌肉含数百至数千个运动单位，不同程度的用力收缩时参加收缩的运动单位数量不同，记录的运动单位募集形式亦异，肌肉轻度收缩时只有少数运动单位活动，此时记录的波型中运动单位清晰可辨。这种波型称单纯相；中度收缩时，参与活动的运动单位数目及每个运动单位的放电频率亦增加,部分运动单位电位互相重叠基线不很清晰,但仍可辨认。这种波型称混合相。大力收缩时,全部运动单位参与活动,运动单位电位密集,互相重叠,基线不能分辨,呈现干扰相。

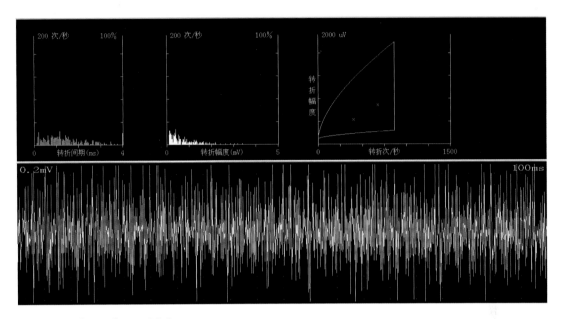

图 5-4-1　正常左胫前肌运动电位

二、异常肌电图

在神经、肌肉系统伤病中,肌电图可出现如下异常:

（一）插入电位异常

针极插入时可出现持续一段时间的由各种电位成分组成的一系列电活动,而后频率及波幅逐渐自发地衰减,这种现象称为插入电位延长。多见于失神经支配的肌肉。有一种特殊形式的插入电位延长,可在肌电图仪扬声器中听到类似摩托车起动的声音称为肌强直发放,为肌强直现象的特殊表现,常见于先天性肌强直、萎缩性肌强直、副肌强直等疾病,但亦可见于多发肌炎、进行性肌营养不良,少数周围神经损伤、运动神经元病。

（二）自发性电位

正常静息状态的肌肉无自发性放电,有病理改变的肌肉安静时也可出现各种自发电活动。纤颤电位是肌纤维的自发放电,是很有意义的病理电位。时限 <3 毫秒、波幅在 $5\sim100\mu V$ 左右,伴随着"滴答"的声音,呈双相尖波,开始为正相,继之为负相,频率 1~30 次 /s。多见于神经源性损害,少见于肌病,罕见于正常的肌肉。正锐波常与纤颤电位伴发,开始为起始较快的正相锐波,随后为一个时限很长波幅很低的负相波,音调较为粗钝。这种电位是细胞内外电流在接近点受阻的现象,见于失神经支配较久的肌肉或某些肌源性疾病。束颤

电位在形态、波幅和时限上与运动单位电位无明显差别,但发生于患者肌肉完全松弛时。束颤电位有两种。单纯束颤电位是一个运动单元的自发性动作电位,有单相、双相或三相,仅出现单纯束颤电位诊断价值小。复合束颤电位是病变运动单位所属肌纤维群不自主收缩所产生、呈多相波形,为病理性,见于慢性前角细胞病变、神经根或周围神经刺激性或压迫性损害,偶见于肌病。

（三）肌肉随意收缩时的异常肌电图

病理情况下肌肉轻收缩时,运动单位电位的时限可发生变化:神经源性损害时限延长,肌源性损害时限缩短。病理情况下运动单位电位的波幅亦可发生变化:神经源性损害波幅增高,肌源性损害波幅降低。同时亦可有波形的变化,表现为多相电位的比例增加,神经源性损害时多为群多相电位增加,肌源性损害时短棘波多相电位增多。

正常情况下,肌肉作最大收缩时的肌电图呈干状相。病理情况下,最大收缩时的肌电图大致分为两类。一类是减少型,因不能动员足够的运动单位参与兴奋,因此出现运动单位电位数量减少的现象,肌肉最大收缩时出现单纯相或混合相,甚至完全瘫痪的肌肉出现病理性电静息。减少型常见于神经源性损害。另一类是病理干扰相表现为高频率放电、波形琐碎,同时伴有波幅降低,图形密集的程度与肌力极不平行。

三、肌电图检查的目的和临床意义

可以借助肌电图区分神经源性损害和肌源性损害。运动神经元疾病,如进行性脊髓性肌萎缩、肌萎缩侧索硬化、脊髓灰质炎后遗症均可呈现典型的神经源性损害的表现:束颤电位明显,可见纤颤电位、正锐波,运动单位电位时限延长波幅增高,多相电位增多大力收缩呈减少型,运动神经传导速度正常或稍减慢,感觉神经传导速度正常。

脊髓损伤患者,损伤节段以下周围神经传导异常。其中,运动传导异常多见,主要表现为单纯复合肌肉动作电位缺失、波幅降低,提示脊髓损伤后运动神经以轴索性损害为主;感觉传导异常表现较少,主要表现为感觉神经传导速度降低、波幅降低,提示脊髓损伤后双下肢运动神经较感觉神经更易受累。而且胸腰段脊髓损伤患者下肢神经传导异常比例显著高于颈段,提示损伤平面对下肢周围神经功能具有一定影响。脊髓损伤后远端脊髓前角运动神经元失去皮质中枢的营养传递,会发生变性和坏死,进而造成运动神经纤维发生轴索性损害及肌肉出现自发肌电活动。

神经损伤后,肌电图主要表现为神经支配肌肉的失神经改变:典型特征为出现纤颤电位和正相电位,运动单位电位的减少。比如臂丛神经可分为根、干、束三级水平,干分上干、中干、下干,束分外侧束、内侧束和后束。根性损害时,其支配大部分肌肉尤其颈椎椎旁肌、前锯肌有失神经改变,神经传导无明显变化;上干受累损伤腋神经、肌皮神经、肩胛下神经及相应的肌肉。中干受累,影响桡神经及支配肌肉,下干受累损害尺神经及支配肌肉;外侧束受累损害肌皮神经和正中神经及它们所支配的肌肉;内侧束受累损害尺神经和正中神经及所支配的肌肉；后束受累损害腋神经、桡神经及所支配的肌肉。根据肌电检查结果神经肌肉受累范围即可判定受伤部位。

（沈慧勇　梅伟　张力　张哲明）

参 考 文 献

［1］刘名顺.体感诱发电位与体感诱发电位地形图及其临床应用［J］.现代电生理学杂志,2012,19（1）：38-44.

［2］倪淑芹,杜伟,孙东绣,等.皮层体感诱发电位与脊髓型颈椎病患者脊髓功能相关性［J］.脊柱外科杂志,2016（1）：44-47.

［3］王红星,陈文红,顾绍钦,等.脊髓损伤患者双下肢神经肌肉的电生理特征［J］.中国康复医学杂志,2011,26（6）：513-517.

［4］刘惠哲,王彦存,马小梅,等.肌电图对外伤性臂丛神经损伤的诊断价值［J］.河北职工医学院学报,2002,19（4）：15.

第 三 篇

脊柱训练伤

● 第六章　概论

● 第七章　颈椎训练伤

● 第八章　胸椎训练伤

● 第九章　胸腰椎训练伤

● 第十章　腰椎训练伤

● 第十一章　骶尾椎训练伤

● 第十二章　脊髓损伤

第六章 概 论

第一节 脊柱训练伤研究现状、危险因素和流行病学

一、研究现状

以往关于军事训练伤的研究多侧重于四肢训练伤,关于军事训练致脊柱损伤的专项调查相对较少。国外相关报道指出军事训练致脊柱损伤发生率为3.9%~13%,美陆军报道基础训练期间脊柱损伤发生率男性6.5%,女性则高达13%,澳大利亚军队发生率为6.9%。近年我军对军事训练致脊柱损伤的报道多见于单病种或某一时段、地区或兵种的零散报道,缺乏大数据的调查和报道。

脊柱训练伤是指因训练直接导致脊柱骨骼系统及附属软组织的急、慢性损伤或病理改变。脊柱是人体躯干的主要承重部位且活动度大,故在军事训练中较易受伤,且受伤后治疗周期长,恢复慢,容易留有后遗症,对伤员的身体健康和部队战斗力的提升造成一定影响。脊柱损伤的类型在海、陆、空三军均以急性软组织损伤为主,发病具有一定的规律,往往发生在某些训练项目和特定动作练习中,且其中大部分损伤是可以避免的,故军事训练中的脊柱损伤更应提倡以预防为主。

近年来,随着部队军事训练内容、方式及强度的变化,军事训练伤已成为部队常见伤病,并成为训练减员和平时致残的主要因素,特别是军事训练致脊柱损伤有增多趋势。有统计显示,近年来脊柱损伤占军事训练伤住院总数的41%。脊柱军事训练伤逐渐增多,且容易误诊、漏诊及延迟诊断,直接影响伤员的生活质量和部队的战斗力。

目前,脊柱损伤的诊断主要还是依靠病史、症状、体征及辅助检查等。绝大部分伤员有明确的脊柱损伤病史,少部分伤员则是在长期的训练中累积发生的疲劳性损伤。对于单纯的软组织训练伤多采用物理治疗、针灸、封闭等保守治疗,伴有骨性损伤或脊髓病变等多采用手术治疗。

二、危险因素

(一)内在因素

1. **性别** 据报道,女军人脊柱骨骼肌肉系统损伤发生率是男军人的2~3倍,过劳性损伤的发生率是男军人的4~5倍,这可能是女军人与男军人进行同等强度的训练所致。当然,女性某些特殊因素的影响也很显著。针对美军女兵的调查发现,影响骨质疏松的因素(种族、闭经、吸烟等)对脊柱骨折的发生率影响较大。

2. **体重** 肥胖会显著增加脊柱在训练中的负荷,增加脊柱损伤的发生率。有研究表明,体重指数较高的军人发生脊柱训练伤的可能性更大。

3. 骨密度　反映骨的坚实程度,骨密度越低,骨质越疏松,发生骨折的倾向越大。

4. 心理因素　脊柱训练伤与训练主体心态稳定与否有很大关系。非稳定型心态多表现为恐惧、紧张、焦虑,注意力不集中及缺乏自信等。训练时不但影响动作协调性,还影响机体的保护性条件反射,从而导致训练伤的发生。

（二）外在因素

1. 疲劳或带伤训练　疲劳过度可使运动功能下降、兴奋性不高、注意力不集中等。另外,带伤训练会部分丧失已建立的动力定型和速度、灵活性等,极易发生损伤。

2. 组织管理不科学　一是准备活动不足,未做准备活动或准备活动不充分;二是局部负荷量过大,练习内容过于单调,反复刺激某一个部位,超过了局部生理负荷;三是训练环境不良,如雨雪后跑道场地湿滑、雾天能见度低、气温过高或过低等;四是训练强度、训练时间或训练频度等安排不科学,如新兵入伍前少有接触器械体操,专项素质普遍较差,此时不恰当的训练安排极易导致训练伤的发生。

3. 兵种差异　不同兵种对军事训练的要求及方法均有差别,导致训练伤种类差异较大。如现代军事飞行员新装备较多,头盔瞄准具和夜视仪等明显增加了头盔重量,使得作用于颈部的载荷显著增加,如果头颈部位置不正确,极易造成颈部损伤。

三、流行病学

2005 年我国对海、陆、空军伤员 30 051 例进行专项军事训练致脊柱损伤调查分析发现军事训练致脊柱损伤发生率 6.3%,其中软组织损伤 83.8%,骨关节损伤 3.2%,脊柱退变性疾患 13.0%;陆军训练伤致脊柱损伤发生率明显高于海、空军,这是由于陆军训练偏重于力量、速度及耐力的提高,且训练时间长,训练强度高,从不同军事训练科目致脊柱损伤例数分布来看,常见的训练科目有 400m 障碍、器械、战术、越野及长跑、驾驶、飞行等,其中前三位是主要致伤科目。

2017 年一项脊柱军事训练伤的流行病学调查显示,军龄 2 年以下者软组织损伤发生率显著高于 3 年以上军龄者,因此新兵应作为脊柱军训伤的重点防护人群;较少进行体育锻炼者发生脊柱训练伤的例数,是经常进行体育锻炼者的 2 倍,尤其是骨关节损伤例数的差异更为显著。

第二节　脊柱训练伤分类

参照《中国人民解放军军事训练伤诊断分类标准》,一般将脊柱训练伤分为三大类:

1. 软组织损伤　包括皮肤损伤、肌肉肌腱损伤、神经血管损伤等。

2. 骨关节损伤　包括急性脊柱骨折、疲劳性骨折、脊柱关节脱位等。

3. 脊柱退变性疾患　包括腰椎间盘突出症、颈椎病、腰椎管狭窄症等。

第三节　脊柱训练伤治疗原则

一、现场救护

现场救护是指在发生损伤的地点对伤者实施紧急救治和处理,并为向医院运送做好准备。现场救护正确与否直接关系到伤者的生命安全及后续治疗的效果。严重的脊柱训练伤常合并脊髓伤,表现为不同程度的瘫痪,甚至出现呼吸功能障碍而危及生命。因此对疑似脊柱损伤者,均应按照脊柱损伤的原则处理。

现场救护措施如下:

1. 迅速将伤者撤离现场,避免重复损伤或加重损伤。脊柱制动,一般采用临时固定器材或支具。

2. 颈椎损伤者应注意保持呼吸道通畅,如通气功能障碍明显则现场行紧急气管切开,必要时采用器械辅助呼吸,机械通气以经口气管插管为佳。气管切开在其他方法无法保持呼吸道通畅,而呼吸窘迫威胁伤者生命时才应用。

3. 搬运要求

（1）平行搬运法:搬动伤员时至少需要三人,保持脊柱轴线稳定,平抬平放,避免脊柱扭曲和转动（图6-3-1）。

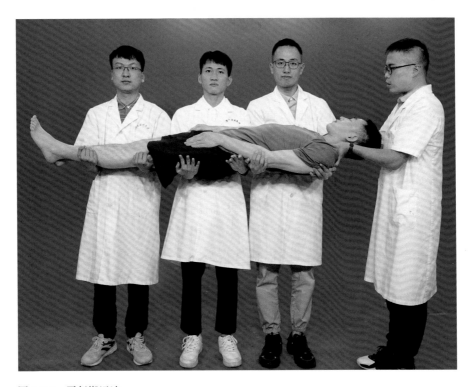

图 6-3-1　平行搬运法

（2）使用无弹性担架或硬板，保持头略低位，避免颈椎过伸过屈（图 6-3-2）。

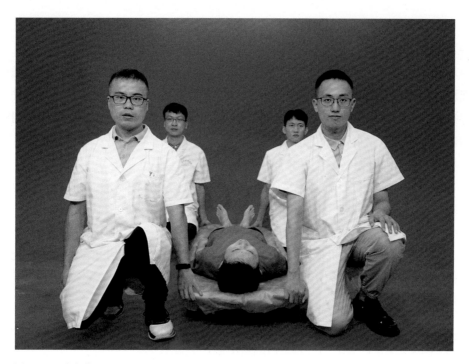

图 6-3-2　木板搬运法

（3）运输途中尽可能避免颠簸，并注意观察生命体征，保持呼吸道及输液管道通畅，注意保暖，但应避免用热水热敷以免烫伤，防止压疮，每 1~2 小时翻身一次。伤者运输应根据道路和运输工具的具体条件进行选择，事故现场没有应急搬运物资时，也可借用配枪等硬性物件行"枪绑搬运"法。长距离运输以直升机最为便捷。

二、急诊室救治

1. 伤者到达急诊室时应迅速进行简要的全身检查，确定是否有休克及其他重要脏器损伤；有无其他部位骨关节损伤。首先处理危及生命的合并伤，待生命状况稳定后初步确定脊柱损伤部位和损伤的严重程度以及是否合并脊髓损伤。

2. 如果伤员在现场或输送途中未得到确实固定，到达急诊室后应立即采取制动措施，颈椎损伤除支具固定外，牵引也是有效的制动方法。

3. 保持呼吸道通畅，必要时吸氧或行机械辅助呼吸。

4. 建立静脉通道，根据伤情输液，必要时输血。如合并脊髓损伤可适当使用激素和利尿剂脱水，以减轻脊髓水肿。

5. 经初步处理病情稳定后可行 X 线摄片、CT 或 MRI 等检查。危重伤者必须有医护人员陪同，特殊体位摄片需有医师协助，防止发生意外。

6. 脊柱损伤诊断明确,又无其他需要紧急处理的合并伤时,伤者可转入医院进一步治疗。

（林斌　许卫红　刘文革　胡晓阳）

参 考 文 献

［1］宁志杰,吴复元.软组织训练伤——早期诊断与无创疗法［M］.北京:军事医学科学出版社,2003:129-130.

［2］罗正云,王孝斌,尹晓波.军事训练致脊柱训练伤原因及预防［J］.西南军医,2009,11（4）:701.

［3］鲍圣德,张远征,王贵怀,等.脊柱脊髓损伤患者的现场急救与运送［J］.中华神经外科杂志,2008,24（6）:407-408.

［4］张进军.颈椎损伤的现场救治［J］.创伤外科杂志,2013（5）:101-103.

［5］荆兴泉,杨双石,刘竞龙.脊柱军事训练伤的研究进展［J］.人民军医,2006,49（12）:690-692.

［6］岳欣,戴冬梅,于剡,等.近5年某军队医院军事训练伤伤病员住院病例分析［J］.中国矫形外科杂志,2019,27（12）:1088-1092.

［7］罗军,杨双石,荆兴泉,等.军事训练致脊柱损伤健康教育效果分析［J］.人民军医,2007,50（10）:587-588.

［8］杨双石,荆兴泉,刘竞龙,等.军事训练致脊柱损伤流行病学调查［J］.人民军医,2007,50（10）:8-9.

［9］荆兴泉,杨双石.开展健康教育后脊柱军事训练伤的流行病学变化［J］.华南国防医学杂志,2013（12）:903-904.

［10］程昌志,赵东海,吴风富,等.某体系部队医院175名伤员脊柱四肢评残资料分析［J］.西南军医,2013,15（5）:541-542.

［11］李海鹏.训练伤流行病学调查与治疗的相关研究［D］.中国人民解放军军医进修学院,2007.

［12］王明新.竞技体育中颈椎损伤的急救处理［J］.中国急救复苏与灾害医学杂志,2007,2（8）:503-504.

第七章　颈椎训练伤

第一节　颈椎常见软组织训练伤

颈椎软组织训练伤指的是颈部的肌肉、筋膜、韧带、关节囊等软组织在训练过程中受到过度牵拉造成的损伤,属脊柱训练伤常见病。主要包括胸锁乳突肌损伤、斜方肌损伤、肩胛提肌损伤、头夹肌损伤、颈肌筋膜炎、颈棘间韧带及项韧带损伤、颈椎小关节紊乱综合征等,此类训练伤在5~10km长距离重装越野、单双杠、投掷训练、射击训练及灾害救援中最为常见。临床上很少出现单一的肌肉或者韧带损伤,往往是多块肌肉或者韧带的联合损伤,现将损伤简述如下。

一、胸锁乳突肌损伤

（一）病因及损伤机制

胸锁乳突肌损伤是指由于军事训练时长时间的头颈姿势不良,比如错误的站姿、军姿,或头颈部剧烈扭伤、直接撞击伤等导致头颈部一侧或双侧疼痛,颈部活动受限的系列临床表现,分急性和慢性损伤。

其损伤机制主要有以下几个方面:

1. 在日常训练过程中,急性暴力转头或受外力撞击致肌肉局部红肿充血,影响了该肌肉的血供和代谢,局部渗出物不能及时被代谢清除,致代谢产物堆积,形成水肿,刺激神经末梢而骤然发病。

2. 训练时长时间的头颈姿势不良,长期偏头姿势下的训练或工作产生的积累性损伤。

3. 野外扎营训练,夜间露宿,睡姿不良,加上颈部受寒冷刺激,导致胸锁乳突肌疲劳性损伤。

（二）解剖特点

胸锁乳突肌起自胸骨体和锁骨胸骨端,止于乳突及枕骨上项线的外侧半。一侧收缩使头向同侧侧屈,同时转向对侧,两侧同时收缩使头后仰,并且具有提胸廓助深吸气的作用。受副神经、颈神经前支（C_2~C_3）支配。在胸锁乳突肌的浅面,由下而上,可见颈外静脉充盈于皮下。在胸锁乳突肌的深面及内侧有颈动脉鞘,鞘内有颈总动脉和颈内动脉（内侧）及颈内静脉（外侧）、迷走神经（后方）。在此胸锁乳突肌前缘向后扪之可清楚触到颈动脉搏动（图7-1-1）。

（三）临床表现

1. 症状　颈部酸痛不适,活动受限,疼痛轻者,颈部活动受限,以旋转受限为主;疼痛重者,脊柱屈伸受限,颈项强直,颈肩部疼痛严重,头偏向患侧。

2. 体征　胸锁乳突肌走行区域按压痛,肌腹部呈痉挛状态,患侧肌肉的起止点和肌腹可扪及条索状痛性结节。

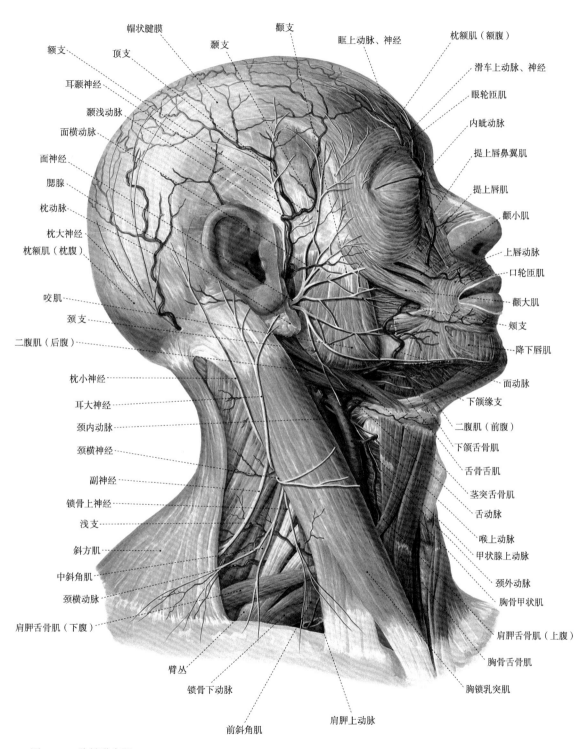

帽状腱膜

额支

顶支

耳颞神经

颞浅动脉

面横动脉

面神经

腮腺

枕动脉

枕大神经

枕额肌（枕腹）

咬肌

颈支

二腹肌（后腹）

枕小神经

耳大神经

颈内动脉

颈横神经

副神经

锁骨上神经

浅支

斜方肌

中斜角肌

颈横动脉

肩胛舌骨肌（下腹）

臂丛

锁骨下动脉

前斜角肌

肩胛上动脉

颞支

眶上动脉、神经

枕额肌（额腹）

滑车上动脉、神经

眼轮匝肌

内眦动脉

提上唇鼻翼肌

提上唇肌

颧小肌

上唇动脉

口轮匝肌

颧大肌

颊支

降下唇肌

面动脉

下颌缘支

二腹肌（前腹）

下颌舌骨肌

舌骨舌肌

茎突舌骨肌

舌动脉

喉上动脉

甲状腺上动脉

颈外动脉

胸骨甲状肌

肩胛舌骨肌（上腹）

胸骨舌骨肌

胸锁乳突肌

图 7-1-1 胸锁乳突肌

（四）辅助检查

X 线片检查表现为基本正常或颈椎有侧弯改变。

（五）诊断

1. 长时间转头训练史或其他慢性训练伤或劳损史。

2. 症状和体征　疼痛轻者,颈部活动受限,以旋转受限为主;疼痛重者,脊柱屈伸受限,颈项强直,颈肩部疼痛严重,头偏向患侧。患侧肌肉的起止点和肌腹可扪及条索状痛性结节,患侧胸锁乳突肌抗阻收缩时疼痛。

3. X 线　基本正常或颈椎生理曲度有改变。

（六）治疗

1. 治疗原则　以保守治疗为主。

2. 一般治疗　颈部牵引、制动及热敷,缓解胸锁乳突肌痉挛。

3. 药物治疗　口服非甾体类消炎镇痛药为主,如塞来昔布胶囊,双氯芬酸钠缓释片等;症状严重者可加服肌肉松弛药,如盐酸乙哌立松片;局部痛点封闭:起止点压痛处可考虑采用局部痛点封闭治疗,可以有效减轻局部无菌性炎症,缓解疼痛症状。

4. 理疗　手法治疗,仰卧拉伸胸锁乳突肌,这种牵伸方法用于改善头颈部的旋转;针刀松解等。

（七）预后及预防

1. 预后　胸锁乳突肌损伤若及时干预治疗,一般预后良好,无明显后遗症。

2. 预防　训练前应先做好热身活动,训练中若存在长时间转头时要注意适当地进行颈部肌肉的拉伸放松训练,避免颈部肌肉长时间处于僵硬状态,制订良好合理的训练计划,训练及休息过程中应注意颈部保暖。

二、斜方肌损伤

（一）病因及损伤机制

斜方肌覆盖了颈肩后部,因颈部活动幅度较大,频率较高,故斜方肌上段损伤较多,常伴有肩胛提肌和头夹肌的损伤,临床主要表现为颈肩部疼痛。其损伤机制主要有以下几个方面:

1. 挥鞭式损伤　如官兵驾驶汽车过程中急刹车,伤员的头颈突然前后摆动,以及训练时外力的暴力撞击、摔伤等都可使斜方肌颈段拉伤出现疼痛。再者,长时间驾驶的官兵,由于手臂一直保持类似圆肩的姿势,会使斜方肌容易发生损伤,引起疼痛。

2. 军事训练中肩部长期负重　如歪头斜肩扛物资,常超出肌肉承受力,反复提拉重物,或者长时间低头伏案工作,肌肉附着点或附在肋骨上的肌肉纤维长时间保持在紧张状态或被反复牵拉,出现斜方肌的纤维增生、粘连,甚至钙化而引起的损伤。

（二）解剖特点

斜方肌为位于项区与胸背区上部的三角形的扁阔肌,于后正中线两侧左右各一块。斜方肌起自上项线、枕外隆凸、项韧带及全部胸椎的棘突,肌纤维向两侧移行止于锁骨外侧份、肩峰及肩胛冈处。斜方肌上部肌束收缩时可使肩胛骨外旋;下部肌束收缩时可使肩胛骨下移;整体收缩时可使肩胛向脊柱靠拢。当肩胛骨固定时,两侧斜方肌收缩可使头后仰;一侧斜方肌收缩可使颈部屈向同侧。斜方肌主要由副神经支配,按其不同功能与解剖部位可分为三组,即上斜方肌、中斜方肌、下斜方肌(图7-1-2)。

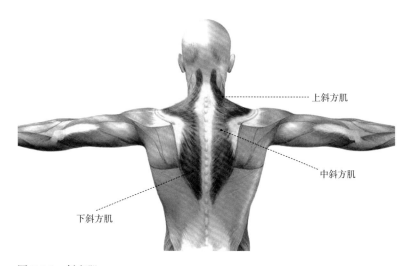

图 7-1-2 斜方肌

（三）临床表现

1. 症状　多为缓慢发病,以单侧损伤多见,患侧颈、肩、背部酸痛,活动颈部时患处有牵拉感,上斜方肌损伤时,受损侧肩部无法承受重量,无法挎重物。颈项部酸痛、僵硬,向患侧做后仰活动疼痛减轻,肩胛骨之间可有灼热感。

2. 体征　斜方肌止点肩峰处疼痛或压痛。按压、捶打斜方肌肌腹处有舒适感并可缓解症状。重者低头、旋颈等活动障碍。当下斜方肌损伤,肌力弱化导致肩胛骨往前下方倾斜,而胸小肌则适应性缩短,伤员会出现"圆肩"畸形。

（四）辅助检查

X 线片检查一般无明显异常。

（五）诊断

1. 可有外伤史　多为挥鞭式损伤或其他慢性劳损史。

2. 症状和体征　颈肩背部酸胀不适沉重感,伤员头部略向患侧偏歪。严重者,颈部活动受限,伤侧肩部疼痛,无法承受负重。固定患肩,向健侧旋转伤员头颈部可引起疼痛,颈根部和肩峰之间及肩胛冈上下缘可触及条索状物,压之酸胀或疼痛,可牵及患肩和患侧头枕部。可有"圆肩"畸形,斜方肌损伤后可出现一个或多个触痛点,常见有四个触痛点,第一触痛点位于枕骨下,上项线,可牵涉太阳穴,颞部和下颌角、颈外侧部。第二触痛点位于肩峰。

第三触痛点位于肩胛骨内上角和肩胛冈上。第四触痛点位于肩胛骨内侧缘到胸椎之间。按压触痛点可诱发疼痛,或疼痛加剧。

3. X 线片检查　颈部骨性结构一般无明显异常。

（六）治疗

斜方肌损伤治疗原则以保守治疗为主。

1. 一般治疗　制动休息。

2. 药物治疗　外用药,如云南白药气雾剂、麝香理通喷雾剂等。口服非甾体类消炎镇痛药,如双氯芬酸钠缓释片、塞来昔布胶囊、艾瑞昔布片等,症状严重者可加服肌肉松弛药,如盐酸乙哌立松片。如压痛点缩小而集中固定时,可考虑采用局部痛点封闭治疗,可以有效减轻局部无菌性炎症,缓解疼痛症状。

3. 理疗　手法推拿、红外线照射和针灸等。

（七）预后及预防

1. 预后　对症处理及手法推拿、针灸等疗效满意,预后较好。

2. 预防　训练过程中应注意避免挥鞭式损伤的发生,如训练强度过大,动作危险程度较高时应做好防护工作。不宜长时间保持一个姿势不变,尤以歪头斜颈负重活动时。斜方肌的强化训练也是预防该肌肉损伤的有效方法。

三、肩胛提肌损伤

（一）病因及损伤机制

肩胛提肌起于 $C_1\sim C_4$ 横突后结节,止于肩胛骨脊柱缘内侧角的上部,连接颈椎和肩胛骨,因此任何颈椎和肩胛骨之间不协调的动作都可能导致该肌肉的损伤,单独的肩胛提肌损伤比较少见,常常合并支配肩胛骨肌群的损伤,如斜方肌,菱形肌的损伤等。

肩胛提肌的损伤机制,可分为急性与慢性损伤。在军事训练伤中,以急性损伤为主。

1. 急性损伤　军事训练过程中突然性的动作带来的急性损伤,比如伤员肩上重物突然加重,肩胛骨突然下沉,肩胛提肌反应性的强烈收缩而导致损伤;再比如上肢突然过度后伸,使肩胛骨上提和向内上方旋转,肩胛提肌突然强烈收缩,由于肩胛骨受到多块肌肉不同方向的制约,使肩胛骨与肩胛提肌不能同步运动,而造成肩胛骨脊柱缘的内上角肩胛提肌附着处的损伤。

2. 慢性损伤　长期的负重训练,肩部和背部长时间携带重物,肩胛提肌长期受牵拉;或者训练需要,长时间的站姿,军姿的保持等,造成肩胛提肌长时间处于紧张状态,也是该肌肉慢性损伤的主要原因。

（二）解剖特点

肩胛提肌位于颈项两侧,肌肉上部位于胸锁乳突肌深面,下部位于斜方肌的深面,为一对带状长肌,起自 $C_1\sim C_4$ 横突,肌纤维斜向后下稍外方,止于肩胛骨上角和肩胛骨脊柱缘的上部。有上提肩胛骨并使肩胛骨下回旋的作用,如止点固定,一侧肌收缩可使颈屈向同侧,头亦转向同侧。由肩胛背神经（C_3~C_5节段）支配。

（三）临床表现

1. 症状　颈肩背部疼痛不适,急性期疼痛剧烈。慢性期患侧肩胛骨内上方和颈部肌肉常有僵硬感。严重者伤员常因肩痛不能持续保持坐姿,常需手托下颌或手掌抵额头,方能缓解症状。

2. 体征　颈椎活动受限,耸肩困难,可有抬肩畸形,疼痛可沿受损肌肉方向放射。

（四）辅助检查

X线片检查一般无阳性发现,个别可出现代偿性侧弯,但可排除颈椎、肩胛骨骨折等。

（五）诊断

1. 可有明确的训练伤病史　如肩部突然负重或肩上重物突然增加导致肩背部突发疼痛;也可有肩背部长时间、长期负重史。

2. 症状和体征　头颈肩疼痛、酸胀感、沉重感、头颈活动受限,症状反复发作,头颈不能长时间保持一种姿势。严重者常需手托下颌或掌抵额头以减轻头部重量。肩胛骨内上角有明显压痛,并可触及结节或条索。肩胛提肌抗阻实验阳性,即让伤员尽力后伸患侧上肢,上提并内旋肩胛骨,可使疼痛加剧,或无法完成此动作。

3. X线片检查　一般无阳性发现,个别可见颈椎为了减轻疼痛而出现代偿性的侧弯。

（六）治疗

治疗原则同周围的肌肉损伤一样,以保守治疗为主。

1. 一般治疗　急性期颈椎及肩部制动为主,可适当外展肩关节,使得肩胛骨上移,放松肩胛提肌。

2. 药物治疗　如果肩胛提肌损伤的疼痛较重,可口服非甾体类消炎镇痛药如塞来昔布胶囊、芬必得等,对于慢性损伤伤员,症状反复发作者,可适当加用肌肉松弛药。如压痛点缩小而集中固定时,可考虑采用局部痛点封闭治疗,可以有效减轻局部无菌性炎症,缓解疼痛症状。

3. 理疗　热敷,用热水袋或热毛巾敷在疼痛处,缓解疼痛。按摩、拉伸方法,可以较好地降低肌肉紧张度,使肌肉得到松弛,还可促进血液循环,减轻肌肉疼痛等。

（七）预后及预防

1. 预后　经药物、痛点封闭、按摩或热敷等治疗后,一般预后良好。

2. 预防　训练前应先做好热身活动,避免肌肉过度紧张;动作应缓和,循序渐进,避免突然发力;对于新兵或者肌肉力量较弱者,不能盲目过度训练,急于求成,可通过不同的肌肉力量训练、适当的负荷强度科学训练提高成绩。

四、头夹肌损伤

（一）病因及损伤机制

头夹肌损伤是常见的颈部训练损伤,肩部经常负重的官兵易患此病,因为C_7是颈胸交界部位,头颈部的活动以 T_1 为支点,而 T_1 椎体本身活动幅度小,因此头颈部频繁地大幅度活动时,C_7 棘突部是应力集中的地方,从而大幅度的活动,如经常挑担子或负重的官兵,容易使得头夹肌的 C_7 附着点出现急、慢性损伤。长期保持头颈屈曲位时,头夹肌一直处于紧张状态,日久可在肌肉的起止点出现细小的撕裂损伤,而当头夹肌的附着点处损伤后,头颈部在其他肌肉的作用下,还在勉强地左右转动、后仰,已损伤的头夹肌无法得到充分的修复,修复过程中又继续损伤,因而损伤点的瘢痕组织较大较厚,病程迁延。

（二）解剖特点

头夹肌是项部的浅层肌,位于斜方肌和菱形肌之下,骶棘肌之上,是颈项部主要的伸肌。头夹肌起于上部胸椎和 C_7 棘突、项韧带,斜向外上止于枕骨上项线骨面。它的作用是单侧肌肉收缩使头转向同侧,两侧肌肉同时收缩可使头后仰。头夹肌由脊神经后支（ C_1~C_3 ）支配。

（三）临床表现

1. 症状　患侧枕骨缘的上项线或 C_7 棘突处疼痛,颈项部有僵硬感,热敷可使颈项部松弛,但附着处疼痛始终存在。

2. 体征　转头或仰头受限,负重时症状明显,以疼痛加重为主要表现。

（四）辅助检查

颈部 X 线片检查一般颈椎骨质未见异常,或仅有颈椎生理曲度变直,对于病程反复者可行颈椎 MRI 检查,排除其他疾病。

（五）诊断

1. 常有长时间的头颈部频繁的大幅度训练活动病史,长时间的肩部负重训练史。

2. 症状和体征　C_7 棘突周围软组织肿胀疼痛或变肥厚,头项部僵硬疼痛或枕骨上项线单侧或双侧有压痛,C_7 棘突压痛明显。

3. 颈部 X 线片检查可排除颈椎骨折,必要时行颈椎 MRI 检查。

（六）治疗

治疗原则主要以保守治疗为主。

1. 一般治疗　以制动休息为主。

2. 药物治疗　如果头夹肌损伤的疼痛较重,可口服非甾体类消炎镇痛药如塞来昔布胶囊、芬必得等,对于慢性损伤伤员,症状反复者,可适当加用肌肉松弛药。如压痛点缩小而集中固定时,可考虑采用局部痛点封闭治疗,可以有效减轻局部无菌性炎症,缓解疼痛症状。

3. 理疗、康复治疗　针灸治疗,可取 C_3~T_3 旁的颈僵硬疼痛部位,一天一次,一周为一个疗程;推拿治疗。

4. 针刀治疗。

（七）预后及预防

1. 预后　经药物、针灸、推拿等治疗后,一般预后良好,无明显后遗症。

2. 预防　在日常训练或伏案劳作中应避免长时间保持颈部同一姿势（尤其是屈曲位）,

避免长时间单侧肩部负重,避免头夹肌呈过度紧张状态。

五、颈肌筋膜炎

（一）病因及损伤机制

颈肌筋膜炎是颈部筋膜、肌肉等软组织的无菌性炎症,分为外伤性肌筋膜炎（急性筋膜炎）和劳损积累性肌筋膜炎（慢性筋膜炎）,后者与长期的颈部姿势不良密切相关,在军事训练方面,颈部肌肉的收缩不协调,肌肉失衡、肌肉的直接暴力打击、外伤导致官兵出现的颈部肌筋膜炎往往是外伤性肌筋膜炎。其损伤机制目前主要考虑有以下三个方面:

1. 颈项部肌肉的慢性劳损　头颈项部长期固定一种姿势训练,比如列队训练,训练时间往往比较长,训练强度大,容易出现肌筋膜炎。另外由于兵种的特殊性,有些兵种需要长时间地低头伏案工作,也是导致颈项部筋膜炎的主要原因。

2. 野外训练时,环境的寒冷、潮湿可使颈项部筋膜肌肉内的血管收缩,微循环障碍而形成颈项局部的纤维组织炎症,这也是颈项部筋膜炎的原因之一。

3. 训练时,颈项部肌肉的不协调收缩,或者颈项部肌肉的直接外伤导致肌纤维断裂,肌筋膜撕裂,这些则是外伤性肌筋膜炎的主要原因。

（二）解剖特点

颈肌筋膜有浅层和深层,围绕颈部诸肌群,并在血管神经周围形成纤维鞘,各处厚薄不一。浅层称作封套筋膜,后方附于项韧带及第七颈椎棘突,前方两侧融合,上方附于枕骨上项线乳突,下方附于肩峰、锁骨、胸骨柄,浅层外接真皮,深部向组织内延伸,有气管前筋膜,椎体前筋膜,颈动脉鞘,分别覆被各肌肉、血管、神经等组织器官。

（三）临床表现

1. 症状　疼痛多局限于项部,两侧为重,晨起明显,活动后减轻,阴雨天时加重。其痛深在,以持续性酸胀疼痛为特点,严重时伴有头痛,肩、背痛。

2. 体征　急性期局部压痛明显,且痛点较为固定。慢性期可出现多处明确压痛点,有时在肌肉起、止点可触及大小不等的结节,疼痛呈酸痛样。颈部活动受限,自觉项部僵硬、紧束或沉重感,活动不灵活,早晨起床时明显,活动后减轻,过度活动后加重。

（四）辅助检查

X线片检查往往无阳性表现,严重者可显示颈椎生理曲线消失。

（五）诊断

1. 颈部肌肉扭、挫伤史,长期颈椎姿势不良、长期的形体训练等病史。

2. 症状和体征　慢性筋膜炎,颈部弥漫性酸痛,晨起痛,日间轻,傍晚加重,病程迁延,易复发,天气转凉时酸痛加重。急性筋膜炎颈部疼痛部位相对固定,疼痛剧烈,可为刺痛,放射痛。不管急性期或慢性期颈部酸痛一般都不伴有上肢的神经症状。查体时可发现颈部肌肉紧张、痉挛、隆起、僵硬。压痛点常在肌肉起止点附近,压痛点深部可摸到痛性硬结或痛性肌索。

3. X线片常无阳性表现,严重者颈椎生理曲度消失。

（六）治疗

本病治疗原则主要为对症、保守治疗。

1. 一般治疗　急性期应给予颈椎制动处理。

2. 药物治疗　如果颈肌筋膜的疼痛较重，可口服非甾体类消炎镇痛药如塞来昔布胶囊、芬必得等，对于慢性损伤伤员，症状反复者，可适当加用肌肉松弛药。如压痛点缩小而集中固定时，可采用局部痛点封闭治疗，可以有效减轻局部无菌性炎症，缓解疼痛症状。

3. 理疗，康复治疗　手法推拿，对于急性期冷敷，对于慢性期伤员进行热敷治疗，红外线照射等。

（七）预后及预防

1. 预后　手法推拿、中药外敷、针灸等疗效满意，预后较好。

2. 预防　日常训练时，要保持正确的姿势，不要使颈部过伸、过屈，适当休息等，并加强颈部肌肉锻炼。

六、颈棘上韧带、项韧带及棘间韧带损伤

（一）病因及损伤机制

颈棘上韧带、项韧带及棘间韧带损伤分急性损伤和慢性积累性损伤。在军事训练中，任何可以引起头部或颈椎过度屈曲的因素都可以成为上述韧带损伤的病因。

1. 训练时发生暴力性过度颈椎屈曲，而超出肌肉和项韧带的保护作用时，则可引起棘上韧带、项韧带及棘间韧带损伤，部分或完全断裂，甚至合并骨关节骨折脱位。

2. "挥鞭"损伤，常见于车辆在高速行驶中突然刹车，在惯性冲力下伤员在瞬间发生屈曲性颈部损伤，致使棘间韧带、棘上韧带、项韧带等断裂，甚至发生颈椎脱位或半脱位。

3. 头颈部前屈过久，颈后方棘上、棘间韧带、项韧带等所承担的重力增大，韧带长期处于拉长的紧张状态、负担过重，日久出现组织充血、肿胀、炎症渗出、退行性变化及粘连等造成慢性积累性损伤，另外急性损伤后未正规治疗，也可转变成慢性的损伤。

（二）解剖特点

$C_2 \sim C_6$ 棘突尖部为分叉状，并较长而易于在皮下扣及。各棘突尖由棘上韧带联系，而在棘突尖与椎板之间的棘突骨质，由棘间韧带联系。棘上韧带甚为坚强，而棘间韧带较弱。整个棘上韧带是起自枕外隆凸，终于骶中嵴。项韧带在颈项部（枕外隆凸至 C_7）最为坚强，为呈三角形的弹性膜状韧带组织，并在中线移行于棘上韧带，后缘有斜方肌附着（图7-1-3）。

（三）临床表现

1. 症状　急性期，伤后即刻出现颈椎后方疼痛，严重时可呈刀割样疼痛，强迫颈椎伸直位，不敢向前屈曲，咳嗽、喷嚏时颈部震动可诱发或加重疼痛。伤员双手可不自主托住下颌，以增加颈椎稳定，减轻疼痛。

2. 体征　棘突与棘间有明显疼痛感，定位明显，头颈活动受限，颈椎或头部前屈或旋转活动时疼痛加剧。

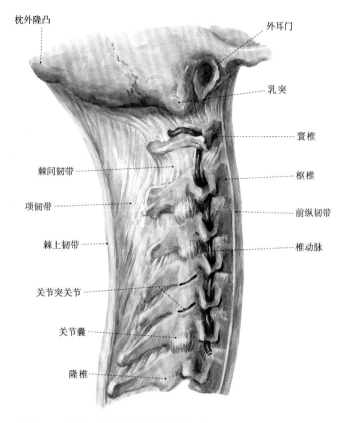

枕外隆凸

外耳门

乳突

寰椎

棘间韧带

枢椎

项韧带

前纵韧带

棘上韧带

椎动脉

关节突关节

关节囊

隆椎

图 7-1-3　颈棘上韧带、项韧带及棘间韧带

（四）辅助检查

X 线片检查可发现颈棘突间隙增宽，严重者可见棘突撕脱骨折，甚至颈椎椎体骨折脱位，MRI 检查示后方棘间棘上韧带复合体损伤（图 7-1-4）。

（五）诊断

1. 明确头部或颈部前屈损伤病史。

2. 症状和体征　急性损伤时伤者出现颈后棘间、棘上韧带疼痛，头颈旋转受限。颈后正中线位置有压痛、叩击痛，主被动屈伸旋转颈椎活动受限。

3. 韧带断裂合并棘突骨折或颈椎半脱位损伤时，颈椎 X 线片检查可发现颈棘突间隙明显增宽，部分可出现棘突撕脱骨折，严重者出现颈椎椎体骨折脱位等。MRI 检查示后方棘突间、棘上韧带复合体损伤，T_2 像呈现中高信号改变。

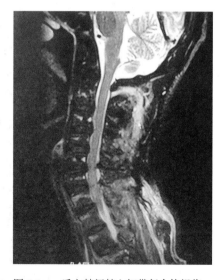

图 7-1-4　后方棘间棘上韧带复合体损伤

（六）治疗

治疗原则：单纯的韧带损伤以保守治疗为主，如合并有椎体骨折脱位，则可手术治疗。

1. 一般治疗　伤员颈椎制动 3~6 周，以利于韧带的修复。

2. 药物治疗　可口服非甾体类消炎镇痛药如塞来昔布胶囊、芬必得等，对于慢性损伤伤员，症状反复者，可适当加用肌肉松弛药。如压痛点缩小而集中固定时，可考虑采用局部痛点封闭治疗，缓解疼痛症状。

3. 合并骨折脱位时，可手术治疗。

（七）预后及预防

1. 预后　单纯性颈后棘上、棘间韧带、项韧带损伤只要经过及时处理，合理制动及休息，预后良好。

2. 预防　训练中避免颈部屈伸活动的突发突止，训练后适当进行颈部肌肉的拉伸放松训炼。

七、颈椎小关节紊乱综合征

（一）病因和损伤机制

颈椎小关节紊乱综合征，又称为小关节滑膜嵌顿，多由于训练过程中轻度的急性颈椎扭伤，使得滑膜嵌入小关节之间，造成小关节绞锁或脱位，最终导致颈椎活动受限。当训练时颈椎受到任何的外力，超出颈椎小关节正常的活动范围，就会出现颈椎关节突关节的移位，使得上、下关节突错位，颈椎不稳，从而发生该损伤。

（二）解剖特点

颈椎共有 7 个，椎间盘 6 个，椎管和椎间孔是由椎体和椎弓组成，椎体关节互相连接，这些关节包括两个关节突关节，一个椎间盘和两个滑膜关节。颈椎关节突关节的位置接近水平，上关节突面朝上，偏于后方，下关节突朝下，偏于前方，关节囊松弛，可以滑动，颈椎的关节突关节的位置接近水平，故稳定性较差。当关节张开在某种姿势较久致关节内膜牵张松弛后，突然活动关节，囊内的内膜因松弛而被关节咬合于关节内，就发生关节滑膜嵌顿。

（三）临床表现

1. 症状　伤员伤后多有颈肩酸胀痛不适，颈部僵硬、活动不同程度受限。

2. 体征　颈部屈伸、左右侧弯、左右旋转的部分活动轻度受限。项韧带及两侧有压痛点，颈部可触及条索状、结节状。

（四）辅助检查

X 线片可见颈椎生理曲度变直，颈椎前凸减少或消失，或椎间隙后缘增宽，椎体可侧方移位。

（五）诊断

1. 训练过程中有颈部过度前屈，过度扭转的外伤史。

2. 症状和体征　颈部有酸痛不适感，颈部活动时或有小关节弹响声，严重者颈部僵硬，活动受限。项韧带及两侧有压痛点,颈部可触及条索状、结节状。

3. X线片检查显示　颈椎生理曲度变直,颈椎前凸减少或消失或反屈线,或椎间隙后缘增宽,椎体可侧方移位,X线侧位片显示双边影。

（六）治疗

治疗原则以保守治疗为主。

1. 一般治疗　手法复位,复位原则为先向健侧复位,后向患侧复位,手法中主要以持续缓慢牵引为主。

2. 药物治疗　急性期或者复位后颈部疼痛可给予口服非甾体类消炎止痛药,如塞来昔布胶囊,艾瑞昔布片等。如疼痛较剧烈者,可考虑采用局部痛点封闭治疗,缓解疼痛症状。

3. 理疗、康复治疗　针灸治疗,物理治疗及功能锻炼。

（七）预后及预防

1. 预后　本病为自限性疾病,一般经手法复位后可达到满意效果。

2. 预防　主要是在训练过程中注意避免颈椎保持一个姿势后突然剧烈活动,应注意在进行相关训练前做好准备工作和热身运动。

第二节　颈椎骨关节训练伤

根据颈椎解剖和功能学特点（详见第一篇）,颈椎骨关节损伤可分为上颈椎损伤和下颈椎损伤。上颈椎损伤指 C_1、C_2 椎体及其附件的损伤,在上颈椎结构中,枕骨及寰、枢椎借助寰枕、寰枢关节构成的枕 - 寰 - 枢复合体是一个特殊的关节,其稳定性由其间的寰椎横韧带、翼状韧带等韧带结构加强,颈椎 60% 的旋转运动是在该复合体完成的,其余 40% 由下颈椎承担。上颈椎由于解剖结构和损伤机制复杂,尚缺乏统一的分型,目前主要根据不同解剖节段细分,上颈椎骨折脱位可分为枕寰关节脱位、寰枢关节脱位、寰椎骨折以及 3 种类型的枢椎骨折：齿状突骨折、Hangman 骨折和枢椎椎体骨折等。下颈椎骨折脱位指 C_5~C_7 椎体及其附件的损伤,多数损伤发生在活动度较大的 C_5~C_7 节段,目前临床上主要根据 Vaccaro 提出的新版 AO spine 下颈椎损伤进行分类。在军事训练伤中,颈椎骨折脱位多数与高处坠落和交通伤有关,在以下损伤的章节中不一一赘述。

一、枕寰关节脱位

（一）病因与损伤机制

军事训练中引起的枕寰关节脱位指的是创伤性枕寰关节脱位,它是指由于外伤导致的寰椎和枕骨分离的一种病理状态,导致枕颈交界区极度不稳定,伤员多在事故现场由于脑干横贯性损伤而死亡或抢救途中死亡,因此死亡率和神经损伤发生率均较高。

该损伤较常见于军事训练过程中的交通事故、高处坠落、高空跳伞等高能量损伤,当伤员头面部遭受突然打击,而颈部和躯干惯性继续向前,可能在枕骨和寰椎连接处造成剪切作用,导致枕寰关节脱位。

（二）解剖特点

枕骨大孔两侧各有一枕骨髁,其表面隆凸与寰椎侧块的上下关节面互相咬合,构成枕寰关节。枕寰关节作为颅颈部的交界区,上承头颅,下链接颈椎,具有重要的活动功能。枕寰关节借助于枕寰前、后膜及关节囊、韧带加强其稳定性（图7-2-1）。Werne等通过解剖证实覆膜和翼状韧带是枕寰关节稳定主要因素,去掉二者枕部就可以相对寰椎向前脱位。

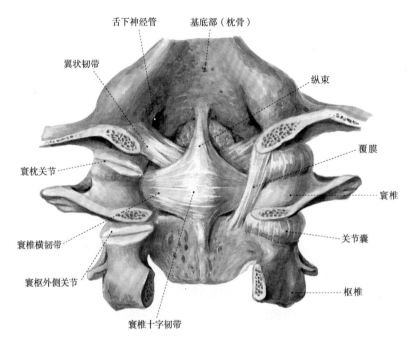

图 7-2-1　枕寰关节解剖

（三）分型

Horn等将创伤性枕寰关节脱位分为两型：Ⅰ型是指只在MRI显示寰枕部韧带或寰枕关节囊有异常信号,其余CT指标,如枕骨大孔前缘到寰椎后结节距离与寰椎前结节到枕骨大孔后缘距离的比值、枕骨大孔前缘中点到齿状突尖的距离、枕骨大孔前缘中点到枢椎体后侧皮质连线的距离、枕骨髁和寰椎上关节面之间的距离等均正常；Ⅱ型是指在MRI上显示寰枕韧带和寰枕关节囊有异常信号,且其余CT评价指标有严重异常。

（四）辅助检查

1. X线片检查　颈椎开口位和正位片上,枕寰关节受到下颌骨和牙齿的遮挡,颈椎侧位片上枕寰关节与X线投射平面平行,所以都无法直接观察,因此漏诊率较高。

2. CT　临床或 X 线怀疑有枕寰关节脱位的伤员需行 CT 检查。CT 能更精确地确定枕寰关节的关系。关节面矢状位重建较容易发现关节移位或骨折分离损伤。

3. MRI　可以更好地评估和显示寰枕韧带和寰枕关节囊等。

（五）诊断

1. 伤员多有明确的高能量外伤史。

2. 症状和体征　枕寰关节脱位伤员的临床表现差异非常大,完全脊髓损伤表现为神经损伤的症状和体征,不伴有脊髓损伤的伤员仅表现为简单的颈部疼痛和活动受限。部分伤员还表现出合并脑神经损伤,如外展神经、舌咽神经和副神经常常受累。

3. CT 扫描可以客观地了解脱位的程度,MRI 平扫可以了解枕寰周围韧带或关节囊的损伤情况。

（六）治疗

治疗原则:少数伤员保守治疗,多数伤员手术治疗,应把握好手术适应证。

1. 一般治疗　对于严重外伤或伴有脑外伤的伤员,首先注意使用硬颈围、Halo 架等固定对伤者的颈椎进行制动保护,条件简陋的情况下可临时使用沙袋进行头部和颈椎的制动。

2. 药物治疗　颈部疼痛可给予口服非甾体类消炎止痛药,如塞来昔布胶囊,艾瑞昔布片等。

3. 理疗、康复治疗　复位后的伤员,定期随访及颈部肌肉功能锻炼。

4. 手术治疗　后路枕颈融合术是目前稳定枕寰脱位的有效方法,适应证:①枕寰关节脱位复位后严重关节不稳,外固定无法达到固定效果;②具有严重神经受压,需减压解除压迫的。

（七）预后及预防

1. 预后　对于无合并脊髓神经损伤的寰枕关节脱位,经过积极的治疗,预后较好;而对合并脊髓神经损伤的寰枕关节脱位,积极治疗后仍可能遗留脊髓神经损伤的症状。

2. 预防　平时军事训练中,加强安全意识,一旦出现可疑寰枕关节脱位,应提高对头颅和颈部的保护,以免加重病情或造成二次损伤。

二、寰枢关节脱位

（一）病因与损伤机制

寰枢关节脱位可由外伤原因和先天畸形导致,在军事训练中较为少见,常由训练伤导致,训练过程中,头颈受到直接或间接外力导致屈曲伴寰椎旋转。外伤性脱位多由高速暴力创伤造成,可分为:①合并骨折的寰枢关节脱位,临床以合并齿状突基底部骨折最为常见。当暴力使头前屈或伸展时,可致齿状突基底部骨折,使其连同寰椎向前或向后移位,同时垂直暴力导致椎弓及侧块骨折分离发生的脱位。②单纯寰椎脱位,理论上根据暴力的方向可能出现各个方向的移位。包括突然屈曲导致横韧带断裂时出现的寰椎前脱位;突然撞击颈下或过度后伸出现的寰椎后脱位,如果此暴力下出现翼状韧带、齿状突间韧带、副韧带损伤,可见分离型寰椎脱位。

（二）解剖特点

寰枢关节由左右寰椎下关节面与枢椎上关节面组成。该关节稳定性依赖于周围韧带。向前的稳定性最主要是依靠横韧带,其次是成对的翼状韧带,其余作用较小的有齿突尖韧带、十字韧带和副韧带及关节囊韧带。后向稳定性依赖于寰椎前弓与齿突的机械接触。寰枢关节面较平坦,囊大而松弛,关节之间无椎间盘。这种结构特点使寰枢关节可完成较大范围的轴向旋转、某种程度的屈伸及小范围的侧屈,也正是这种灵巧的结构使寰枢关节成为脊柱中活动度最大,但也最不稳定的部分（图 7-2-2）。

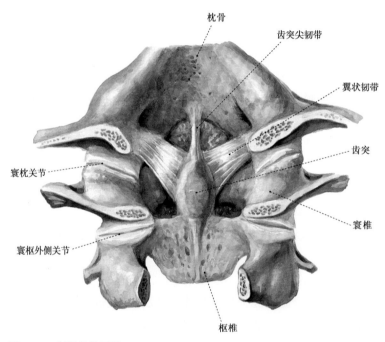

图 7-2-2　寰枢关节解剖

（三）分型

对于寰枢关节脱位,目前缺乏统一的分型方式,临床上应用较多的是 Fielding 分型:Ⅰ型,寰椎无移位,寰齿间隙 <3mm,横韧带完整;Ⅱ型,旋转固定伴有寰椎向前移位3~5mm,横韧带不完整,以寰椎好的一侧关节为轴,另一侧块向前移动;Ⅲ型,寰椎向前移位 >5mm,横韧带及翼状韧带损伤,两侧块均向前半脱位;Ⅳ型,寰椎后脱位,常伴齿状突损伤。

（四）辅助检查

1. X 线片　颈椎开口位片可以测量齿状突边缘与两侧块内侧缘的间隙,正常情况下齿突居中,两侧对称,若不对称可能存在脱位。

2. CT和MRI CT能较好显示齿状突、侧块、寰椎骨折,了解骨块移位情况。CT三维重建能更好显示脱位情况。MRI能显示寰枢椎周围韧带及脊髓损伤的情况。

3. CTA 寰枢关节脱位伤员椎动脉可能受到损伤,行CTA可明确双侧椎动脉情况,对临床诊疗具有重要意义。

(五)诊断

1. 军事训练过程中伤员有明显的颈部外伤史。

2. 症状和体征 伤后常出现颈部疼痛,强直,对侧胸锁乳突肌痉挛,颈后及枕下疼痛,颈部活动受限,也有可能伴有脊髓损伤症状。

3. X线片显示寰齿间隙增宽 CT三维重建可具体了解寰枢椎整个的骨性结构,了解脱位类型。MRI可以判断寰枢周围韧带损伤情况,并了解颈脊髓受压情况。

(六)治疗

治疗原则:解除或预防神经压迫,重建上颈椎的稳定性。

1. 一般治疗 采用手法或者牵引复位1~2周,更换支具或头颈胸石膏固定2~3个月。Ⅰ型伤员复位后有再脱位趋势及Ⅱ型者可以使用Halo架固定或维持牵引直到寰枢椎骨性融合(图7-2-3)。

2. 药物治疗 颈部疼痛可给予口服非甾体类消炎止痛药,如塞来昔布胶囊,艾瑞昔布片等。如疼痛较剧烈者,可考虑采用局部痛点封闭治疗,缓解疼痛症状。

3. 理疗、康复治疗 复位后的伤员,定期随访及颈部肌肉功能锻炼。

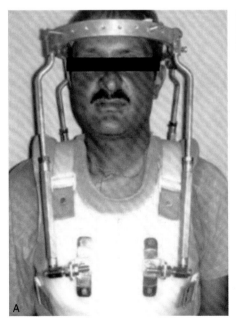
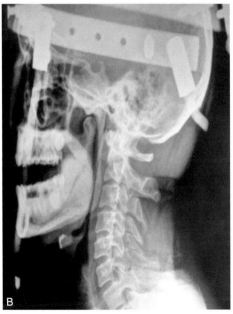

图7-2-3 Halo架固定

A. 寰枢关节脱位Halo架固定后;B. Halo架固定后X线片。

4. 手术治疗　寰枢椎脱位即寰椎和枢椎发生相对移位,使椎管内面积减少,脊髓受压,所以首先进行复位,恢复正常关节间隙,解除脊髓压迫。减压后即进行融合固定,重建上颈椎稳定性,目前最常用的是采用椎弓根螺钉固定 + 植骨融合技术。

（七）预后及预防

1. 预后　无伴脊髓损伤的寰枢椎脱位,积极治疗预后良好,经手术重建寰枢椎稳定的伤员,术后可能会出现不同程度的颈椎旋转受限。伴高位脊髓损伤的严重寰枢关节脱位预后较差。

2. 预防　在日常军事训练中,加强安全意识,强化安全教育,训练过程中加强对颈椎保护,尽量避免直接或间接外力的打击。

三、寰椎骨折

（一）病因与损伤机制

Jefferson 于 1919 年第一个全面描述寰椎爆裂骨折,他认为寰椎骨折机制是暴力由颅骨向颈椎轴向传导所致。两侧块与前、后弓联结处相对薄弱,是常见的骨折部位。由于寰椎侧块呈外厚内薄的楔形,这种楔形结构将作用在侧块上的垂直压力转化为水平向外的应力,导致寰椎骨折和移位。还有学者认为寰椎负荷后变形的过程强烈提示寰椎前弓和侧块交界处与后弓处存在扭力作用出现骨折;颈椎后伸时寰椎后弓处产生矢状面的扭矩,使后弓相对于侧块在矢状面发生弯曲出现骨折;寰椎侧块承受压力后,沿冠状面发生旋转,在寰椎前弓固定时,旋转的侧块与前弓出现扭矩,两者在冠状面上发生弯曲,出现骨折。

（二）解剖特点

详见第一章第一节。

（三）分型

临床上对寰椎骨折最常用的是 Jefferson 分型:Ⅰ型,寰椎后弓骨折;Ⅱ型,寰椎爆裂骨折;Ⅲ型,寰椎前弓骨折;Ⅳ型,横突骨折;Ⅴ型,寰椎粉碎性或侧块骨折。

（四）辅助检查

1. X 线片　颈椎侧位片上可清晰地显示寰椎后弓的骨折;前弓的骨折虽不易辨认,但明显增宽的咽后部软组织阴影可提示前弓的骨折或其他前部结构的损伤。张口位片能清晰地显示侧块的移位。

2. CT　横断扫描及冠、矢状重建可清楚显示寰椎骨折部位、形态、移位的方向和程度,即使微小移位的骨折亦能清晰地显示出来,还可显示横韧带有无撕裂。

3. MRI　显示脊髓损伤和韧带撕裂情况。

（五）诊断

1. 伤员常存在训练时受到明显的颈部外伤史或暴力撞击史。

2. 症状和体征　表现为颈部疼痛、僵硬,双手托住头部,限制颈部活动。如第 2 颈神经

（枕大神经）受累时，伤员感觉枕部疼痛、颈肌痉挛、颈部活动受限；如侧块移位导致椎动脉损伤会引起脑缺血性意识障碍；若伴脊髓损伤，可有运动感觉丧失；损伤严重者可致瘫痪甚至立即死亡。

3. X 线片、CT 扫描、MRI 平扫除了可以明确诊断外还可共同判断寰椎骨折是稳定性骨折还是不稳定性骨折。

（六）治疗

治疗原则：稳定的寰椎骨折推荐采取保守治疗，横韧带的完整与否是影响寰椎骨折稳定性的重要因素，一般对于横韧带无断裂的寰椎骨折，均可保守治疗，对于横韧带断裂的不稳定性寰椎骨折可采取保守或手术治疗。

1. 一般治疗　持续颈椎牵引、头颈胸石膏固定、头颈胸支具、Halo 支架等。对于稳定性寰椎骨折，包括后弓骨折及前弓单处骨折，可以直接使用颈围固定 10~12 周。对于不伴有横韧带损伤的不稳定性寰椎骨折，首先判断骨折是否移位，若骨折移位需要进行牵引复位，常用牵引方法为颅骨牵引或者 Halo 支架固定后牵引，牵引时间为 3 周，重量为 2~5kg，牵引结束后再使用颈围或 Halo 支架固定 8~10 周，直至骨性愈合；若骨折无移位可直接使用颈围或 Halo 支架固定 10~12 周。

2. 药物治疗　伤员颈部疼痛持续不缓解时可考虑给予口服非甾体类消炎止痛药，如塞来昔布胶囊，艾瑞昔布片等。如疼痛较剧烈者，可考虑采用局部痛点封闭治疗，缓解疼痛症状。

3. 理疗、康复治疗　外固定支架等固定后，定期随访及颈部肌肉功能锻炼。

4. 手术治疗　手术治疗能够即刻矫正骨折脱位导致的畸形，解除脊髓和神经根的压迫，重建寰枢椎的稳定性，避免迟发性颈脊髓、神经损伤。对于不稳定性寰椎骨折、合并横韧带损伤或者其他骨折伤员需要早期手术。传统的手术方式包括寰椎单节复位固定术、寰枢椎固定融合术和枕颈融合术。

（七）预后及预防

1. 预后　寰椎骨折，经过积极的治疗，预后较好，部分伤员治疗后出现颈椎旋转功能的部分丢失。伴有神经功能损伤的残留症状。

2. 预防　平时军事训练中，加强安全意识，训练过程中一旦出现寰椎骨折，应即刻加强对颈椎的制动和保护。

四、枢椎齿状突骨折

（一）病因与损伤机制

齿状突骨折占所有枢椎骨折的 50%~60%，占所有急性颈椎骨折的 8%~15%。训练时在扭转、屈曲、伸展、侧屈多种暴力的联合作用下发生，其机制有以下三点：

1. 在旋转时，翼状韧带已经被最大限度伸展。

2. 在旋转时，韧带和肌肉均处于紧张状态，小关节突关节咬合紧密，其他平面的损伤被减到最小。

3. 受旋转暴力时,该部位所承受的载荷也最大。

（二）解剖特点

齿状突是上颈椎关节重要的骨性联结结构,其借助于横韧带将齿状突束缚在一定的解剖范围来保持寰枢关节的稳定。齿状突和横韧带发育不良是造成寰枢椎不稳的主要先天因素。齿状突根部较扁,前后各有一卵形关节面,分别与寰椎齿状突关节面及寰椎横韧带相关节。末端为齿状突尖,上有齿尖韧带,两侧有翼状韧带附着。枢椎是头颈部运动的枢纽,活动范围大,而齿状突基底部较细,骨皮质较薄。

（三）分型

Anderson 根据齿状突骨折的 X 线解剖部位分三种类型:Ⅰ型,属于齿状突尖部斜行骨折,有时也表现为撕脱骨折。这是由于附着在其尖部的翼状韧带牵拉后引起的齿状尖端一侧性骨折;Ⅱ型,齿状突与枢椎椎体连接部骨折;Ⅲ型,骨折线波及枢椎椎体的骨松质,是一种通过椎体的骨折。

（四）辅助检查

1. X 线片　是诊断齿状突骨折的主要依据,除拍摄正常的颈椎正侧位片之外还需拍摄张口位 X 线片,一般可明确齿状突骨折类型、部位及是否合并脱位等。

2. CT　CT 检查可明确齿状突骨折部位及是否存在游离齿状突。

3. MRI　磁共振检查可以明确齿状突骨折是否伴有横韧带损伤、脊髓损伤及后方韧带复合体损伤等。

（五）诊断

1. 多有明确外伤史。

2. 症状和体征　伤后出现颈后部疼痛,颈部旋转活动受限,枕部感觉减退或疼痛。上颈椎压痛,头颈活动受限,以旋转运动受限最明显,肢体深反射活跃,枕部感觉减退,严重者四肢瘫痪和呼吸困难,可在短期内死亡。

3. 该病最重要的诊断方法还是在于影像学诊断（详见上述辅助检查）。

（六）治疗

治疗原则:齿状突骨折的治疗需要结合伤员年龄、治疗依从性、骨质情况、骨折的分型、是否为陈旧性骨折、伤员的治疗预期效果等多个方面综合考虑。

1. 一般治疗　对于 Anderson Ⅰ型、稳定的 Anderson Ⅲ型齿状突骨折,主要采用颅骨牵引、枕颌带牵引、头颈胸石膏外固定、Halo 支架固定等。

2. 药物治疗　患部疼痛可给予口服非甾体类消炎止痛药,如塞来昔布胶囊,艾瑞昔布片等。如疼痛较剧烈者,可考虑采用局部痛点封闭治疗,缓解疼痛症状。

3. 理疗、康复治疗　定期随访及颈部肌肉功能锻炼、康复理疗等。

4. 手术治疗　适应证为 Anderson Ⅱ型齿状突骨折,不稳定的 Anderson Ⅲ型齿状突骨折,延误治疗大于 3 周的陈旧性 Anderson Ⅲ型骨折,有神经症状的齿状突骨折,年龄大于

50岁,非手术方法不能维持骨折稳定的伤员。手术方式包括前路手术、后路手术和经口咽入路等。

（七）预后及预防

1. 预后　对于保守治疗的枢椎齿状突骨折,预后良好,部分遗留颈椎旋转轻微受限;而手术治疗的伤员,颈椎旋转功能不同程度丢失。

2. 预防　平时军事训练中,加强安全意识,训练过程中加强对颈椎保护。

五、枢椎创伤性滑脱

（一）病因与损伤机制

枢椎创伤性滑脱又叫 Hangman 骨折,是指发生在枢椎上下关节突之间的骨折,多由于训练时创伤导致,常发生在伞兵等兵种上。常伴周围韧带和椎间盘损伤,继而出现 C_2、C_3 不稳或脱位。Hangman 骨折的典型骨折部位在横突孔后 - 结节与枢椎下关节突之间。这是一个力学薄弱区域,又是一个受力集中点,因而骨折概率大。横突孔区域有横突前后结节间的连接部分加强,骨折概率明显减小,如累及则属不典型 Hangman 骨折。

（二）解剖特点

枢椎椎弓根短而粗,其上方有一浅沟与寰椎下面的浅沟形成椎间孔。其下方有面向前下的下关节突,与 C_3 的上关节突构成关节。枢椎上、下关节突呈前后位,上关节突在前,下关节突靠后,两者以狭部相连,枢椎上关节突下方和横突孔前内侧的部分是椎弓根,上下关节突之间的狭窄部分叫狭部。狭部是骨折易发部位。椎弓根在重力传递及脊柱前、后柱间载荷的动态平衡中起杠杆作用。枢椎椎弓根解剖上比较薄弱,承受杠杆作用力较大,上颈椎过度伸展及挤压时,可引起骨折。

（三）分型

Hangman 骨折有多种分型方式,其中 Levine-Edwards 法是目前最常用的分型方法,Levine 和 Edwards 根据骨折的形态和稳定程度,结合损伤机制将创伤性枢椎滑脱分为以下四型。

Ⅰ型:包括所有非移位性的关节突间部骨折,枢椎体相对于第 3 颈椎后上缘没有成角或移位少于 3mm。致伤外力为过伸 + 轴向压缩,占 28.8%。

Ⅱ型:骨折有超过 3mm 的前移和不显著的成角,是不稳定骨折,占 55.8%。损伤机制是过伸和轴向载荷引起关节突间部近乎垂直的骨折。随后突然的屈曲导致椎间盘后部纤维伸展和椎体的前移、成角。C_2~C_3 椎间盘可因这种损伤机制中涉及的突然屈曲力量而破裂。C_2~C_3 结构损伤顺序是后纵韧带 - 后方纤维环 - 椎间盘 - 前纵韧带损伤轻或无损伤。

Ⅱa型:是 Ⅱ 型骨折的一种变型,C_2~C_3 椎间显示严重的成角和轻度的前移,骨折线通常不是垂直,而是从后上到前下斜形通过枢椎椎弓,占 5.8%。损伤机制是屈曲占主要成分并伴有牵张成分的暴力。前后韧带和椎间盘均有完全损伤,极不稳定。

Ⅲ型:双侧关节突间部骨折伴后侧小关节突的损伤,通常伴有椎弓骨折的严重移位和成角及一侧或两侧的小关节突脱位,占 9.6%。损伤机制是屈曲暴力加轴向压缩。

（四）辅助检查

1. X 线片　主要依靠侧位片,侧位片一般可清楚地显示骨折线及移位和成角的情况,典型表现是双侧枢椎峡部骨折,骨折线呈垂直或斜行,枢椎椎体可有不同程度的移位和成角畸形。

2. CT　可清楚显示骨折线,移位情况及与椎管的关系,并能发现常规 X 线片漏诊的病例。三维重建有助于对骨折形态的全面了解,对于可疑累及枢椎前结构的非典型 Hangman 骨折尤为必要。

3. MRI　了解脊髓及周围软组织损伤情况,对整个损伤可有全面的评估,并为手术入路的选择提供依据。

（五）诊断

1. 一般有明确的外伤史,多见于训练中从高处坠落及重物砸伤头部等。

2. 症状和体征　多数伤员有明显的局部症状,如枕颈部疼痛,活动受限,颈部僵硬,喜欢用手托住头部以缓解疼痛。大多数伤员有头面部挫伤,是诊断 Hangman 骨折的重要线索。

3. 该病最重要的诊断方法还是在于影像学诊断,X 线片检查是诊断 Hangman 骨折的主要手段(详见上述辅助检查)。

（六）治疗

治疗原则:Levine-Edwards 分型是目前国内外选择治疗方法的重要依据。

1. 一般治疗　Levine Ⅰ 型骨折,推荐采用硬颈围、头颈胸支具或 Halo 支具颈部制动 10~12 周。Levine Ⅱ 型骨折推荐牵引复位后采用头颈胸支具或 Halo 支具颈部制动 10~12 周。

2. 药物治疗　颈部疼痛可给予口服非甾体类消炎止痛药,如塞来昔布胶囊,艾瑞昔布片等。如疼痛较剧烈者,可考虑采用局部痛点封闭治疗,缓解疼痛症状。

3. 理疗、康复治疗　骨折部位稳定后,定期随访及颈部肌肉功能锻炼,康复理疗。

4. 手术治疗　Levine Ⅱa 型和 Ⅲ 型推荐手术治疗。对于其他存在 C_2~C_3 成角、C_2~C_3 椎间盘被破坏及不能通过外固定实现或维持骨折对位的骨折,推荐手术治疗。进行手术治疗时,可选择前路 C_2~C_3 植骨融合或后路钉棒内固定术。

（七）预后及预防

1. 预后　部分伤员可能遗留一些颈椎旋转功能的障碍。

2. 预防　加强安全意识,训练过程中加强对颈椎保护。一旦出现或者怀疑颈椎损伤,在搬运的过程中要加强对颈椎的保护,以免加重损伤。

六、枢椎椎体骨折

（一）病因与损伤机制

枢椎椎体骨折多为训练中高能量损伤所致,大多同时伴有头面部损伤,主要发生于枢椎体而非枢椎上关节突、侧块、椎弓的骨折,常见损伤因素包括高处坠落、重物砸伤等。枢椎椎体骨折的骨折线可位于冠状、矢状和水平三个平面。水平面骨折实际上就是 Ⅲ 型齿状突骨折(详见本章"枢椎齿状突骨折"部分)。枢椎椎体冠状面骨折线可位于椎体前下角、后下角和椎体后缘等三处。椎体前下角骨折线从前上斜向后下至枢椎终板,三角形骨折块向前下方倾倒,椎前软组织影增宽,通常不伴有椎间盘损伤,损伤机制与后伸有关,考虑为前纵韧带撕脱所致。椎体后下角骨折与此相反,骨折线从后上斜向前下至枢椎终板,三角形骨折块稍向后下方倾倒,椎前软组织影不增宽,通常也不伴有椎间盘损伤,损伤机制与前屈有关,考虑为后纵韧带撕脱所致,椎体后缘骨折的损伤机制类似 Hangman 骨折,有过伸和前屈两种机制。

（二）解剖特点

枢椎椎体较小,椎体通过椎间盘与颈 3 相连。椎体前中部两侧微凹,为颈长肌附着部。齿状突两旁各有一朝上的圆形上关节面,与寰椎的下关节面构成寰枢外侧关节。枢椎的上关节面因负重较大,几乎伸至横突,常遮蔽横突孔上口内侧一部分,可使通过其中的椎动脉发生扭曲。

枢椎棘突宽大且分叉,有众多肌肉附着,棘突外侧面有头下斜肌起点,稍后有头后直肌起点,下方的凹面接收半棘肌和颈棘肌,深层有多裂肌,接近尖端接受棘突间肌的附着,项韧带附着于尖切迹。与此相对寰椎的后结节非常小,这样的构造有利于寰椎的旋转运动。

枢椎椎板呈棱柱状,较厚,供黄韧带附着。横突较短小,向下外侧突出,起自椎弓根与椎板交界处和椎弓根关节间区的外侧面。横突尖有肩胛提肌附着,位于中斜角肌和颈夹肌之间,其上、下面附着横突间肌。

（三）分型

许多学者对枢椎椎体骨折进行过分型,但至今也没有统一的分类方法,应用较广泛的是根据枢椎椎体骨折的形态和损伤机制将骨折分为 4 型:Ⅰ型,为椎体撕脱骨折,指枢椎椎体前下缘的骨块撕脱,也被称为枢椎椎体泪滴样骨折。Ⅱ型,为水平面骨折,骨折线位于枢椎上关节突的上缘。Ⅲ型,为爆裂型骨折,指椎体损伤严重,呈爆裂性改变。Ⅳ型,为矢状面的骨折,部分此类型骨折可以看到塌陷的侧块关节。

（四）辅助检查

1. X 线　颈椎侧位片对 Ⅰ 型骨折的诊断非常有用。侧位片可显示骨折线通过枢椎椎体背侧,椎体的前方大部分和寰椎一并向前移位,并伴屈曲或伸展的成角畸形,而其椎体后、下部分仍在原处,开口位片对 Ⅱ 型骨折诊断很有价值,可显示枢椎侧块塌陷、寰椎侧块进入枢椎上关节面及枢椎体纵行骨折线。

2. CT　对了解骨折线的走向、骨折块数目及 $C_2 \sim C_3$ 间的稳定性非常重要。

3. MRI　可清楚显示椎体前后缘血肿、椎间盘损伤、韧带损伤及脊髓损伤和受压的情况。

（五）诊断

1. 一般有明确的外伤史　多见于训练中从高处坠落及重物砸伤头部等。

2. 症状和体征　Ⅰ型骨折的伤员伴随神经损伤的概率较高,枢椎椎体前半部分连同寰椎移位,而枢椎椎体后侧骨折碎片仍留在原位,从而造成脊髓受压的危险,但也有神经功能完整仅有颈部剧烈疼痛为主要症状者,表现为局部压痛,叩击痛,明显活动受限。Ⅱ型骨折的伤员一般不伴有神经损伤症状仅有局部症状,表现为颈部疼痛、僵硬,局部按压痛,颈椎屈伸活动受限等。

3. 该病最重要的诊断方法还是在于影像学诊断(详见上述辅助检查)。

(六)治疗

治疗原则:枢椎椎体骨折的治疗仍应以保守治疗为主。根据每个伤员独特的损伤机制,采取不同的治疗。

1. 一般治疗　对无神经损伤,无明显移位的伤员行头颈胸石膏或 Halo 架外固定,有移位者需先行牵引复位,对屈曲并牵张暴力所致损伤的伤员,牵引可能造成移位加重或过牵,需改用 Halo 架固定,并在影像学监视下略作加压,对伴有神经损害的伤员,可先行牵引复位,密切观察。

2. 药物治疗　颈部疼痛可给予口服非甾体类消炎止痛药,如塞来昔布胶囊,艾瑞昔布片等。如疼痛较剧烈者,可考虑采用局部痛点封闭治疗,缓解疼痛症状。同时若伤员合并神经功能损害的表现,可考虑使用甲钴胺等营养神经的药物治疗。

3. 理疗、康复治疗　病情稳定的伤员,定期随访及颈部肌肉功能锻炼。

4. 手术治疗　所有合并 C_2~C_3 关节不稳的枢椎椎体骨折作为早期手术的指征。手术的主要目的是稳定关节,所以术式应多选择短节段的内固定术。

(七)预后及预防

1. 预后　对于无脊髓神经损伤的,积极治疗后预后良好,部分伤员可能遗留一些颈椎旋转功能的障碍;对于伴有脊髓神经损伤的伤员,虽积极治疗,也可能遗留脊髓神经功能部分缺失。

2. 预防　平时军事训练中,加强安全意识,训练过程中加强对颈椎保护。一旦出现或者怀疑颈椎损伤,在搬运的过程中加强对颈椎的保护,以免加重骨折的移位或者脊髓的损伤。

七、下颈椎骨折脱位

(一)流行病学和损伤机制

C_3~C_7 骨折称为下颈椎骨折,因为这一节段是活动的颈椎与相对固定的胸椎的连接部。脊髓损伤在下颈椎骨折中发生率很高,尤其是在训练过程中,若发生下颈椎骨折脱位,常常导致神经功能损害,可继发肺部感染、呼吸衰竭等严重的并发症。最常见的致伤原因是训练过程中高处坠落或重物撞击头颈部,损伤程度取决于伤者遭受致伤外力作用瞬间的体位、姿势以及外力性质、方向和作用时限等。

(二)分型及评分

1. 下颈椎 AO spine 分型　下颈椎 AO spine 分型是目前最新的下颈椎骨折脱位分型,采用与 AO 胸腰椎骨折分类系统相似的三种基本类型来描述原发性损伤形态学。A 型,损伤累及椎体,而后方韧带复合体,张力带结构未遭到破坏;B 型,张力带结构破坏;C 型,旋转移位;并根据关节突和神经功能损伤情况,临床修正参数进一步细分(表 7-2-1)。

表 7-2-1　下颈椎 AO spine 分型

形态学	A 型压缩骨折	A0:微损伤,如横突或棘突骨折
		A1:边缘压缩,单纯终板压缩骨折未累及椎体后壁
		A2:劈裂骨折或钳夹样骨折:上下椎板骨折未累及椎板后壁
		A3:不完全爆裂骨折:任何累及椎板后壁骨折;单一终板骨折,常伴椎板纵行骨折,无张力带破坏
		A4:完全爆裂骨折:骨折累及椎板后壁及上下终板;常伴椎板纵行骨折,无张力带破坏
	B 型后方或前方张力带破坏	B1:单一节段骨性后部张力带损伤,后部张力带经骨性结构的破坏
		B2:后部张力带损伤:后部张力带骨性和 / 或韧带结构破坏伴 A 型骨折
		B3:过伸伤,损伤经椎间盘或椎体致脊柱处于过伸状态,常见于强直性疾病
	C 型旋转移位	因在不同的影像上头尾两部表现出不同的分离形式而没有亚型
关节突损伤	F1 型:无移位的关节突骨折	
	F2 型:潜在不稳定的关节突骨折	
	F3 型:浮动侧块	
	F4 型:关节突病理性全脱位或半脱位	
	BL 型:用来表示同一个椎体双侧关节突同样类型的损伤	
神经功能	N0 神经功能正常	
	N1 短暂的神经功能障碍	
	N2 存在神经根损伤的症状或体征	
	N3 不完全的脊髓或马尾神经损伤	
	N4 完全性脊髓损伤(ASIA 分级中的 A 级)	
	NX 表示一些特殊损伤患者无法完成神经系统检查	
	"+"表示患者存在持续性的神经压迫	
临床修正参数	M1 表示骨折伴有影像学检查或临床检查发现的不确定的后方张力带损伤情况	
	M2 表示患者影像学上合并椎间盘突出表现	
	M3 表示患者特异的合并症,如特发性骨质增生症,强直性脊柱炎,后纵韧带骨化症,黄韧带骨化症等	
	M4 表示存在椎动脉损伤的征象	

2. 下颈椎 SLIC 评分　基于椎体骨折形态学,椎间盘韧带复合体,神经功能状态进行评分,具体见表 7-2-2,临床上可根据该评分选择治疗方案。

表 7-2-2　下颈椎 SLIC 评分

SLIC 评分表形态学	无异常	0 分
	压缩	1 分
	爆裂	2 分
	牵张	3 分
	旋转	4 分
椎间盘韧带复合体	完整	0 分
	可疑或不确定	1 分
	断裂	2 分
神经功能	正常	0 分
	神经根损伤	1 分
	不完全性脊髓损伤	2 分
	完全性脊髓损伤	3 分
	神经功能障碍伴有持续性的神经受压	+1 分

（三）辅助检查

1. X 线片检查　用于检查骨折具体部位和大体情况,了解脊柱序列等。

2. CT 检查　能明确骨折脱位情况,以及粉碎程度,是否伴有椎管压迫等。

3. MRI 检查　能提示颈髓损伤情况,判断脊髓受压程度以及变性程度,周围软组织情况等。

（四）诊断

1. 伤员多有严重训练外伤史。

2. 症状和体征　伤后颈部剧烈疼痛,颈部强迫体位,活动受限,颈肌痉挛,局部压痛,伴有脊髓损伤患者,损伤平面以下四肢运动、感觉、自主神经、括约肌与膀胱功能障碍等。

3. X 线片与 CT 检查能明确骨折脱位情况,MRI 检查能提示颈髓损伤情况。

（五）治疗

治疗原则:根据 SLIC 评分来选择治疗的策略,如果 SLIC 总分 <4 分,建议非手术治疗;总分 >4 分,建议手术治疗;总分 =4 分,则根据个体化差异选择治疗方式。

1. 一般治疗　对牵引后能复位,力线能维持伴轻度神经系统刺激症状,无明显瘫痪者,应持续颅骨牵引 4~6 周,待症状缓解或消失后,改用头颈胸石膏固定 8~12 周。

2. 药物治疗　颈部疼痛可给予口服非甾体类消炎止痛药,如塞来昔布胶囊,艾瑞昔布片等。如疼痛较剧烈者,可考虑采用局部痛点封闭治疗,缓解疼痛症状。

3. 理疗、康复治疗　下颈椎骨折脱位康复期,应定期随访并加强颈部肌肉功能锻炼。

4. 手术治疗　对于牵引复位后经检查证实椎管内仍有压迫的骨折片或软组织,症状无好转或瘫痪伤者,手术治疗能更好达到目的,其中前路、后路手术都证明是有效的方法,对于"三柱"损伤的伤员,前、后路联合手术有时也是必要的。

（六）预后及预防

1. 预后　根据损伤程度不同及 SLIC 评分判断预后,SLIC 评分越高,脊髓损伤越重,预后往往越差。

2. 预防　平时军事训练中,加强安全意识,训练过程中加强对颈椎保护。一旦出现或者怀疑颈椎损伤,在搬运的过程中加强对颈椎的保护,搬动时应使头颈与躯干平行,避免头颈发生扭曲而强行转动头部,造成二次损伤。

第三节　颈　椎　病

（一）流行病学和损伤机制

颈椎病是指颈椎间盘及其附属结构退行性改变,及其继发椎间关节性退行改变刺激或压迫脊髓、神经、血管损害而表现的相应症状和体征。多见于中年以上、长期从事高强度军事训练的官兵。颈椎是脊柱中体积最小,但灵活度最大,活动频率最高的节段。该病一般认为是多种因素共同作用的结果,慢性劳损与颈椎病的发生、发展、治疗及预后有着直接的关系。慢性劳损是指长期超过正常生理活动范围最大限度或局部所能耐受时的各种超限活动。因其有别于明显的外伤或生活、训练中的意外易被忽视,但事实上它是构成颈椎骨关节退变最为常见的因素。此外,某些训练量不大、强度不高,但是长期低头者的颈椎病发病率特别高,长期低头造成颈后部肌肉、韧带劳损,在颈椎屈曲状态下,椎间盘的内压大大高于正常体位,甚至可超过 1 倍以上。不良的睡眠姿势因其持续时间长,加之休息状态下的大脑不能及时调整体位,容易造成椎旁肌肉、韧带及关节的平衡失调,所以不少病例的早期症状是在起床后出现的。

（二）分类

颈椎病的分型是根据伤员的症状或综合特征而确定的,颈椎病主要分为以下几种类型:颈型、神经根型、脊髓型、椎动脉型、交感型和混合型。

（三）临床表现

1. 颈型颈椎病　颈项强直、颈椎棘突、椎旁肌肉酸痛,多在晨起和夜间发病,且常呈慢性、反复、顽固性颈痛,不同节段椎间盘导致的颈部疼痛区域也有所区别,椎间盘造影诱发的颈部疼痛模式见图 7-3-1。

2. 神经根型颈椎病　神经根型颈椎病较为多见,它是由于椎间孔处有致压物压迫颈神经根所致。在各型中发病率最高,约占 60%~70%,是最常见的类型。临床表现除了颈部酸痛不适外还有上肢神经根刺激症状,表现为麻木、刺痛等。

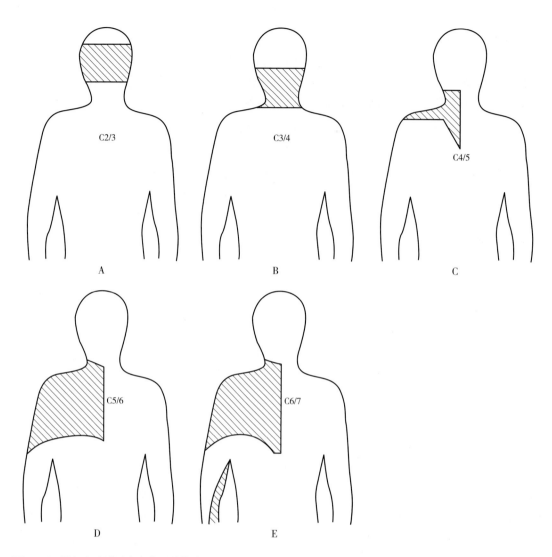

图 7-3-1　椎间盘造影诱发疼痛区域模式图

A. C_2~C_3 椎间盘造影诱发疼痛区域；B. C_3~C_4 椎间盘造影诱发疼痛区域；C. C_4~C_5 椎间盘造影诱发疼痛区域；D. C_5~C_6 椎间盘造影诱发疼痛区域；E. C_6~C_7 椎间盘造影诱发疼痛区域。

3. 脊髓型颈椎病　脊髓型颈椎病主要是由于压迫或刺激脊髓及伴行血管而出现脊髓神经的感觉、运动、反射与排便功能障碍的疾病。因此临床表现有：①锥体束征。为脊髓型颈椎病的主要特点。其主要表现是先有下肢无力、抬步沉重感等开始，渐渐出现足踏棉花感、行走时足尖不能离地、步态笨拙及胸部束缚感等，最后出现痉挛性瘫。②肢体麻木。这主要是由于脊髓丘脑束同时受累所致，表现为双手麻木或四肢麻木感。③排便、排尿功能障碍。多在伤员颈椎病发病后期出现，起初以尿急、膀胱排空不良、便秘为多见，渐而引起尿潴留或大、小便失禁。

4. 椎动脉型颈椎病　主要表现为颈肩痛、颈部活动受限、偏头痛、视力障碍等。部分患者可能并发脑梗死、脑萎缩等疾病。

5. 交感型颈椎病　临床表现为眩晕、视物模糊、耳鸣、手部麻木、听力障碍、心动过速、心前区疼痛等一系列交感神经症状。

6. 混合型颈椎病　临床表现既有神经根型颈椎病的症状，也有脊髓型颈椎病的症状，四种类型颈椎病的分型都兼而有之，但是不会全部出现。

（四）辅助检查

1. X 线片　颈椎生理曲度变直或消失、椎间孔缩小、椎间隙变窄、棘突偏移及钩椎关节增生等。在动力位片，约 1/3 的病例患节椎间隙显示松动及梯形变。

2. CT 检查　可显示颈椎骨结构及椎间盘情况，可了解并排除突出的椎间盘及后纵韧带是否钙化。

3. MRI 检查　可显示椎间盘变性、髓核后突、甚至突向根管椎管内且大多偏向患侧处。

（五）诊断

1. 病史　一般无明显外伤病史。

2. 症状和体征　不同类型的颈椎病症状和体征不一，具体见上述临床表现。

3. 辅助检查　影像学表现：X 线片可显示节段性不稳定，CT 可了解并排除突出的椎间盘及后纵韧带是否钙化，MRI 可表现为颈椎间盘退变，颈脊髓受压。

（六）治疗

不同类型颈椎病在治疗原则上有所不同：

1. 颈型颈椎病　以正规、系统的非手术治疗为首选疗法。治疗方法包括：理疗、颈椎牵引等物理治疗，布洛芬、洛索洛芬钠等药物治疗。对于症状反复发作、严重影响日常生活和训练的伤员，可以考虑采用局部封闭或射频治疗等有创治疗方法。

2. 神经根型颈椎病　原则上采取非手术治疗，治疗方法包括：理疗、颈椎牵引等物理治疗，布洛芬、洛索洛芬钠等药物治疗。对于具有下列情况之一的伤员可采取手术治疗。

（1）经 3 个月以上正规、系统的保守治疗无效，或保守治疗有效，但症状仍反复发作，严重影响日常生活和训练。

（2）持续剧烈的颈、肩、臂部神经根性疼痛且有与之相符的影像学征象，严重影响日常生活和训练。

（3）因受累神经根压迫导致所支配的肌群出现肌力减退、肌肉萎缩。

3. 脊髓型颈椎病　凡已确诊的脊髓型颈椎病伤员，如无手术禁忌证，原则上应手术治疗。对于症状呈进行性加重的伤员，应尽早手术治疗，禁忌手法按摩。

4. 其他类型颈椎病　对于存在眩晕、耳鸣、视物模糊、听力障碍、心动过速等自主神经症状的颈椎病。由于其病因和发病机制尚不明确，因此应慎重选择手术治疗，临床上以保守治疗为主。

（七）预后及预防

1. 预后　颈椎病如早期诊断，早期干预，一般预后较好，分型叙述。

2. 预防 "米"字操、游泳等保健锻炼；避免长期保持低头姿势；休息时让颈部处于生理状态下。睡觉时一般颈部垫高约 10cm，过高枕会使颈部处于屈曲状态，其结果与低头姿势相同；避免颈部训练外伤，训练前应做好颈部热身活动，训练过程中应避免突发突止和碰撞，以免因急性颈椎损伤诱发颈椎病。

（郝定均　刘国栋　徐杰　何永志　宋超）

参 考 文 献

［1］李季，高晓娟. 肩胛提肌运动损伤机制分析及运动处方［J］. 当代体育科技，2018，8（11）：14，16.

［2］李丰，李海，齐兆双，等. 肩胛提肌损伤的中医治疗进展［J］. 中国医药导报，2016（32）：41-44.

［3］孙天胜，沈建雄，刘忠军，等. 中国脊柱手术加速康复——围术期管理策略专家共识［J］. 中华骨与关节外科杂志，2017，10（4）：271-279.

［4］马江涛，张银刚，袁启令，等. 颈性眩晕的发病机制、诊断和治疗研究进展［J］. 中医正骨，2016，28（10）：32-37.

［5］中华外科杂志编辑部. 颈椎病的分型、诊断及非手术治疗专家共识（2018）［J］. 中华外科杂志，2018，56（6）：401-402.

［6］党耕町，孙宇，刘忠军. 无骨折脱位型颈脊髓损伤及外科治疗［J］. 中国脊柱脊髓杂志，2003，11（10）：581-582.

［7］MB A D，APRILL C，BOGDUK N. Cervical Zygapophyseal Joint Pain Patterns I［J］. Spine，1990，15（6）：453-457.

［8］CAIRD M S，REDDY S，GANLEY T J，et al. Cervical spine fracture-dislocation birth injury：prevention，recognition，and implications for the orthopaedic surgeon［J］. journal of pediatric orthopedics，2005，25（4）：484.

［9］MARCO ROFFI，HORST SIEVERT，WILLIAM A GRAY，et al. Carotid artery stenting versus surgery：adequate comparisons？［J］. Lancet Neurology，2010，9（4）：339-341.

［10］GRUBB S A，KELLY C K. Cervical discography：clinical implications from 12 years of experience［J］. Spine，2000，25（11）：1382-1389.

［11］KEVIN R. O' NEILL，MICHELLE S. SHEN，JESSE E. BIBLE，et al. Cervical Spine Fracture-Dislocation［M］. Orthopedic Traumatology，2018.

［12］BIZHAN AARABI. Management of unilateral facet fractures with and without subluxation/dislocation［J］. Seminars in Spine Surgery，2016，29（1）：14-19.

［13］中华外科杂志编辑部. 颈椎病的手术治疗及围手术期管理专家共识（2018）［J］. 中华外科杂志，2018，56（12）：881-884.

［14］欧阳鹏荣，贺西京，蔡璇. 上颈椎骨折分型的研究进展［J］. 中国骨伤，2017，30（9）：872-875.

［15］郑博隆，郝定均，杨小彬，等. 下颈椎骨折分型和治疗的研究进展［J］. 中华创伤杂志，2017，33（9）：849-854.

［16］VACCARO A R，KOERNER J D，RADCLIFF K E，et al. AOSpine Subaxial Cervical Spine Injury Classification System［J］. Eur Spine J，2016，25（7）：2173-2184.

［17］陈德玉，贾连顺，谭军，等. 前后路联合手术固定治疗严重下颈椎骨折脱位［J］. 中国骨与关节损伤杂志，2002，17（2）：97-99.

第八章　胸椎训练伤

第一节　胸部、胸背部常见软组织训练伤

胸椎是位于腰椎和颈椎之间的脊柱节段,形成躯干中轴的上部分。12个胸椎、12对肋骨和胸骨借助关节、韧带等连接组成骨性胸廓。骨性胸廓和肌肉软组织构成胸壁,胸壁和膈肌围成胸腔,胸壁参与呼吸运动,胸腔容纳循环系统和呼吸系统的主要器官。胸廓环在前方由肋软骨与胸骨构成胸肋关节,在后方则由肋骨头与相应椎体、椎间盘及横突形成关节,有学者提出将由胸骨、肋骨及胸肋关节组成的胸廓环作为胸椎第4柱的概念,以强调胸廓环对胸椎的特殊稳定作用。胸背部的肌肉主要有背阔肌、菱形肌、后锯肌、竖脊肌、胸大肌、胸小肌、肋间肌等。胸椎训练伤主要是指骨性胸椎以及胸背部肌肉因训练引起的损伤,临床发生率比较高。

一、胸部扭挫伤

胸部扭挫伤为受自身扭转、牵拉所致,或暴力撞击胸部引起的胸肋部疼痛、肿胀,随胸廓运动(呼吸、咳嗽等)症状加重的软组织损伤,是训练中常见的胸部损伤。

（一）损伤机制

胸部扭挫伤常见于格斗、攀爬训练中的打击、碰撞、冲撞、挤压等直接暴力作用于胸部,造成胸壁软组织挫伤;或因屏气抬重物、用力举重等导致胸部肌肉过度牵拉、扭转而产生损伤。由于受伤机制是直接暴力,因此胸壁软组织挫伤很常见,严重者可伴行胸壁皮肤潜行撕脱。因胸壁血运丰富,有时可形成皮下血肿。这种损伤常合并肋骨骨折及胸腔脏器损伤,如并发肺挫伤和胸膜破裂,可导致气胸、血胸等,引起咳嗽、胸闷、呼吸困难等。

（二）解剖特点

胸壁由皮肤、浅筋膜、深筋膜、胸廓外肌层、胸廓和肋间肌以及胸内筋膜等构成。

胸肌分为胸上肢肌和胸固有肌两群。胸上肢肌主要包括胸大肌、胸小肌、前锯肌(图 8-1-1),位于胸壁前面及侧面浅层;胸固有肌包括肋间外肌、肋间内肌、肋间最内肌、肋横肌(图 8-1-2),参与构成胸壁。

（三）临床表现

伤后出现胸闷、胸痛,并逐渐加重;呼吸、咳嗽、喷嚏时胸痛加重。受伤部位轻度肿胀,合并血肿者,肿胀明显,局部压痛明显。胸廓挤压试验阴性者,压痛点在肋骨上者,为肋骨骨膜挫伤;压痛点在上下两根肋骨之间的,为肋间肌挫伤。胸廓挤压试验阳性者,可能为肋骨骨折。因此,在按压压痛点时需慎重,以免骨折端因按压过重造成胸膜和/或肺部等其他胸腔脏器损伤。

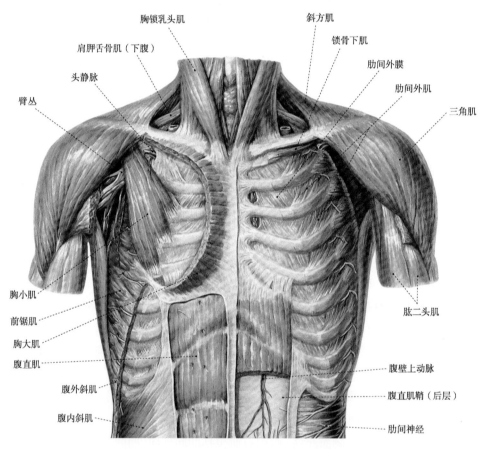

胸锁乳头肌

斜方肌

肩胛舌骨肌（下腹）

锁骨下肌

头静脉

肋间外膜

臂丛

肋间外肌

三角肌

胸小肌

肱二头肌

前锯肌

胸大肌

腹直肌

腹壁上动脉

腹外斜肌

腹直肌鞘（后层）

腹内斜肌

肋间神经

图 8-1-1　胸上肢肌

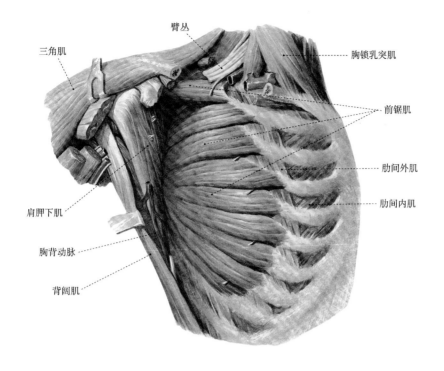

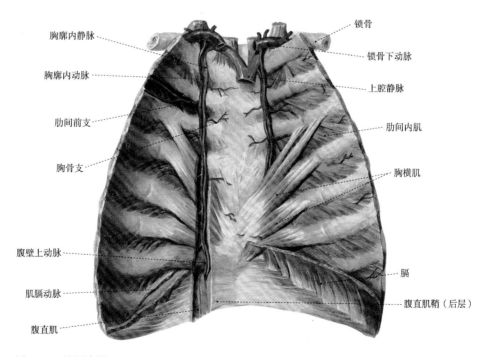

图 8-1-2　胸固有肌

（四）辅助检查

X线片（胸部正侧位）检查无异常表现，但基本可排除肋骨骨折和气胸、血胸等。怀疑有肋骨骨折，可行胸部肋骨CT三维重建检查。

（五）诊断

1. 胸部有明确的外伤史　暴力直接作用于胸壁，如人体在运动中碰到硬物上，或被棒棍、拳击打等；或有屏气抬重物、用力举重等。

2. 症状和体征　伤后出现胸闷、胸痛，随胸廓运动如深呼吸、咳嗽、喷嚏时疼痛加重，重者翻身困难；查体可见局部皮肤青紫、肿胀，压痛明显，胸廓挤压试验阴性。

3. X线片检查　未见明显异常。

（六）治疗

治疗原则：以休息、止痛、功能锻炼为主。

1. 一般治疗　以半卧位适当休息。

2. 药物治疗　①外用药：云南白药气雾剂喷患处，或者氟比洛芬凝胶贴膏贴患处，或扶他林软膏涂患处。②口服药：非甾体类消炎止痛药物，服用上述药物需注意胃肠道反应，既往有胃十二指肠溃疡、心脏疾病者，可选用弱阿片类止痛药：曲马多缓释片0.1g口服2次/日（首次减半）等。

3. 物理治疗　伤后24小时内局部冰敷，减轻疼痛及肿胀形成；24小时后热敷或者红外理疗，促进局部血液循环，达到镇痛、消肿等治疗目的。

4. 功能锻炼　每天练习吹气球等深呼吸活动。同时在不引起剧烈疼痛的情况下，多做扩胸运动及上肢活动。功能锻炼越早越好，可预防胸膜粘连，以免长期遗留胸痛。

（七）预后及预防

1. 预后　该病经休息、止痛、功能锻炼等处理后，一般预后良好，1~2周可恢复正常训练。

2. 预防　加强防范意识，训练前应先拉筋伸展，放松肌肉，达到热身效果后再运动。训练时严肃认真，禁止嬉闹，在格斗等项目时做好防护。

二、菱形肌损伤

菱形肌损伤是日常训练中常见的损伤。常因训练中上肢的外展上举动作过猛，或肩关节反复活动使其受到过度牵拉而撕裂，或因过度伸缩和劳损，致使局部充血、肿胀、炎性渗出，日久发生粘连、瘢痕、挛缩，是一种以肩背部酸胀、疼痛、沉重感为主要症状的综合征。

（一）损伤机制

菱形肌损伤在日常训练中常见。训练时，未充分热身，突然发力，如肩扛抬重物、用力向前投掷、举重等，引起急性损伤。部分伤员有较强的疼痛耐受力，急性损伤后，未经治疗或者治疗不彻底，造成了肌肉损伤部位炎性反应加剧，在坚持训练的状态下，肌纤维痉挛、水肿、粘连甚至变性，逐渐纤维化，形成瘢痕，勉强活动上肢时出现新的损伤。还有部分伤员，在工作生活中,长期保持单一坐姿(肩胛骨处于外旋位),菱形肌处于收缩状态,形成劳损发生本病。

（二）解剖特点

菱形肌分为大、小菱形肌,大菱形肌位于斜方肌深层,肩胛下肌的下方。大菱形肌菲薄而扁宽,呈菱形,起自第1~4胸椎棘突,肌纤维向外下,几乎附着于肩胛骨脊柱缘的全长。小菱形肌呈窄带状,起自第6、7颈椎棘突,附着于肩胛骨脊柱缘的上部,在大菱形肌的上方,与大菱形肌之间隔以很薄的疏松结缔组织层,止于肩胛骨内侧缘(图 8-1-3)。收缩时,若肩胛骨不动,就能使头仰伸,而脊柱固定不动时,可以上提肩胛骨并向脊柱靠拢。

（三）临床表现

急性损伤者,疼痛大部分在一侧,肩胛骨内侧疼痛难忍,静息痛明显,活动后加剧,

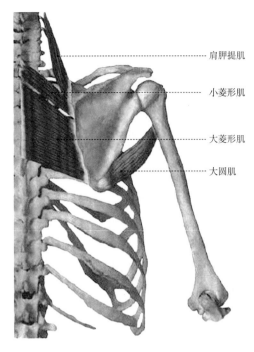

肩胛提肌

小菱形肌

大菱形肌

大圆肌

图 8-1-3　菱形肌

不能完成耸肩动作,严重者可发生呼吸不畅;慢性劳损者,肩胛骨内侧酸痛,不能久坐,劳累或受寒后加重,严重者难以入睡,翻身困难。

查体上,在菱形肌体表投影处有明显而深在性的压痛,有时可触及斜行的条索状隆起,压痛点有不同程度的弹响声,肩胛骨做内外旋活动时疼痛加重,耸肩抗阻力试验(图 8-1-4)、仰头挺胸试验(图 8-1-5)阳性。

耸肩抗阻力试验:伤员取站立位或者坐位,检查者位于伤员对面,双手放在伤员双肩上,嘱伤员做双侧耸肩动作,检查者施予一定阻力,若出现菱形肌区域疼痛,为阳性,说明菱形肌有损伤。

仰头挺胸试验:伤员取站立位或者坐位,嘱伤员做仰头挺胸动作,此时菱形肌收缩,若出现菱形肌区域疼痛,为阳性,说明菱形肌有损伤。

（四）辅助检查

1. X 线片检查　未见明显异常,但可排除胸椎棘突、横突等附件骨折。

2. 彩超检查　在损伤早期,表现为肌腹内低回声;形成血肿者,可出现液平。

3. MRI 检查　T_1WI 低信号、T_2WI 高信号。

（五）诊断

1. 训练中有肩挑(扛)重物、手抬重物等病史,或者长期端坐工作史。

2. 症状和体征　急性损伤者,疼痛大部分在一侧,肩胛骨内侧疼痛难忍,活动后加剧,不能完成耸肩动作,严重者可发生呼吸不畅;慢性劳损者,肩胛骨内侧酸痛,不能久坐,劳累

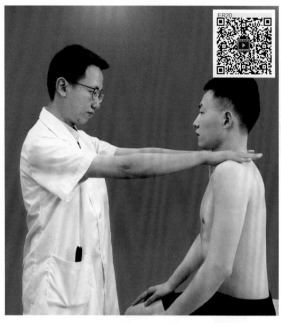 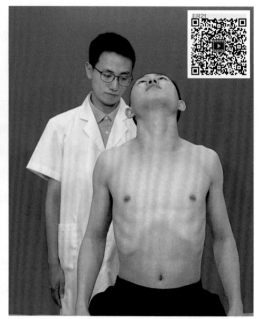

图 8-1-4　耸肩抗阻力试验（操作视频请扫描图中二维码）　图 8-1-5　仰头挺胸试验（操作视频请扫描图中二维码）

或受寒后加重,热敷后缓解。查体上,在肩胛骨内侧缘和脊柱之间菱形肌体表投影处有明显而深在性的压痛。有时可触及斜行的条索状隆起,压痛点有不同程度的弹响声,肩胛骨做内外旋活动时疼痛加重,耸肩抗阻力试验、仰头挺胸试验阳性。

3. X 线片一般无明显变化。

（六）治疗

治疗原则:以休息、止痛、物理治疗为主。

1. 一般治疗　适当休息,避免耸肩、仰头等动作诱发疼痛。

2. 药物治疗　①外用药:云南白药气雾剂喷患处或者氟比洛芬凝胶贴膏贴患处或扶他林软膏涂患处。②口服药:非甾体类消炎止痛药物,服用上述药物需注意胃肠道反应。既往有胃十二指肠溃疡、心脏疾病者,可选用弱阿片类止痛药:曲马多缓释片 0.1g 口服 2 次 / 日（首次减半）等。

3. 物理治疗　急性损伤者 24 小时内冰敷,24 小时后热敷,慢性劳损者可局部热敷、远红外理疗仪局部照射等,并配合针灸、推拿等手法治疗。

4. 封闭治疗　经上述治疗后,若症状仍无明显缓解,可行痛点封闭。

配伍:2% 利多卡因注射液 5ml+ 复方倍他米松注射液 1ml。

容量:1~5ml。

疗程:1 次 /（2~4）周,共 2~4 次,疗程视病情而定。

5. 针刀治疗　研究表明针刀松解治疗菱形肌损伤具有良好的临床疗效,且中远期效果稳定,可根据具体病情施治。

（七）预后及预防

1. 预后　经物理、推拿、药物治疗，一般预后良好。

2. 预防　注意坐姿，避免保持单一姿势不变，训练前应先拉筋伸展，放松肌肉，避免突然发力。

三、胸椎小关节紊乱综合征

胸椎小关节紊乱综合征又称为胸椎小关节炎，是指胸椎的关节突关节、肋头关节和肋横突关节，在外力、劳损或胸椎退变等因素作用下，导致关节面不对称、关节囊充血水肿、滑膜嵌顿及关节周围韧带、神经组织损伤或受刺激，而出现的胸背痛、胸肋部疼痛、呼吸活动障碍甚至出现胸腹腔脏器的功能性改变的一类病症。

（一）损伤机制

该病大部分伤员没有明确外伤史，多为体位或姿势不良的情况，如伏案工作、看电脑及在一些日常训练时处于特殊姿势，加之着凉或长期慢性积累性劳损，以及肌肉痉挛不协调时突然上举上肢，或者在侧身提物、咳嗽及打喷嚏等动作时牵动了胸廓和脊椎，使胸椎两侧关节突关节、肋椎关节和肋横突关节受力不均衡，不能承受瞬间应力而引起单个或多个小关节轻微移位。

（二）解剖特点

1. 关节突关节　由相邻椎骨的上、下关节突的关节面构成，属平面关节，只能做轻微活动。

2. 肋头关节　由肋头的关节面与相邻胸椎的椎体边缘的肋凹（常称半关节面）构成，属于微动关节且有肋头辐状韧带和关节内韧带加强。

3. 肋横突关节　由肋结节关节面与相应椎骨的横突肋凹关节构成，也属于微动关节。有肋横突韧带、囊韧带、肋横突上韧带和肋横突外侧韧带等加强。

肋头关节和肋横突关节组成肋椎关节，这两个关节在功能上是联合关节（图 8-1-6）。

（三）临床表现

1. 少部分伤员有弯腰突然转身或负重扭转躯干病史。

2. 症状　下胸背部突然酸痛不适，并向前胸或两侧下肋部放射，类似"闪腰""岔气"的感觉。疼痛开始时轻微，常于 1~2 日胸背部疼痛逐渐加重，严重时行走或咳嗽、打喷嚏等，均可引起疼痛加剧。

3. 体征　伤员胸背部棘突旁有压痛、叩击痛。

（四）辅助检查

1. X 线片检查　多无异常表现，但可以排除胸椎骨折、结核、肿瘤等病变。

2. MRI 表现　双侧小关节不对称，关节走向不一致，关节间隙增宽或者变窄，关节周围软组织水肿表现，T_1WI 低信号、T_2WI 高信号。

（五）诊断

1. 少数伤员有胸背部外伤史，大部分伤员是在无意中弯腰转身或提重物扭转躯干时发生。

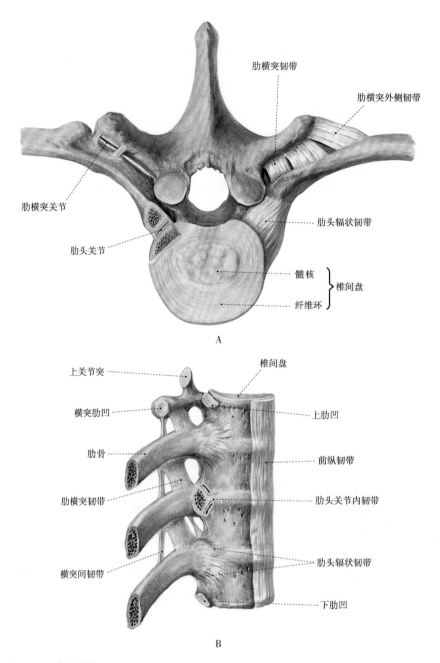

肋横突韧带

肋横突外侧韧带

肋横突关节

肋头辐状韧带

肋头关节

髓核

纤维环

椎间盘

A

上关节突

椎间盘

横突肋凹

上肋凹

肋骨

前纵韧带

肋横突韧带

肋头关节内韧带

横突间韧带

肋头辐状韧带

下肋凹

B

图 8-1-6　肋椎关节

2. 症状和体征　胸背部酸痛不适,并向前胸或两侧下肋部放射,疼痛逐渐加重。患椎及相邻数个椎体有深压痛,压痛点位于棘突旁或棘突间。有时可见一侧背部肌肉痉挛隆起。

3. MRI 表现为双侧小关节不对称,关节走向不一致,关节间隙增宽或者变窄。

（六）治疗

治疗原则：该病多采用药物及物理治疗。

1. 一般治疗　适当休息，避免后仰等诱发疼痛的动作发生。

2. 药物治疗　①口服药：非甾体类消炎止痛药物，可取得良好效果。②外用药：云南白药气雾剂喷患处或者氟比洛芬凝胶贴膏贴患处或扶他林软膏涂患处。

3. 物理治疗　可用热敷、红外线、超短波等物理治疗方法。

4. 手法治疗　手法分为两步，先行局部放松手法，然后采取复位手法。①放松手法：以按揉、搓擦等手法施于胸椎两侧软组织，以缓解肌肉痉挛，减轻肌肉疼痛，有利于下一步手法实施。②复位手法：主要有膝顶后扳法、旋转复位法等，根据不同病情采用不同的方法治疗。

5. 局部封闭治疗　经上述治疗后，若症状仍无明显缓解，可行小关节封闭。

配伍：2%利多卡因注射液5ml+复方倍他米松注射液1ml。

容量：1~5ml。

疗程：1次/（2~4）周，共2~4次，疗程视病情而定。

（七）预后及预防

1. 预后　该病经手法整复后，一般预后良好。

2. 预防　平常注意坐姿，不要久坐；训练前应先拉筋伸展，放松肌肉，达到热身效果后再运动。

四、肋软骨炎

肋软骨炎又称胸软骨痛、软骨增生病，是一种常见的疾病，分为非特异性肋软骨炎和感染性肋软骨炎，临床中最常见的是非特异性肋软骨炎，是肋软骨与胸（肋）骨交界处的非特异性、非化脓性炎症。本节主要讲述非特异性肋软骨炎。

（一）流行病学和病因

1. 流行病学　好发于青壮年，无显著性别倾向。好发于第2~5肋软骨交界处，一般为多发性，见于一侧胸骨旁，或为两侧对称性，单发者以第2肋软骨常见。

2. 病因　该病病因不明确，一般认为与外伤或劳损有关。胸部受到挤压或撞击等使胸肋关节软骨发生急性损伤，或上臂长期持重物或单双杠等慢性劳损，导致肋软骨水肿、增厚的无菌性炎症而发病。

（二）解剖特点

肋软骨位于各肋骨前端，由透明软骨构成，终生不骨化。第2~7肋软骨与胸骨相应的肋切迹构成胸肋关节，属微动关节。第1肋与胸骨柄之间的连结是一种特殊的不动关节，第8~10肋软骨的前端不直接与胸骨相连，而依次与上位肋软骨形成软骨连接。因此，在两侧各形成一个肋弓，第11和第12肋的前端游离于腹壁肌肉之中（图8-1-7）。

（三）临床表现

1. 病史　一般有胸部受到挤压或撞击损伤史，或上臂长期持重物或吊单杠等。

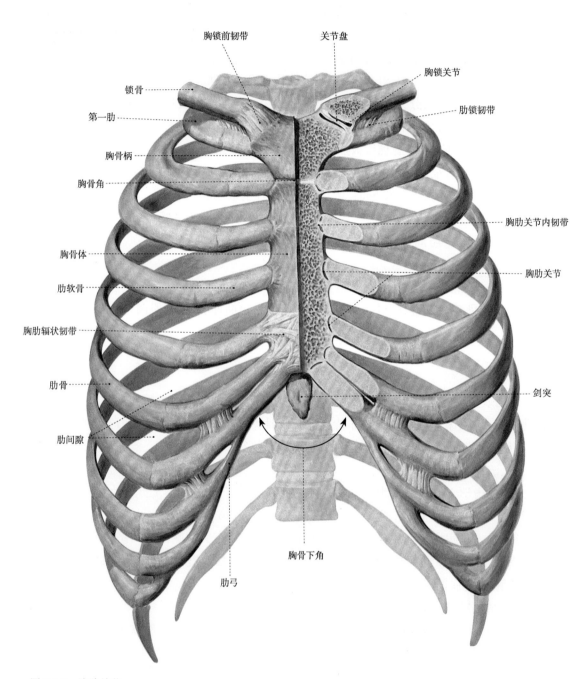

图 8-1-7　胸肋关节

2. 症状和体征　急性发病者可突然感到胸部刺痛、跳痛或者酸痛。慢性发病者,肋骨与肋软骨交界处呈弓状逐渐隆起,肋软骨增宽,肋弓呈唇样外翻,局部软组织肥厚,肋间肿胀,钝痛,皮肤无改变。有时向后背肩胛部或侧肩、上臂、腋窝处放射,深呼吸、咳嗽、活动、挺胸与劳累后疼痛加重,休息或侧卧位时疼痛可缓解。病程可能持续几小时或几天,但症状反复,常在数月内自愈,个别可持续数年。

（四）辅助检查

1. X 线片检查　胸部 X 线片检查多无异常,部分伤员显示肋软骨骨化,但有助于排除肋骨骨折、胸壁结核、肋骨骨髓炎等。

2. CT 检查　可明确病变部位,能很好地显示软骨肿胀及骨化情况。

3. 心电图检查　肋软骨炎一般无心电图异常表现,但检查结果可帮助排除心血管系统疾病。

（五）诊断

1. 一般有胸部受到挤压或撞击损伤史,或上臂长期持重物或吊单杠等。

2. 局部疼痛,有时向背部或肩部放射。咳嗽和活动上肢时,疼痛加剧。以第 2、3 肋软骨常见。

3. 患处局部肿胀,部分有隆起,压痛明显。

4. X 线片检查一般无异常表现,心电图检查正常。

（六）治疗

该病以对症治疗为主。

1. 一般治疗　禁止行扩胸运动,咳嗽时予止咳对症处理。

2. 药物治疗　①外用药:云南白药气雾剂喷患处或者氟比洛芬凝胶贴膏贴患处或扶他林软膏涂患处。②口服药:非甾体类消炎止痛药物。

3. 物理治疗　可用红外线、超短波、中药离子导入等物理治疗方法。

4. 局部封闭治疗　疼痛剧烈者,可作局部痛点封闭。

配伍:2% 利多卡因注射液 5ml+ 复方倍他米松注射液 1ml。

容量:1~5ml。

疗程:1 次 /（2~4）周,共 2~4 次。

5. 手术治疗　保守治疗无效,局部有顽固性疼痛者,或不能排除恶性肿瘤时,可考虑行肋软骨切除术。

（七）预后及预防

1. 预后　一般预后良好,多数伤员可自行缓解或仅需对症处理即可痊愈。

2. 预防　训练前充分热身,劳逸结合,避免上臂长期持重物或吊单杠等,训练时应提高防护意识,搬运重物姿势要正确,不用力过猛,预防肋软骨、韧带损伤。

（黄砖枝　戴立林）

第二节　胸椎骨与关节训练伤

（一）流行病学和损伤机制

中上胸椎由于其解剖的特殊性，一般不容易损伤，所以导致胸椎骨折／脱位的暴力往往是巨大的，常见的损伤机制为轴向压缩、屈曲压缩以及旋转等。在军事训练中如跳伞、机动车训练、攀爬等相关项目中相对容易发生。

中上胸椎骨折脱位损伤特点有以下几个方面：①致伤外力强大，以交通事故伤占大多数；②损伤部位多在 $T_4 \sim T_7$ 节段，是由于外力直接作用于损伤部位和胸椎后背弓曲线在中胸椎（T_6、T_7）转折处，受力集中在转折部位；③损伤类型以压缩骨折和前脱位多见，由于损伤机制不同，可发生各种类型骨折；④脊髓损伤严重，前脊髓动脉由此进入脊髓，损伤后血液循环差，预后较差；⑤伤势往往严重，多合并胸部或头部损伤。

（二）解剖特点

胸椎共有 12 个椎体，其中 $T_1 \sim T_{10}$ 与相对应的肋骨及胸骨构成了胸廓。而 T_{11}、T_{12} 与浮肋相连，其生物力学特性及损伤特点和腰椎相似，故多数学者将 T_{11}、T_{12} 损伤和 L_1、L_2 损伤作为胸腰段损伤共同讨论。由于 $T_1 \sim T_{10}$ 脊椎节段参与构成胸廓其稳定性较高，故胸椎损伤的发生率较低，且合并脊髓损伤的发生率也低于下颈段和胸腰段。但是胸椎椎管相对于颈椎椎管及腰椎椎管更为狭窄，同时 $T_1 \sim T_4$ 节段是脊髓血液供应的相对危险区，因此一旦发生严重的胸椎损伤导致的脊髓损伤多为完全性脊髓损伤。

胸椎的特点：椎体切面呈心形，椎体侧方后部有一对肋凹和肋骨小头相连接形成肋头关节；椎孔大致呈圆形较小；椎弓根短而细；关节突近似额状位，不易发生脱位；棘突细长，伸向后下方，彼此重叠，呈叠瓦状；横突呈圆柱状，伸向后外方，前面有一肋凹，与肋结节构成肋横突关节。胸椎相关的韧带包括前纵韧带、后纵韧带、黄韧带、棘间韧带、棘上韧带等。在椎旁肌肉的辅助下，脊椎及韧带构成功能单位，完成胸段脊柱的支持、运动和保护脊髓的重要功能。胸椎的结构特点及胸廓的存在使得 $T_1 \sim T_{10}$ 的屈伸活动范围较颈段和腰段小，其平均屈伸范围是 $4° \sim 6°$。而旋转活动范围因小关节突面的方向特点较大。从功能解剖出发，胸椎功能单位主要由前方的椎体及椎间盘复合结构、后方两侧的关节突结构及侧方的肋椎关节三部分构成。由于胸椎与胸廓相连，胸段脊柱相对稳定，除非遭受剧烈严重的损伤，才有可能引起胸椎骨折或脱位。相对而言，胸椎损伤造成的压缩骨折和爆裂骨折的不稳定性较颈段和腰段弱一些，因此对胸椎损伤造成的不稳定性评估要慎重。

（三）分型

目前临床上胸椎骨折的分型主要参考胸腰椎骨折的分型标准，具体详见胸腰椎骨折与脱位（第九章）。

（四）辅助检查

1. X 线片检查　X 线片检查是胸椎骨折最基本的检查方法，通常拍摄正侧位 X 线片。胸椎骨折在 X 线片上可见骨折椎体高度降低，横径增宽，横向的脱位和侧移；侧位 X 线片可见椎体楔形改变(图8-2-1),骨折局部后凸畸形,小关节连续性中段,棘突间隙宽等。但X线片的缺点是常常低估了骨折与软组织损伤的程度以及脊髓神经损伤的程度,并不能完全显示所有的脊柱骨折。

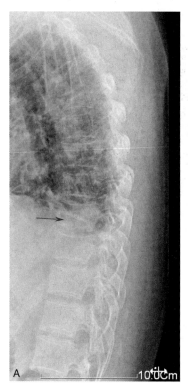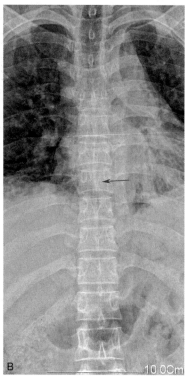

图 8-2-1　胸椎正侧位 X 线片(箭头所示 T_8 椎体压缩骨折)

2. CT 扫描　CT 扫描能提供更多的有关损伤组织情况。CT 能够准确地判断椎管的完整性及是否存在其他脏器损伤,确定损伤机制。常可以发现爆裂的椎体骨折块向后方突出到椎管内,进行多平面观察和三维重建(图8-2-2),可以观察骨折碎裂和移位程度,判断是否占据椎管,有利于骨折类型的确定,指导治疗。

3. MRI 检查　磁共振能清楚地显示脊髓神经和后方韧带复合体的情况(图8-2-3),尤其对脊髓有着其他检查难以替代的价值,它可以显示脊髓损伤的部位、损伤程度,如出血、水肿、压迫、萎缩、变性等,可以判断骨折是否为陈旧性骨折,对治疗方案的制定起到了重要的作用,缺点是对骨折的显示不如 CT 清晰。

(五)诊断

1. 明确的外伤史。

2. 胸椎骨折或骨折脱位后表现为胸背部明显的疼痛以及脊柱活动受限,骨折脊椎棘突常有压痛;严重的骨折或骨折脱位,常可触及棘突漂浮感或棘突间空虚感,可见皮下淤血;

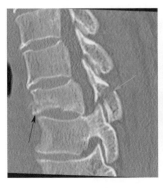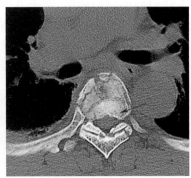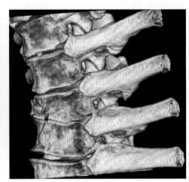

图 8-2-2　CT 示 T_5 椎体爆裂性骨折,椎体压缩明显,骨折累及椎体后壁,部分骨块突入椎管内,局部椎管狭窄(红色箭头),T_5 下关节突骨折(蓝色箭头)

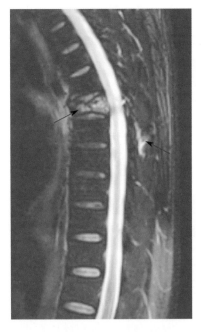

图 8-2-3　MRI 显示 T_6 椎体高信号
提示新鲜压缩骨折,脊髓无明显受压,且后纵韧带复合体可见高信号,提示损伤。

胸椎骨折常伴有脊髓损伤,出现相应的症状和体征,如下肢感觉麻木、不能运动甚至大小便失禁等。

3. 结合 X 线、三维 CT 重建、MRI 等影像学检查可明确骨折及其严重程度。

（六）治疗

胸椎骨折/脱位往往伴有其他部位的损伤,在治疗胸椎损伤之前,应明确其他部位的损伤情况,根据严重程度优先处理威胁生命的损伤。对于单纯的胸椎损伤,我们首先要明确两个问题:①是否合并有椎管受压并伴有脊髓或神经损伤。②是否存在不稳定。脊柱骨折的不稳定型的概念并不统一。目前临床上主要根据美国的 TLICS 评分系统(具体详见第九章第一节)制定相关的治疗方案。相关的治疗如下:

1. 一般治疗　对于胸椎损伤的伤员,首先要做的就是绝对卧床制动休息,避免骨折进一步的移位,导致脊髓的损伤。

2. 药物治疗　对于保守治疗或等待手术的伤员,可根据疼痛程度服用止痛药,常用的止痛药有:盐酸曲马多缓释片、塞来昔布胶囊;疼痛剧烈者可应用阿片类止痛药,如盐酸哌替啶等,但该类药物有成瘾的风险,应避免长期应用。

3. 保守治疗　对于骨折程度较轻,没有脊髓神经损伤,TLICS 评分 <3 分者,可采用卧床及佩戴胸椎支具等进行保守治疗。

4. 手术治疗　对于严重的爆裂骨折、骨折合并脱位或伴有脊髓神经损伤,TLICS 评分 >4 分者,建议手术治疗,目的是恢复椎体的高度及正常的解剖位置,及时的脊髓、神经减压,可为脊髓功能的恢复创造条件。

（七）预后及预防

预后对于单纯胸椎骨折而言,保守或者手术治疗,配合相应的康复治疗,一般都可取得满意疗效。合并脊髓损伤者,其预后相对较差,脊髓损伤越严重,预后越不好。

1. 预后　单纯胸椎骨折,若无脊髓、神经的损伤,保守或手术治疗后一般预后良好。骨折脱位或合并脊髓损伤的患者,其预后往往较差,其神经功能能否恢复与当时受伤程度及受压时间有关,如若其压迫不解除也同样影响神经功能恢复,及时治疗可以避免继发性损伤,处理不当往往容易导致残留永久性神经功能障碍,甚至截瘫。

2. 预防　胸椎训练伤重在预防,应采取科学热身训练方法,避免带伤带病训练;加强官兵心理素质的培养,反复进行模拟训练;严格遵照动作要领训练,避免盲目训练;选择合理的训练场地,训练应加强防护措施,抓好教育,提高认识,确保训练伤防护工作的落实。

（林海滨　陈瑞松　黄砖枝　戴立林　薛　超）

参 考 文 献

［1］JOHN M. MATHIS, ALI SHAIBANI, AJAY K. WAKHLOO. Spine Anatomy［M］. Springer New York, 2006: 23-81.

［2］E E BERG. The sternal-rib complex. A possible fourth column in thoracic spine fractures［J］. Spine, 1993, 18 （13）: 1916-1919.

［3］崔慧先,李瑞锡. 局部解剖学［M］. 9 版. 北京:人民卫生出版社, 2018: 67-73.

［4］丁文龙,刘学政. 系统解剖学［M］. 9 版. 北京:人民卫生出版社, 2018: 13-17, 39-44.

［5］赵玉沛,陈孝平. 外科学［M］. 3 版. 北京:人民卫生出版社, 2016: 417.

［6］朱俊琛,王超,马幸福,等. 菱形肌损伤的针刀松解与梅花针叩刺疗法的临床疗效观察［J］. 中国中医骨伤科杂志, 2016, 24（12）: 15-18.

［7］马柯. 糖皮质激素在疼痛微创介入治疗中的应用 - 中国专家共识［J］. 中国疼痛医学杂志, 2017, 23 （6）: 401-404.

［8］BOSWELL M V, COLSON J D, SEHGAL N, et al. A systematic review of therapeutic facet joint interventions in chronic spinal pain［J］. Pain Physician, 2007, 10（1）: 229-253.

［9］方军,张凤清,李婷洁. 中医正骨复位手法治疗胸椎小关节紊乱症［J］. 中医正骨, 2012, 24（4）: 58-59.

［10］DENIS F. The three column spine and its significance in the classification of acute thoracolumbar spinal injuries［J］. Spine（Phila Pa 1976）, 1983, 8（8）: 817-831.

［11］胥少汀,葛宝丰,徐印坎. 实用骨科学［M］. 4 版. 北京:人民军医出版社, 2015: 179-220.

［12］关骅,张关铂. 中国骨科康复学［M］. 北京:人民军医出版社, 2011: 220-240.

［13］VACCARO AR, ONER C, KEPLER CK, et al. AO Spine Thoracolumbar Spine Injury Classification System: Fracture Description, Neurological Status, and Key Modifiers［J］. Spine（Phila Pa 1976）, 2013, 38（23）: 2028-2037.

［14］王亦璁,姜保国. 骨与关节损伤［M］. 5 版. 北京:人民卫生出版社, 2012: 980-988.

［15］PONKILAINEN V T, TOIVONEN L, NIEMI S, et al. Incidence of Spine Fracture Hospitalization and Surgery in Finland in 1998-2017［J］. Spine（Phila Pa 1976），2020，45（7）: 459-464.

［16］WEIß T, KLÖPFER-KRÄMER I, HAUCK S, et al. Clinical and radiological evaluation of thoracic spine fractures with or without sternal fracture: is there a need for ventral stabilization?［J］. Eur J Trauma Emerg Surg, 2021, 47（3）: 733-737.

［17］HENEGHAN N R, PUP C, KOULIDIS K, RUSHTON A. Thoracic adverse events following spinal manipulative therapy: a systematic review and narrative synthesis［J］. J Man Manip Ther, 2020, 9: 1-12.

［18］BIZIMUNGU R, SERGIO ALVAREZ, BAUMANN B M, et al. Thoracic Spine Fracture in the Panscan Era ［J］. Ann Emerg Med, 2020, 76（2）: 143-148.

［19］KHURANA B, KARIM S M, ZAMPINI J M, et al. Is focused magnetic resonance imaging adequate for treatment decision making in acute traumatic thoracic and lumbar spine fractures seen on whole spine computed tomography?　［J］. Spine J, 2019, 19（3）: 403-410.

［20］KHURANA B, PREVEDELLO L M, BONO C M, et al. CT for thoracic and lumbar spine fractures: Can CT findings accurately predict posterior ligament complex injury?［J］. Eur Spine J, 2018, 27（12）: 3007-3015.

［21］MAREK A P, MORANCY J D, CHIPMAN J G, et al. Long-Term Functional Outcomes after Traumatic Thoracic and Lumbar Spine Fractures［J］. Am Surg, 2018, 84（1）: 20-27.

［22］CHO Y, KIM Y G. Clinical Features and Treatment Outcomes of Acute Multiple Thoracic and Lumbar Spinal Fractures: A Comparison of Continuous and Noncontinuous Fractures［J］. J Korean Neurosurg Soc, 2019, 62（6）: 700-711.

第九章　胸腰椎训练伤

（一）流行病学

胸腰段是脊柱训练伤最好发的部位，超过半数的脊柱训练伤发生在胸 11~ 腰 2。对基层官兵调查得知，我军官兵发生胸腰椎骨折或者脱位的比例约占脊柱脊髓损伤的 63.7%，其中，完全性脊髓损伤占 20%，不完全损伤占 15%，超过 50% 病例存在合并伤，如其他部位的骨折、头部外伤、肺部损伤及腹腔脏器损伤，5% 病例会出现脊柱多发骨折。

军事训练导致胸腰椎损伤的原因可归纳为以下 5 个方面：

1. 运动生理状态不良，包括疲劳和伤病后恢复阶段因为机体反应迟钝易引起创伤。

2. 训练水平不高，包括身体素质差和专项技术掌握不正确。

3. 训练安排不合理，主要为缺乏循序渐进的训练方法和单一的训练方法，对不同训练水平、年龄及有无伤病的官兵没有区别对待。

4. 缺乏医务人员的监督。

5. 场地器材老化及缺乏有效防护设备。

（二）损伤机制

脊柱受伤时可能有多种外力共同作用，但多数情况下，只是其中一种或两种外力导致脊柱损伤。作用于胸腰椎的外力包括压缩、屈曲、侧方压缩、屈曲 - 旋转、剪切、屈曲 - 分离、伸展。

1. 轴向压缩　轴向压缩应力主要在椎体产生相对垂直的压缩负荷，导致终板的破坏，进而导致椎体压缩。在作用力足够大的情况下，将会产生椎体爆裂骨折，导致椎体后侧皮质的中间部分骨折，各种中心脱位的应力将会导致椎弓根椎体结合部位的骨折，如果作用力很大时，还会导致后方结构的破坏。

2. 屈曲　屈曲暴力将会导致椎体、间盘前缘压缩，同时椎体后缘产生张应力，导致后方韧带撕裂或撕脱骨折。中柱结构通常保持完整。如果椎体前柱压缩超过 40%~50%，将可能导致后方韧带、关节囊的损害，后期将会出现不稳定及进行性后凸畸形及神经损害。

3. 侧方压缩　侧方压缩的作用机制类似于椎体前方的压缩损伤，只不过作用于椎体的侧方。

4. 屈曲 - 旋转　屈曲 - 旋转损伤机制包括屈曲和旋转两种作用力。单纯屈曲外力的作用，主要损伤可能是前方骨结构破裂。随着旋转暴力的增加，韧带和关节囊结构将会受到破坏，这将会导致前柱和后柱结构的破坏。伴随着后侧关节囊结构和前柱间盘、椎体的破坏，高度不稳定的损伤类型将会产生。当关节突受到屈曲 - 旋转暴力作用的时候，关节突发生骨折，继而才可能出现脊柱的脱位。

5. 屈曲 - 分离　屈曲 - 分离损伤最早由 Chance 在 1948 年报道，在这种损伤里，屈曲轴向前移位（通常靠近前腹壁），脊柱受到较大的张力。椎体、间盘、韧带将会被撕裂或损坏，这可能会导致单纯骨损害、骨与韧带结构同时受损或者单纯软组织损伤。Chance 最先描述了骨损伤类型，骨折从棘突，向前通过椎板、横突、椎弓根，到达椎体。这种单纯的骨损伤通

常发生于 L_1~L_3 椎体,虽然在早期是急性损伤造成的不稳定,但是其后期的骨愈合能力强,稳定重建好。骨韧带损伤或单纯的软组织损伤通常发生于 T_{12}~L_2 水平,这种损伤应被认为是不稳定的,自行愈合机会很少。

6. 剪切　Roaf 最先报道了单纯剪切外力的作用机制,类似于屈曲 - 旋转作用,可以产生脊柱的前、侧、后滑椎畸形。创伤性前滑椎是最常见的损伤类型,常伴有严重的脊髓损伤。

7. 过伸损伤　过伸损伤产生于躯体上部向后过伸外力作用。其受伤机制与屈曲损伤正好相反,外力作用于前纵韧带和纤维环前部,同时后部结构受到压缩应力,这将会导致关节突、椎板和棘突的骨折。椎体的前下部将会发生撕脱骨折,多数情况下,这种损伤是稳定的,除非上位椎体相对于下位椎体发生后滑移。

（三）解剖特点

胸腰段脊柱一般指 T_{11}~L_2 脊椎骨,该节段脊柱位于相对稳定的胸椎（T_1~T_{10}）和腰椎（L_3~L_5）脊椎及融合为一体的骶骨（S_1~S_5）之间,它位于胸椎生理性后凸及腰椎生理性前凸之间,在脊柱运动过程中该节段是应力高度集中的部位,同时也是胸椎的冠状关节突关节面向腰椎的矢状关节突关节面的转换之处。实验研究表明,关节突关节面由冠状面转为矢状面处容易遭受旋转负荷的破坏,因此胸腰段相比脊柱其他节段更容易受到损伤。

圆锥通常起于 T_{11} 水平,在大多数男性,止于 L_1~L_2 椎间盘水平。女性的圆锥止点略高一些,有时圆锥位置很低,达到 L_2 水平,常伴有增大的终端。在 L_1~L_2 椎间盘水平以下的神经结构通常是神经根,此节段神经根与马尾的侧支循环血供很丰富,因而比较能够耐受缺血,也易于在受损后恢复。

正常胸椎及胸腰段的屈曲轴位于椎体的中部及后 1/3 的结合部,这个轴线的位置使得椎体前缘压缩承重区的瞬时力臂是后部张力承受区的 1/4,Brown 及同事的研究认为在 400 磅（1 磅力 =4.45 牛）的张力下后部结构将会损伤,这样的作用力在椎体前部将会产生 1 200~1 600 磅的压力。

维持脊柱稳定的一个重要结构是连接骨结构的软组织,包括韧带、间盘及肌肉组织,控制脊柱的运动及参与维护脊柱的稳定性。椎间盘结构包括纤维环和髓核组织,髓核组织镶嵌在纤维环内,作为脊柱轴向运动负荷的吸收结构。间盘组织是缺血结构,其营养主要来源于终板及纤维环邻近组织,在胸腰椎外伤致纤维环破裂后,其愈合能力较差。

（四）分型

胸腰椎骨折分型已有近百年的历史,1930 年 Bohler 首先根据解剖表现和致伤因素把胸腰椎骨折分为 5 类,但是 Bohler 没有意识到稳定性对骨折分类的重要意义。直到 1949 年,才由 Nicoll 提出了两种基本的损伤类型:稳定型和不稳定型骨折。Holdworth 认识到损伤机制的重要性,同时指出了后方韧带复合体在脊柱稳定性方面的重要作用,提出了"两柱"理论,从解剖学角度首次阐述了脊柱结构的稳定性对胸腰椎骨折分类的重要意义,但是"两柱"理论过于简单,从人体工程学的角度不足以解释整个致伤过程。Louis 建立了形态学分类系统,即椎体和两侧关节突的三柱概念。此外,他还区分了暂时的骨性不稳定和间盘韧带性损伤后的长期慢性不稳定。但是这些分型都没有涉及神经损伤,直到 Roy-Camille 提出了椎体损伤与椎管内容物的关系,他描述了神经环的结构,他认为神经环结构的损伤与不稳定有关,Roy-Camille 提出的神经环在后来 Denis 的分类中有了另一个名称,在这个分类中,"中柱"成为了一个重要的概念。1984 年,Denis 分析了 412 例胸腰椎骨折患者的 CT 影像,把骨折分为压缩骨折、爆裂骨折、屈曲牵张型骨折及骨折脱位,他提出脊柱损伤的"三柱"理论,即将胸腰椎分成前、中、后三柱,前柱包括前纵韧带和椎体、纤维环前 1/2;中柱包括后纵韧带、椎体、纤维环后 1/2;后柱包括骨性结构(棘突、椎板、关节突和椎弓根)以及连接的韧带结构(棘上韧带、棘间韧带、黄韧带和关节囊)。Denis 区分了力学不稳定和神经不稳定的概念,如果当两柱或以上的结构损伤时应当考虑机械不稳定,如果存在神经功能障碍则定义为神经不稳定。McAfee 及其同事将 Denis 与 White 及 Panjabi 的分类结合起来,根据中柱损伤类型,用 CT 影像学分析后,提出中柱的损伤原因有轴向压缩、轴向分离、轴向平移,这些损伤可能影响脊柱稳定性。McAfee 将损伤分为六大类:楔形压缩骨折、稳定的爆裂骨折、不稳定爆裂骨折、chance 骨折、屈曲分离骨折和平移损伤,并提出椎体损伤应该通过牵引分离或加压实现脊柱的稳定,这是那个时代一个重要的观点。Ferguson 和 Allen 综合三柱理论和暴力的形式提出一种机制分型,骨折类型包括屈曲压缩、屈曲分离、侧方屈曲、滑脱、扭转屈曲、垂直压缩、伸展分离以及单纯横突骨折。AO 分型则是对脊柱骨折进行了系统的分型,三种级别的损伤形式是椎体压缩、牵张型前后方结构损伤和旋转型前后方结构损伤,再通过形态学进行进一步细化各类亚型。

TLICS 系统是根据胸腰椎骨折的形态学特点、受伤椎体后纵韧带复合体是否完整及是否存在神经功能损伤及程度进行深度细致地评分,为骨折临床治疗方案选择提供了指导意见。损伤越是严重,得分越高,而最终的治疗方案选择则是由损伤分数决定的(表 9-0-1)。

表 9-0-1　TLISS/TLICS 评分系统

	评分依据	分值
骨折形态	压缩型	1
	爆裂型	2
	剪力及旋转型	3
	牵张型	4
神经损伤状态	无损伤	0
	神经根损伤	1
	脊髓或圆锥完全性损伤	2
	脊髓或圆锥不完全性损伤	3
	马尾神经损伤	3

续表

	评分依据	分值
后方韧带复合体	无损伤	0
	不确定	2
	断裂	3
治疗选择（总分）	非手术治疗	≤3
	非手术或手术治疗	4
	手术治疗	≥5

AOspine 评分系统是欧洲 AO 外科协会脊柱专门小组基于 TLICS 的基础之上提出的，它不光考虑到骨折形态学特性，还包含了与手术方案选择相关的临床因素，AOspine 评分系统增加了个体病例特异性的修正参数，包括影像学证据以及患者的相关并发症，比如临床检查提示的不确定性张力韧带损伤或强直性脊柱炎、风湿、骨质增生等。AOspine 评分综合了 Magerl 分类和 TLICS 评分的优点，使分类更接近伤情从而有利于治疗方案的合理选择。

1. AO spine 分类系统　2013 年欧洲 AO 协会提出最新的胸腰椎骨折分类，该分类方法是基于对三种基本参数的评估：骨折的形态学分类、神经功能状态；临床修正参数。

骨折的形态学分类

（1）A 型损伤：椎体压缩性损伤，损伤累及前部结构（椎体和 / 或椎间盘），包括临床不明显的损伤，如横突或棘突骨折。更严重的 A 型损伤出现椎体爆裂骨折伴椎体后部向后突入椎管，不伴有 PLC 的损伤及移位。A 型更进一步分为 5 个亚型（图 9-0-1）：

A0 亚型：椎体无骨折或不明显的横突或棘突骨折。

A1 亚型：椎体边缘压缩或嵌入骨折伴单个终板骨折，不累及椎体后壁。

A2 亚型：劈裂或钳夹样骨折，骨折线累及上下终板，但无椎体后壁损伤。

A3 亚型：椎体骨折影响单一终板伴任何累及椎体后壁和椎管的损伤。

A4 亚型：椎体骨折累及上下终板和椎体后壁。

（2）B 型损伤：张力带损伤，损伤累及前方或后方张力带结构。此型损伤可在 A 型椎体骨折中合并存在。B 型损伤被分为 3 个亚型（图 9-0-2）：

B1 亚型：后方张力带的单一骨性结构破坏延伸至前方椎体，也就是常说的 Chance 骨折。

B2 亚型：后方张力带损伤伴或不伴骨性结构破坏。

B3 亚型：损伤累及限制脊柱过伸的前纵韧带。损伤可经椎间盘或椎体本身，完整的后方结构铰锁限制了整体移位。伤后影像学检查常发现过伸性的结构紊乱。

（3）C 型损伤：移位 / 分离损伤，特点是脊柱骨折节段头尾端在任何平面上的移位超出了正常的生理范围。C 型损伤也可能出现椎体前后方结构的完全分离（图 9-0-3）。合并相关的椎体骨折都应单独分类（如 A0，A1，A2，A3，A4）。任何相关的张力带损伤都应单独分类。

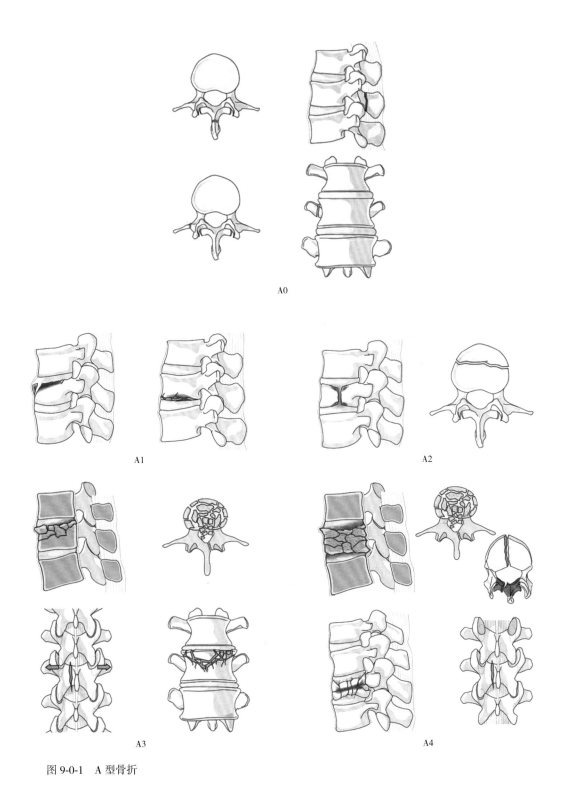

A0

A1

A2

A3

A4

图 9-0-1　A 型骨折

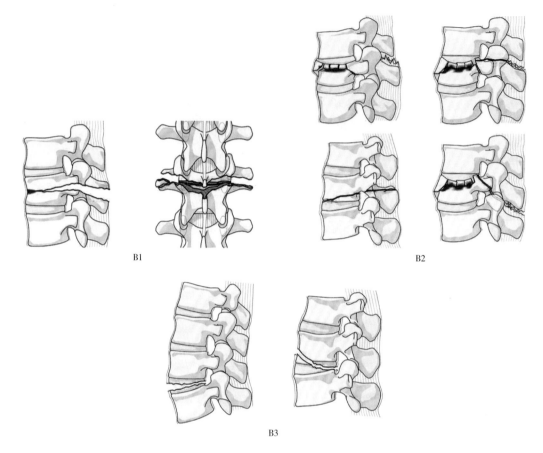

图 9-0-2　B 型骨折

2. 神经功能障碍分级　神经功能状态分为 5 级：

N0：神经功能正常；

N1：短暂的神经功能障碍；

N2：存在神经根损伤的症状或体征；

N3：不完全的脊髓或马尾神经损伤；

N4：完全性脊髓损伤；

NX：用来表示一些特殊患者，他们因为颅脑损伤，中毒，多发伤，气管插管或镇静而无法完成神经系统检查。

3. 病例特异的修正参数

M1：表示骨折伴有影像学检查（如 MRI）或临床检查发现的不确定的张力带损伤情况。该修正指数对骨结构稳定，而软组织存在损伤患者是否需要选择手术治疗有指导意义。

M2：表示患者特异的合并症，这些合并症可能会对患者的手术决策造成影响。M2 修正参数包括但不限于强直性脊柱炎，风湿情况，弥漫特异性骨骼肥大症，骨质疏松或者手术节段皮肤损伤等。

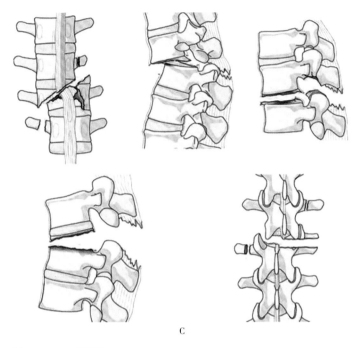

C

图 9-0-3　C 型骨折

（五）辅助检查

1. X 线片检查　X 线片检查所见对确定脊柱损伤部位、类型和骨折脱位情况，以及在指导治疗方面有极为重要的价值。胸腰椎骨折在侧位片上可见到椎体前上部有楔形改变或整个椎体被压扁，椎体前方边缘骨的连续性中断，或有碎骨片；粉碎压缩骨折者，椎体后部可向后呈弧形突出；骨折合并脱位者，椎体与椎体间有前后移位，关节突的解剖关系有改变，或有关节突骨折。在正位片上可见椎体变扁，或一侧呈楔形，其两侧的骨连续线中断或有侧方移位。还可见到椎板、关节突或横突的骨折等变化（图 9-0-4）。

2. CT 扫描　CT 可以清楚显示出椎体骨折、椎板骨折、关节突骨折、椎弓根的损伤，这些在普通平片上是难以确诊的。轴位平面上，CT 可以用来评估椎体骨折块对椎管的侵占情况，三维重建 CT 用来观察脊柱的序列情况，从各个平面了解脊柱的结构及损伤情况（图 9-0-5），在区分胸腰椎压缩骨折与爆裂骨折方面 CT 比 X 线片更具有明显的优势。

3. MRI　MRI 可以提供高清晰的软组织影像，在脊柱损伤诊断中很关键，因为可以看清神经组织。它可以帮助分辨水肿、出血、血肿以及神经结构的横断。MRI 可以判断神经损伤的严重程度以及脊柱的稳定性，并可以决定是否需要外科手术，它还可以判断预后的神经功能。脊髓内的血肿或水肿可以延伸至多个髓节，此现象可使得患者术后神经功能恢复不佳。而后方韧带结构可以通过 MRI 很好地观察，除非存在禁忌证，MRI 可用于所有存在神经损伤的患者以及需要通过后方韧带结构损伤情况判断是否需要手术的患者。尽管如此，MRI 不能代替 CT，对骨性结构的显示后者比前者更好（图 9-0-6）。

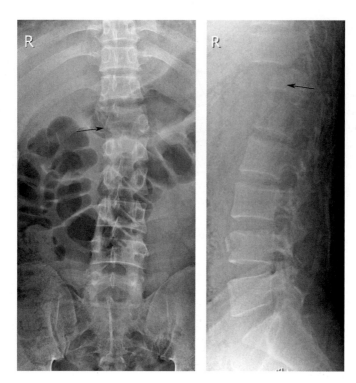

图 9-0-4　胸腰椎正侧位 X 线片

箭头所示 T_{12} 椎体脱位。

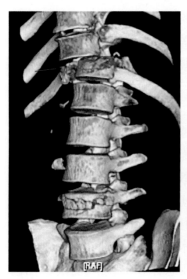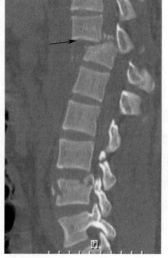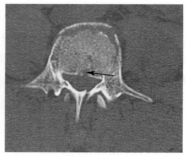

图 9-0-5　三维 CT 显示 T_{12} 椎体骨折并脱位

骨折块突入椎管致椎管狭窄（箭头）。

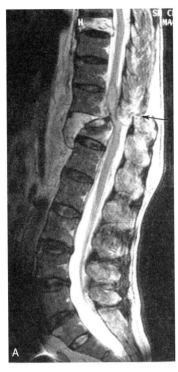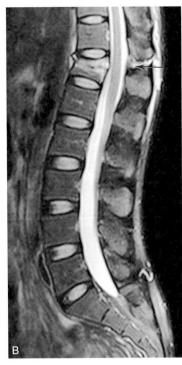

图 9-0-6　MRI 显示损伤

A. MRI T_2 相提示 T_{11}~ T_{12} 骨折脱位导致胸髓受压明显；B. T_2 脂抑相可见 T_{12} 水平棘突间韧带高信号，提示脊柱后方韧带复合体损伤。

（六）诊断

1. 伤病员有明确军事训练外伤史　如高空跳伞、障碍攀爬等。

2. 临床表现　为腰背部疼痛、活动受限，严重者可见皮下淤血及后凸畸形，根据神经损伤情况，可以同时伴或不伴下肢感觉、运动功能障碍，触诊伤椎棘突常有压痛及叩击痛，伴有后方韧带复合体损伤断裂或棘突间韧带撕裂脱位者，棘突间距增宽。

3. 辅助检查　X 线、三维 CT 重建、MRI 等影像学检查通常可明确损伤。

胸腰段脊柱脊髓损伤的诊断并不困难，其诊断的重点在于如何根据患者的损伤机制、症状、体征、影像学表现，来进行脊柱和脊髓的综合评估，从而指导进一步的治疗。但是需要注意的是，胸腰椎骨折通常由间接暴力引起，患者往往可能合并颅脑损伤、胸腹腔脏器损伤、骨盆及四肢骨折甚至休克，需要全面查体避免漏诊，首先抢救生命，确保生命体征平稳，再进行胸腰椎骨折的治疗。

（七）治疗

1. 若有其他严重复合伤，应积极治疗，抢救伤员生命。然后根据脊柱的稳定程度可采用保守治疗和手术治疗（见表 9-0-1）。

2. 保守治疗　适用于 TLICS 总分≤3 分者，单纯压缩骨折、单纯棘突或横突骨折，稳定性骨折无神经损伤,后凸畸形 <25° 的爆裂性骨折等。非手术治疗方法包括卧床休息、过伸位石膏固定或胸腰椎支具固定、药物镇痛配合物理治疗等。

3. 手术治疗   手术治疗适用于 TLICS 总分≥5 分者,不稳定性骨折、伴有进行性神经功能损伤的骨折或者脱位等。胸腰段骨折脱位合并脊髓和马尾神经损伤,应尽早手术治疗,伤后 6 小时是黄金时间,24 小时内为急性期,在条件允许的情况下尽可能争取手术进行脊髓彻底减压及脊柱的稳定。手术治疗目的:①重建脊柱的稳定性;②通过手术摘除压迫脊髓、圆锥与马尾神经的骨折片、脱出椎间盘或血块。以减轻或阻止脊髓和马尾神经的继发性损害;③探查脊髓,松解粘连,促使神经功能的恢复;④预防各种并发症。

对于手术方案的选择,目前临床可采用载荷分享分类系统(LSC),依据影像学资料对骨折损伤严重程度进行评分,通过受伤节段移位程度、受伤节段椎体破坏程度、后凸畸形程度三个不同角度进行评分,每项根据损伤程度不同分为 1~3 分,然后进行评分求和,评估脊柱骨折的稳定性。该分型认为:当评分为 3~6 分时,短节段的固定是合适的,但当评分超过 7 分时,需选择前方的重建。

4. 功能重建和康复   有些截瘫肢体的功能,如下肢剪刀步畸形等,可以通过矫形手术,改善步态,提高其生活自理能力。对于不能恢复的截瘫患者,通过多种锻炼康复措施、职业训练等,使之能乘轮椅活动,参加家庭及社会生活,此即综合治疗或全面康复的观点。

(八)预后及预防

1. 预后   单纯胸腰椎骨折,若无脊髓、神经的损伤,保守或手术治疗后一般预后良好,胸腰段骨折脱位合并脊髓和马尾神经损伤的患者其神经功能能否恢复除与当时受伤程度有关,还与受累的脊髓和马尾神经被移位骨片和脱出的椎间盘所致的持续压迫有关;若其压迫不解除也同样影响神经功能恢复,及时治疗可以避免继发性损伤,处理不当往往容易导致残留永久性神经功能障碍,甚至截瘫。

2. 预防   胸腰椎训练伤重在预防,应采取科学热身训练方法,杜绝带伤带病训练;加强官兵心理素质的培养,反复进行模拟训练;严格遵照动作要领训练,避免盲目训练;选择合理的训练场地,训练应加强防护措施,抓好教育,提高认识,确保训练伤防护工作的落实。

(丁文元   林建聪   范纯泉   黄锡明   纪旭)

参 考 文 献

[1] JOHN M. MATHIS, ALI SHAIBANI, AJAY K, et al. Spine Anatomy [M]. SpringerNew York, 2006: 23-81.

[2] WILEY AM, TRUETA J. The vascular anatomy of the spine and its relationship to pyogenic vertebral osteomyelitis. J Bone Joint Surg Br. 1959, 41-B: 796-809.

[3] CRAMER G D, DARBY S A. Basic and clinical anatomy of the spine, spinal cord, and ANS [M]. Clinical anatomy of the spine, spinal cord, and ANS. 2014: 17-78.

[4] SHI J G, YUAN W, SUN J C. Surgical Anatomy of Upper Cervical Spine [M]. Springer New York, 2018: 68-72.

［5］严振国,李强.正常人体解剖学［M］.2版.北京:中国中医药出版社,2007:13-57.

［6］刘学敏,武志兵,王俊生,等.颈部相关血管和神经与颈椎间关系的应用解剖(英文)［J］.中国临床康复,2005(14):250-251.

［7］EBRAHEIM N A, LU J, BIYANI A, et al. An anatomic study of the thickness of the occipital bone. Implications for occipitocervical instrumentation［J］. Spine(Phila Pa 1976), 1996, 21(15): 1725-1729; discussion 1729-1730.

［8］崔新刚,张佐伦,王道军,等.腰椎三种椎弓根定位方法的对比解剖学研究及意义［J］.中国脊柱脊髓杂志,2005(7):433-435.

［9］YARBROUGH B E, HENDEY G W. Hangman's fracture resulting from improper seat belt use.［J］. South Med J, 1990, 83(7): 843-845.

［10］MATTHIAS A. KÖNIG, MICHAEL P, et al. The safe use of long screws in L5/S1 stand-alone anterior interbody fusion for olisthesis cases［J］. British Journal of Neurosurgery, 2018, 32(1): 1-4.

［11］BORNE G M, BEDOU G L, PINAUDEAU M. Treatment of pedicular fractures of the axis. A clinical study and screw fixation technique［J］. J Neurosurg, 1984, 60(1): 88-93.

［12］焦力刚,奚春阳,徐公平,等.下腰椎上关节突及峡部相关解剖结构的影像学测量［J］.中国脊柱脊髓杂志,2012,22(5):439-442.

［13］NADERI S, ARMAN C, GÜVENÇER M, et al. An anatomical study of the C-2 pedicle［J］. J Neurosurg Spine, 2004, 1(3): 306-310.

［14］ANDRÉ E. BUSSIÈRES. Clinical Anatomy of the Lumbar Spine［J］. JCCA. Journal of the Canadian Chiropractic Association. Journal de l'Association chiropratique canadienne, 1992, 36(3): 325-342.

［15］STOKES I A F, GARDNER-MORSE M. Quantitative anatomy of the lumbar musculature［J］. Journal of Biomechanics, 1999, 32(3): 311-316.

第十章　腰椎训练伤

第一节　腰椎常见软组织训练伤

一、急性腰扭伤

（一）流行病学和损伤机制

急性腰扭伤是腰部过度屈伸和关节扭转超过了腰部正常生理活动范围而伤及腰骶部肌肉、韧带、滑膜等软组织的一类疾病。急性腰扭伤发生率：陆军为 5%~22%，海军 4%~20%，空军 4%~19%，特别是新兵入伍前体育锻炼少，体能储备有限，短时间内不能适应高强度、高密度的军事训练生活，加上身体不协调、自我防护意识较弱等，急性腰扭伤的发生率较高。400m 障碍及器械、战术训练、俯卧撑、仰卧起坐是其主要致伤课目，这是由于在这类训练中腰部受力大而频繁，容易使肌肉与筋膜受损及撕裂出血等。另外腰部肌肉、筋膜和腰部韧带相互之间有密切的联系，如韧带（主要是棘上、棘间韧带）损伤后，在弯腰过程中的支持力量势必减弱，需要由肌肉筋膜来代偿，此时肌肉筋膜亦易受到损伤，其损伤特点是病程短、发病急。

（二）解剖特点

腰部软组织主要由椎间盘、韧带、腰肌筋膜及腰部肌群组成，其中腰部肌肉在脊柱各节段中最为强大，但由于腰骶部位处骨盆和躯干交界，活动范围大，活动频繁，因此腰骶部肌肉更易遭受损伤。当发生急性腰扭伤时，腰骶部肌肉等软组织撕裂引发局部炎性反应。好发部位以骶骨附着点处最常见，其次为棘突旁或横突上的腱膜附着处，而位于肌腹中部的撕裂则较少见。

（三）临床表现

1. 受伤瞬间伤员可有腰部软组织撕裂感，随即感到腰部的一侧或两侧剧烈疼痛。

2. 疼痛多位于腰骶部，一侧或两侧臀部及大腿后部，位置和性质较模糊，多为放射性疼痛；重者腰部疼痛剧烈、局部压痛明显，肌肉出现痉挛。改变体位、深呼吸、咳嗽或喷嚏时疼痛加剧。

（四）辅助检查

1. X 线片检查　可出现腰椎生理性弯曲变直，甚至侧弯。对于严重的腰扭伤伤员，应拍摄腰骶部正、侧位，必要时拍斜位片，以排除如骨折、小关节脱位、骨质增生等。

2. CT 检查　排除腰椎间盘病变与腰椎退变等疾病。

3. MRI 检查　可于肌间隙出现长 T_1 长 T_2、FS-T_2WI 等出血与血肿信号。

（五）诊断

1. 有明显的外伤史。

2. 腰骶部疼痛呈持续性,休息后可缓解,一般无下肢放射痛及感觉异常。

3. 有明确的损伤部位,腰骶部有明确的局部压痛点,如棘突旁、棘突间、骶棘肌等处,伴有肌紧张痉挛,腰骶部活动因疼痛受限。

4. 腰椎 X 线片及 CT 无异常表现。

5. 局部使用麻醉药物痛点封闭注射后疼痛消失或者明显减轻。

（六）治疗

治疗原则:消除病因、缓解疼痛、解除痉挛。

1. 一般治疗　立即停止训练,卧床休息,腰部制动(如给予腰围保护),以解除肌肉痉挛,减轻疼痛。

2. 药物治疗　局部给予双氯芬酸钠乳膏或氟比洛芬巴布贴等外用药消炎镇痛,口服非甾体类抗炎药如塞来昔布胶囊、布洛芬胶囊等,肌肉松弛药如乙哌立松片等。

3. 理疗　于 24~48 小时内局部冷敷以减轻局部充血从而减轻疼痛,而后热敷按摩等促进局部血液循环、缓解肌肉痉挛。

（七）预后及预防

1. 预后　有效的治疗方法结合理疗能够使伤者很快恢复并再回到正常生活训练中,预后好。

2. 预防　①全面加强腰背部肌群、腹部肌群等核心肌群的力量训练,增强脊柱稳定性,切不可只偏重于部分肌群,如腹部肌群;②训练前要充分热身活动;③训练中强调动作协调、熟练掌握动作要领;④重视心理训练,以避免因紧张害怕、缺乏自信等心理因素导致训练失误致伤;⑤训练过程中需要加强防护措施。

二、腰肌劳损

（一）流行病学和损伤机制

腰肌劳损是腰部肌群及其附着点筋膜、骨膜的一种急慢性损伤性炎症,是腰痛常见原因。其致病因素复杂多样,军人在日常训练中,长期进行超负荷训练,且经常性重复某一特定动作,个别姿势,如弯腰负重等,可使腰部肌肉长期处于被牵拉状态,久之腰肌产生慢性损伤。该症可反复发作,疼痛可随气候或训练强度而变化,与伤者兵种、专业及身体机能关联密切,常见腰部酸痛或胀痛,部分刺痛或灼痛,高强度运动后症状加重,经休息后有所缓解,适当活动或改变体位时减轻。军人因日常训练强度高,腰肌劳损发病率高于普通人,研究发现腰肌劳损的发生率:陆军为 3%~12%,海军 3%~9%,空军 2%~8%。

（二）解剖特点

腰部的肌肉主要包括腰背筋膜、背阔肌、骶棘肌、横突棘肌(半棘肌、多裂肌和回旋肌)和深层短肌(横突间肌、棘突间肌)。腰部是连接躯干和下肢的枢纽,两侧的横突是腰肌和腰方肌的起点,并有腹横肌、背阔肌的深部筋膜附着,是腰部肌肉收缩运动的支点,因此腰腹部肌肉弹力收缩时腰部受力最大,且是躯干活动范围及强度最大的部位之一,易使肌肉及筋膜的附着点处形成无菌性的炎症,刺激局部的神经纤维,日久可以引起软组织变性,导致腰背部、臀部及腿部疼痛。

（三）临床表现

1. 可有反复腰部扭伤史。

2. 腰部酸胀,钝痛,疼痛位置不确切。

3. 晨起和天气变化时加重,轻微活动后可缓解症状,但剧烈活动后加重。

（四）辅助检查

1. X线　通常无明显征象,可用于骨折、小关节脱位、骨质增生等鉴别诊断。

2. MRI　腰背肌肌间隙和肌骨间隙的组织液渗出,组织粘连和积液,腰背部肌肉和筋膜的水肿。表现为腰背部皮下、腰肌及筋膜下线状、条状或片状的长 T_1 长 T_2,FS-T_2WI 高信号。

（五）诊断

1. 反复腰部扭伤史。

2. 表现为腰背酸痛、胀痛,疼痛定位不明显,无下肢放射痛;在体能训练后加重,可出现腰背部肌肉保护性强直,休息或改变姿势可缓解;阴冷、潮湿的天气会引起疼痛或加重伤员病情。

3. 触诊时腰部肌肉紧张,压痛明显,可有硬结或肥厚感。

4. X线片可无阳性发现。MRI 检查可见腰背部皮下、腰肌及筋膜下线状、条状或片状的长 T_1 长 T_2,FS-T_2WI 高信号。

（六）治疗

治疗原则:消除病因、缓解疼痛、解除痉挛。

1. 一般治疗　适当休息避免过劳,发现并纠正训练或工作中导致劳损的不良姿势,必要时可给予佩戴腰围。

2. 药物治疗　局部给予双氯芬酸钠乳膏或氟比洛芬巴布贴外用以局部消炎镇痛,口服非甾体类抗炎药如:塞来昔布胶囊、布洛芬胶囊等可缓解腰部肌肉疼痛。

3. 物理治疗　给予理疗、针灸、按摩等可一定程度上缓解疼痛等症状。

4. 封闭治疗　给予 2% 利多卡因 5~10ml 于肿胀与压痛区选定 3~5 点注射封闭,必要时可加用激素,该治疗方法效果明显。

（七）预后及预防

1. 预后　早期诊断与治疗,纠正训练中不良动作与习惯,预后良好。

2. 预防　①科学施训,安排好训练的强度与密度,特别要考虑到新兵的体能耐受能力,训练强度与密度要均衡展开;②在训练过程中注意姿势的调节,尽量避免长时间重复某个特定动作;③提高心理素质,部分官兵特别是刚入伍的新兵有畏惧、紧张等情绪,可导致训练精力不集中,动作僵硬,协调性差等,训练中容易受伤;④身体过于肥胖者应减轻体重;⑤加强腰背部,腹部等核心肌群训练,以提高核心肌群的灵活性、平衡性和稳定性。

三、急性腰椎小关节紊乱症

（一）损伤机制

腰椎小关节紊乱症是军事训练伤中引起急性腰痛的常见原因,在400m障碍及器械、战术、投弹等训练中是尤为常见。该症是一种在急性腰扭伤或者腰肌劳损的基础上,腰部从静止状态突然闪扭、侧屈、旋转改变时,腰椎小关节间隙张开、关节内负压变大,关节发生微小错位、绞锁、滑膜进入关节间隙发生嵌顿、半脱位、弹性固定而引起下腰部疼痛伴腰椎活动受限的一种临床综合征。腰椎小关节紊乱常可引起急性腰痛等症状,伤员往往屈身侧卧,不能自主伸直腰部,不敢活动,害怕被触碰,常被误诊为急性腰扭伤,严重影响其训练及生活。

（二）解剖特点

腰椎小关节为下一椎体的上关节突与上一椎体的下关节突结合所构成,关节面有软骨覆盖,具有小关节腔,周围包绕着关节囊,其内层为滑膜,有分泌滑液的作用,以利关节活动,滑膜外方为纤维层,其增厚部分为韧带。腰椎关节面的排列接近矢状位,其关节面呈弧形,利于屈伸,侧弯及旋转。另外,滑膜和关节囊有丰富的感觉和运动神经纤维,因此腰椎小关节紊乱往往会引起剧烈的疼痛和反射性肌痉挛,如不及时解除嵌顿,容易产生慢性关节炎及慢性腰痛。

（三）临床表现

1. 伤后伤员立即感到剧烈腰痛,腰痛可向骶尾部、臀部及腿后侧放射,但不超过膝。

2. 伤员往往强迫屈身侧卧体位,腰不能挺直,活动受限,按压腰部可使疼痛加重。

3. 后仰时疼痛加重。

（四）辅助检查

1. X线片　患处腰椎棘突中线偏离,两侧小关节间隙不等宽、变窄或不对称、模糊不清,可因疼痛强迫体位出现脊柱侧弯等影像学改变。

2. CT　主要表现为两侧小关节间隙不对称,椎间关节面骨质硬化增生,密度不均,表面不光滑,韧带钙化,严重时可有小关节绞锁表现（图10-1-1）。

（五）诊断

1. 有腰部扭伤病史,发病急,多在弯腰取物,扭身动作或搬抬重物时。

2. 伤员站立时髋、膝关节屈曲,卧位时,屈身侧卧,腰部呈腰椎后凸的强迫体位;触诊见腰椎棘突有异样改变,患椎棘突可出现偏斜,患椎旁有压痛,局部肌肉紧张,压痛明显;伤后腰部的主动、被动运动均受限。

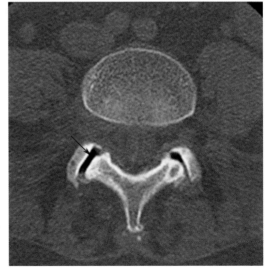

图 10-1-1　CT检查示腰椎两侧小关节间隙不对称

3. 辅助检查　X线、CT可表现为腰椎生理曲度变直或反弓、脊柱侧弯、小关节间隙不对称等，无骨折脱位、椎间盘破坏等征象。

（六）治疗

治疗原则：缓解疼痛、解除痉挛，复位腰椎小关节。

1. 药物治疗　局部给予双氯芬酸钠乳膏或氟比洛芬巴布贴，口服给予非甾体类抗炎药如：塞来昔布胶囊、布洛芬胶囊等可以减轻因肌肉筋膜炎和肌肉劳损所引起的疼痛。

2. 封闭治疗　确定部位（一般小关节位置在棘突旁1cm外），给予2%利多卡因溶液5~10ml注射封闭，必要时可加用激素，该治疗方法效果明显。

3. 手法治疗　使用旋转复位法、对推复位法、推腰复位法、掌压复位法等手法治疗对腰椎小关节进行复位，若复位成功，剧烈疼痛感可明显减轻或消失。

（七）预后及预防

1. 预后　预后好，经手法治疗及消炎止痛处理后多较快痊愈。

2. 预防　加强腰背部、腹部等核心肌群训练，注意要循序渐进，避免强行活动，以提高腰椎稳定性。

四、棘上棘间韧带损伤

（一）损伤机制

棘上棘间韧带受间接暴力或直接暴力作用，超过负荷时发生韧带断裂，可见于跳伞、障碍、单双杠及战术等训练中，其中间接暴力致伤在跳伞离机训练中尤为常见：当离机准备姿势起跳时，躯体保持脊柱前屈位，落地时地面反作用力通过下肢传递到脊柱，若失去平衡，则可过度屈曲牵拉绷紧的棘上棘间韧带，造成急性撕裂伤。直接暴力：障碍、器械训练中官兵不慎摔落致腰背部直接遭受撞击致棘上棘间韧带损伤。棘突尖部的上下缘应力最集中，受力最大处易受牵拉损伤，韧带撕裂，局部出血、水肿，若没有得到恰当的治疗，日久局部可机化粘连，形成瘢痕。

（二）解剖特点

棘上韧带分布于椎体的棘突之上，是一条坚韧的条索状韧带；该韧带起自C_7棘突上，经由胸段椎体的棘突，止于某个腰椎的棘突上。由于人体解剖结构的差异，棘上韧带终止的椎体也存在差异，绝大多数的人棘上韧带止于L_4棘突上，少部分的人止于L_3棘突上，只有极少数的人止于L_5棘突上，故L_5~S_1间棘上韧带缺如。从解剖层次上看，棘上韧带分为三层，最深层的韧带组织分布于相邻的两个棘突之间；中层韧带组织则涉及相邻的2~3个棘突；而最表浅的韧带组织则覆盖于邻近的3~4个棘突之上，3层纤维共同发挥着维持脊柱稳定的作用。棘上韧带上分布着对疼痛非常敏感的末梢神经，若该韧带损伤可使伤员产生明显疼痛。

棘间韧带是位于相邻的两个棘突之间的腱性组织，前侧是黄韧带，后侧是棘上韧带，棘间韧带同棘上韧带、黄韧带一起起着限制脊柱过度前屈的作用；棘间韧带的纤维较短，其方向具有多向性，分3层相互交叉排列；在腰部棘间韧带由竖脊肌腱、腰背筋膜和韧带构成，既往研究多认为棘间韧带与棘上韧带在限制椎体前移或滑脱的同时也会受到挤压和牵拉,且腰部处在离旋转轴最远的位置,所以会受到很大的拉力和压力,若腰部肌群力量不够,棘间韧带将承受更大的应力,故易于受到损伤。

（三）临床表现

1. 棘突与棘间有明显疼痛感,定位明显,严重时可呈刀割样疼痛,腰椎前屈或旋转活动时可使疼痛加剧。

2. 强迫腰部伸直位,不敢向前屈曲腰部,咳嗽、喷嚏时略屈髋屈膝,否则易诱发或加重疼痛。

3. 骶棘肌痉挛,出现保护性侧弯。

4. 仰位起床困难,常选侧卧位起床。

（四）辅助检查

1. X线片　正侧位一般无阳性表现;而过屈位则会出现棘突间隙的增宽。

2. MRI　棘上棘间韧带处可见长 T_1 长 T_2, FS-T_2WI 高信号（图 10-1-2）。

（五）诊断

1. 多有腰部的直接、间接暴力所致的外伤史。

2. 腰痛明显,腰椎活动受限,弯腰、翻身和行走困难,保持一定的强迫体位。

3. 腰肌紧张痉挛,脊柱生理弧度改变;棘突或棘突间局限性压痛,压痛点固定,叩击痛明显,局部皮肤无红肿表现,如触及断裂的棘间棘上处时,可有凹陷感或韧带弹响。

4. X线正侧位一般无阳性表现;而过屈位则会出现棘突间隙的增宽。

5. MRI 检查可见腰椎棘上棘间韧带 FS-T_2WI 高信号。

6. 对痛点行封闭后,上述症状迅速消失,麻醉消退后又复现者为阳性。

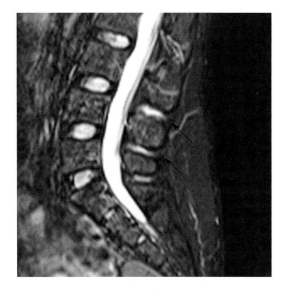

图 10-1-2　棘间韧带损伤 MRI 表现
L_3~L_4、L_4~L_5 棘间韧带 FS-T_2WI 高信号。

（六）治疗

治疗原则:消除病因、缓解疼痛。

1. 一般治疗　立即停止训练,卧床休息,可给予支具制动。

2. 药物治疗　局部给予双氯芬酸钠乳膏或氟比洛芬巴布贴外用局部消炎镇痛,口服非甾体类抗炎药如:塞来昔布胶囊、布洛芬胶囊等可缓解腰部肌肉疼痛。

3. 封闭治疗　给予 2% 利多卡因溶液 5~10ml 局部痛点注射封闭,必要时可加用激素,该治疗方法效果明显。

（七）预后及预防

1. 预后　症状较轻者经积极治疗后，预后较好，治疗期间或治愈后一个月内，避免频繁过度前屈或负重。

2. 预防　①科学施训，安排好训练的强度与密度，特别要考虑到新兵的体能耐受能力，训练强度与密度要均衡展开；②在训练过程中注意姿势的调节，特别是如跳伞机样腰椎过度屈曲的动作；③提高心理素质，避免因畏惧、紧张等情绪导致训练精力不集中，动作僵硬，协调性差等；④加强腰背部，腹部等核心肌群训练，以提高腰椎的稳定性。

五、第三腰椎横突综合征

（一）损伤机制

L_3处于腰椎生理前凸弧度的顶点，是腰椎前屈、后伸、旋转时的中心枢纽。其横突最长，是承受力量的重要部位，在横突上所附着的韧带、肌肉、筋膜承受的拉力也是最大，因此官兵训练时躯干侧屈动作易此处受损伤，从而引起该处附着肌肉撕裂、出血、瘢痕粘连、筋膜增厚挛缩，使血管神经束受摩擦、刺激和压迫而产生症状。

（二）解剖特点

1. 腰椎呈生理性前凸，其前突的顶点为L_3（图10-1-3）。

2. L_3为5个腰椎活动的中心，是腰椎前屈、后伸、左右旋转时的中心枢纽，腰椎活动时两侧横突所受牵拉应力最大。

3. 在所有腰椎中，L_3横突最长，因而所受杠杆作用最大，在其上所附着的韧带、肌肉、筋膜承受的拉力也是最大，较易受到损伤。

（三）临床表现

1. 伤员多有训练时急性损伤史或长期训练姿势不良及长时间的超负荷训练史。

2. 症状轻者表现为一侧或两侧腰部酸胀、疼痛、乏力，休息后缓解，训练强度大及野外训练受凉时症状加重；症状重者呈持续性疼痛，疼痛可向臀部、大腿后侧和内侧放射，腰部前屈和向健侧屈时症状加重，一般不超过膝关节。

3. 患侧第三腰椎横突尖部有明显的压痛，定位固定，局部可触及条索状硬结。

（四）辅助检查

X线片检查可见L_3横突过长或肥大，有时两侧不对称，或其附近软组织出现不规则的钙化影。

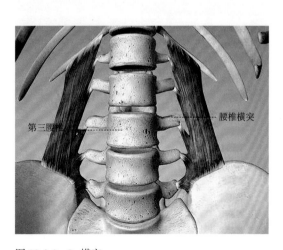

第三腰椎　　　　腰椎横突

图10-1-3　L_3横突

（五）诊断

1. 主要表现为腰痛,也可牵涉臀部和下肢,弯腰症状加重,休息后缓解。

2. 在 L_3 横突尖部（单侧或双侧）有明显压痛,可触及纤维性的软组织硬结或条索状物。

3. X 线片可见 L_3 横突过长或肥大。

4. 诊断性封闭　压痛点用 2% 利多卡因注射液注射后,疼痛及压痛消失。

（六）治疗

1. 一般治疗　卧床休息,腰部制动。

2. 药物治疗　肌肉松弛药（乙哌立松片）、消炎止痛药（双氯芬酸钠乳膏或氟比洛芬巴布贴等外用,塞来昔布胶囊、布洛芬等口服）可缓解疼痛。

3. 封闭疗法　于 L_3 横突尖的痛点处进针,达横突尖端做周围组织浸润注射 2% 盐酸利多卡因 5ml,一般 1 周 1 次,疗程视病情而定。

4. 物理治疗　推拿、针灸、按摩等物理治疗。

5. 手术治疗　一般采用非手术疗法多能缓解和治愈,仅有少数较顽固性痛者需手术剥离或切除横突。

（七）预后及预防

1. 预后　本病多由训练所致急性腰扭伤引起 L_3 横突周围的肌肉、筋膜等软组织损伤,若治疗及时,一般预后良好。

2. 预防　①对于训练时腰部的急性损伤要及时医治;②注意纠正不良训练姿势;③加强腰背部、腹部等核心肌群训练,以提高腰椎稳定性。

六、臀上皮神经炎

（一）损伤机制

官兵训练时,腰部的反复扭转及猛烈向健侧弯曲腰部的动作易导致腰部的劳损及外伤,这是臀上皮神经炎最常见的原因。臀上皮神经在走行过程中穿过腰背部的肌肉、筋膜,越过髂嵴到臀部,官兵训练时腰部扭伤后,局部软组织的出血、水肿、渗出、增生或炎症,都将会使该神经受到嵌压而引起腰臀部相应部位的临床症状。

（二）解剖特点

臀上皮神经是由 L_1~L_3 脊神经后外侧支组成的（图 10-1-4）,从胸腰筋膜穿过后于髂脊平面（大约相当于系腰带水平）到达皮下,分布于臀上部、髂嵴周缘及大粗隆的皮肤。由于各支在行程中穿过坚厚的腰部肌层与胸腰筋膜,并通过骨纤维隧道跨过坚硬的髂骨嵴后,到达臀上部,因此臀上皮神经容易受到伤害。

（三）临床表现

臀上皮神经炎的症状主要是腰臀痛,尤其是臀痛,多数伤员有固定的压痛点。疼痛呈持续性,少数可向大腿后外侧放射,但其腿部疼痛多不超过膝关节平面,应与腰椎间盘突出症、梨状肌综合征引起的坐骨神经痛相鉴别。

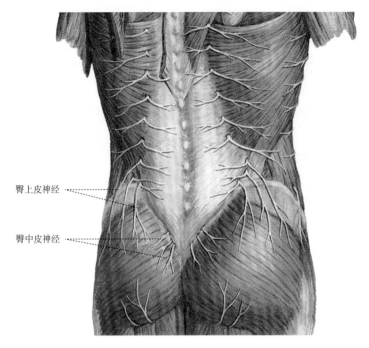

臀上皮神经

臀中皮神经

图 10-1-4　臀上皮神经

（四）辅助检查

高分辨率彩超可见髂周软组织及肌纤维带增厚，同时可探及臀上皮神经被卡压。

X 线片、CT 和 MRI 多无明显异常，但可用来排除腰椎间盘突出、腰椎滑脱、腰椎骨折等引起的腰臀部疼痛。肌电图可辨别脊神经根性或臀上皮神经性疼痛。

（五）诊断

1. 训练时腰部扭伤史。

2. 有较为固定的压痛点，压痛有时可向大腿后腘窝上放射。

3. 病程较长者，可在腰臀部触到"条索样"硬物，是因神经受到损伤，较长时间的无菌性炎症，局部水肿，渗出纤维增生所致。特别在髂嵴最高处向下 5cm 处，检出率更高些。

4. 痛点封闭试验　在原发痛点注入 2% 利多卡因麻醉后，臀部原发痛和腿部的放射痛均消失，这一点也是本病与梨状肌综合征、腰椎间盘突出症的较好鉴别点。

（六）治疗

1. 一般治疗　采取保守疗法，急性期可采用痛点封闭或局部手法治疗。

2. 药物治疗　肌肉松弛药（乙哌立松片）、消炎止痛药（双氯芬酸钠乳膏或氟比洛芬巴布贴等外用，塞来昔布胶囊、布洛芬等口服）及营养神经等药物。

3. 封闭治疗　压痛点注射局麻药 2% 利多卡因，必要时可加用激素，1 周 1 次，疗程视病情而定。

4. 物理治疗　推拿、针灸、按摩等物理治疗有一定疗效。

5. 手术治疗 保守治疗效果不佳者,可考虑行"臀上皮神经松解术"治疗。

（七）预后及预防

1. 预后 臀上皮神经炎的预后大多良好,封闭治疗可取得满意疗效。

2. 预防 ①科学施训,安排好训练的强度与密度;②对于发现有腰背部疼痛的官兵,应尽早就医确诊,避免在疲劳或带伤继续开展训练;③在训练过程中注意姿势的调节,尽量避免长时间弯腰、坐位,避免长期、单一的训练科目。

七、腰椎间盘突出症

（一）流行病学和病因

腰椎间盘突出症是造成非战斗减员的主要原因之一,近年来,基层部队官兵腰椎间盘突出症的发病率有逐年增高的趋势,成为影响部队作战训练的主要病患之一。不同病种的发病率存在差异,其中海军舰艇官兵、装甲兵腰椎间盘突出症发病率较直升机和运输机飞行员明显增高。腰椎间盘的退行性改变是基本因素,而外伤则常常为其发病的重要原因。部队官兵长时间进行大运动量的军事训练、体力劳动是导致腰肌劳损、腰椎间盘纤维环过早退变,出现腰腿痛最主要的原因。

（二）解剖特点

腰椎间盘由纤维环及髓核组成,髓核里的主要成分是水。随着年龄的增长,椎间盘水分的丢失、体重的增加,以及不可避免地从事一些剧烈训练活动,都会造成髓核的脱水和椎间盘的退变进而导致椎间盘突出。

（三）临床表现

1. 症状

（1）腰背部疼痛 由于椎间盘突出刺激了纤维环外层和后纵韧带中的窦椎神经纤维所致,有时可伴有臀部疼痛。

（2）下肢放射痛 腰椎间盘突出多发生在 $L_4 \sim L_5$ 和 $L_5 \sim S_1$ 椎间隙,坐骨神经正是来自 L_4、L_5 和 $S_1 \sim S_3$ 神经根,典型坐骨神经痛是从下腰部向臀部、大腿后外侧、小腿外侧直到足跟部或足背的放射痛,在喷嚏和咳嗽等腹压增高的情况下疼痛可加剧。放射痛的肢体多为一侧,中央型或中央旁型髓核突出者表现为双下肢症状。

（3）马尾神经症状 向正后方突出的髓核或脱垂、游离椎间盘组织压迫马尾神经,其主要表现为大、小便障碍,会阴和肛周感觉异常。严重者可出现大小便失控及双下肢不完全性瘫痪等症状。

2. 体征

（1）一般体征:①腰椎侧凸,是一种为减轻疼痛的姿势性代偿畸形;②腰部活动受限,大部分伤员都有不同程度的腰部活动受限,急性期尤为明显;③压痛、叩痛及骶棘肌痉挛,压痛及叩痛的部位基本上与病变的椎间隙相一致。叩痛以棘突处为明显,系叩击振动病变部所致。压痛点主要位于椎旁 1cm 处,可出现沿坐骨神经放射痛。部分伤员有腰部骶棘肌痉挛。

（2）特殊体征：①直腿抬高试验及加强试验阳性提示 L_4~L_5、L_5~S_1 椎间盘突出；②股神经牵拉试验阳性提示 L_2~L_3 和 L_3~L_4 椎间盘突出。

（3）神经系统表现：①感觉障碍，根据受累脊神经根的部位出现该神经支配区感觉异常。早期多表现为皮肤感觉过敏，渐而出现麻木、刺痛及感觉减退。②肌力下降，L_5 神经根受累时，踝及趾背伸力下降，S_1 神经根受累时，趾及足跖屈力下降。③腱反射改变亦为本病易发生的典型体征之一。L_4 神经根受累时，可出现膝腱反射障碍，S_1 神经根受累时则跟腱反射障碍。

（四）辅助检查

1. 腰椎 X 线片　单纯 X 线片不能直接反映是否存在椎间盘突出，但 X 线片上可见椎间隙变窄、椎体边缘增生等退行性改变。

2. CT　可较清楚地显示椎间盘突出的部位、大小、形态和神经根、硬脊膜囊受压移位的情况，同时可显示椎板及黄韧带肥厚、小关节增生肥大、椎管及侧隐窝狭窄等情况，对本病有较大的诊断价值。

3. 磁共振（MRI）　可以全面地观察腰椎间盘是否病变，清晰地显示椎间盘突出的形态及其与硬膜囊、神经根等周围组织的关系。

（五）诊断

1. 可有军事训练腰部外伤史。

2. 腰部疼痛，活动受限，疼痛可向臀部及下肢放射，腹压增加（如咳嗽、喷嚏）时疼痛加重。

3. 查体　脊柱侧弯，腰椎生理弧度消失，病变部位椎旁有压痛，并向下肢放射，腰椎活动受限；直腿抬高试验及加强试验阳性。

4. CT、MRI 检查上腰椎间盘突出的影像学表现。

（六）治疗

1. 一般治疗　暂停训练，急性期卧床休息 3~4 周，用腰围保护腰部；症状消失后，加强腰背肌锻炼，需长期坚持。

2. 药物治疗　口服非甾体类抗炎药如塞来昔布胶囊、布洛芬胶囊等可缓解腰部肌肉疼痛；脱水剂主要适用于腰椎间盘突出症急性期的患者，脱水剂能够消除局部的反应性水肿，避免水肿导致剧烈疼痛；维生素 B_1、维生素 B_{12}、甲钴胺片等营养神经类药物不仅可以营养神经组织，还可以减少受损神经的异常放电，间接减轻疼痛。

3. 封闭治疗　可用于明确责任间隙及缓解疼痛，给予 2% 利多卡因注射液注射封闭，必要时可加用激素，1 周 1 次，疗程视病情而定。

4. 物理治疗　电疗、磁疗、热疗等，可以促进血液循环、消除局部炎症；手法治疗可以缓解腰椎局部肌肉的痉挛，改善局部血液循环，从而减轻神经的压迫，减轻疼痛；腰椎牵引可以通过减轻椎间盘的压力来减轻疼痛。

5. 手术治疗　①进行正规保守治疗 3~6 个月无效或复发，症状较重影响工作和生活者;②神经损伤症状明显、广泛,甚至继续恶化,疑有椎间盘纤维环完全破裂髓核碎片突出至椎管者;③中央型腰椎间盘突出有大小便功能障碍者需行急诊手术治疗;④合并明显的腰椎管狭窄症及不稳定者可考虑行手术治疗。传统的腰椎间盘突出术式主要基于入路方式而来,如后路、前路。经后路腰椎间盘突出症摘除术是主流的术式,包括椎板间开窗全椎板切除及半椎板切除和椎板间隙外侧入路腰椎间盘摘除术等 3 种手术方式,直视下经前路腰椎间盘突出摘除术也是常用术式。基于微创技术的腰椎间盘突出术式包括化学溶核术、椎间盘内电热凝纤维环成形术、经皮穿刺腰椎间盘减压术、显微镜微创手术技术、后路显微内镜下椎间盘切除术、椎间孔镜技术、椎间盘重建手术等。

（七）预后及预防

1. 预后　本病一经诊断明确,经正规及时治疗后,预后较好。

2. 预防　①加强平时卫生宣传,使广大官兵懂得腰椎间盘突出症及腰腿痛的防病知识;②军事训练中应注意正确的姿势,防治腰扭伤;特殊训练和操作应佩戴腰围及其他护具;注意训练后腰部疲劳的恢复;改良车辆乘坐条件,加厚驾驶员坐垫、靠垫;③科学施训,训练应循序渐进,不能急于求成;④腰背肌锻炼是一种预防腰椎间盘突出症及腰腿痛的很好方法,有五点支撑法、三点支撑法、飞燕式等几种,必要时部队应设置用于腰背肌锻炼的专用设备;⑤受伤后要及时就诊,及时休息、治疗,避免延误加重病情。

第二节　腰椎骨关节损伤

一、腰椎骨折

（一）损伤机制

由于腰椎的活动度大,从功能上作为运动应力支点而更易于损伤。其中第 1 腰椎最易发生骨折。除了骨结构损伤外,腰椎骨折经常伴有脊髓圆锥及马尾的损伤。军事训练时不慎从高处坠落是主要致伤原因,空降兵因进行跳伞训练较其他兵种更易发病。

（二）解剖特点

腰椎位于躯干脊柱中段,上连胸椎,下连骶椎。腰椎共 5 个,每一个腰椎均由椎体、椎弓及从椎弓上发出的突起等基本解剖结构组成。每个解剖结构都具有其相应的特点。与脊柱其他节段一样,腰椎具有支持、活动和保护三大功能,而这些功能是与腰椎的解剖结构息息相关的。支持功能主要由椎体承担,邻近相关的一些韧带辅助完成,由此形成腰椎乃至整个脊柱良好的支撑框架作用。活动功能主要由上下椎体之间的椎间盘、小关节等解剖结构完成,因此有时也将椎间盘和左、右两个小关节共同称为三关节复合体。保护功能主要是指腰椎的椎管、椎间孔等结构对邻近的神经、血管等所起到的保护作用。

（三）临床表现

1. 主要临床症状

（1）局部疼痛。

（2）站立及翻身困难。

（3）腹膜后血肿刺激腹腔神经丛,使肠蠕动减慢,常出现腹痛、腹胀,甚至肠麻痹症状。

（4）如有瘫痪,则表现为四肢或双下肢感觉、运动障碍。

2. 体征　局部肿胀,明显的局部压痛,胸腰段骨折常可见或扪及后凸畸形。若伴有脊髓圆锥及马尾的损伤,可伴有感觉减退或消失、肌力下降及膝踝反射的消失,甚至出现病理反射。

（四）辅助检查

1. X线片检查　可清楚地显示腰椎椎体骨折,同时可较清晰显示椎体具体形态、生理曲度、椎间隙等。同时,该种诊断方式还可较好地显示椎体滑脱、椎体骨折、椎管连续性状况等,可清晰观察到脊柱成角畸形发生情况及横突骨折情况,能够观察到椎弓崩裂情况。

2. CT扫描　腰椎骨折伤员常规应行CT检查,CT在鉴别胸腰椎椎体压缩骨折与爆裂骨折方面比平片更具有明显的优势,CT可以清楚显示椎体、椎板骨折、关节突骨折及椎弓根的损伤。轴位平面上,CT可以用来评估椎体骨折块对椎管的侵占情况,三维重建CT用来观察脊柱的序列情况,从各个平面了解脊柱的结构及损伤情况。

3. MRI主要可检查骨折附近的软组织、韧带的损伤、神经根及间盘的损伤等。

（五）分型

目前临床上常见的腰椎骨折分型主要有以下三个:Denis分型、AO分型及AO spine分类系统,详见第九章胸腰椎骨折与脱位"分型部分"。

（六）诊断

1. 有明确军事训练的外伤史,如高处坠落,重物撞击腰背部等。

2. 受伤部位的疼痛、局部肿胀、脊柱畸形、局部压痛、叩击痛以及活动障碍;伴有脊髓、马尾神经损伤时,可出现相应的症状和体征。

3. 根据X线片、CT以及MRI影像确诊。

（七）治疗

若有其他严重复合伤,应积极治疗,抢救伤员生命。然后根据脊柱的稳定程度可采用保守治疗和手术治疗。

1. 保守治疗　适用于TLISS/TLICS总分≤3分者,单纯压缩骨折、单纯棘突或横突骨折,稳定性骨折无神经损伤,后凸畸形<25°的爆裂性骨折等。非手术治疗方法包括卧床休息、过伸位石膏固定或胸腰椎支具固定(图10-2-1)、药物镇痛配合物理治疗。

2. 手术治疗　手术治疗适用于TLISS/TLICS总分≥5分者,不稳定性骨折、伴有进行性神经功能损伤的骨折等,进行性的神经功能损伤是手术的绝对适应证。

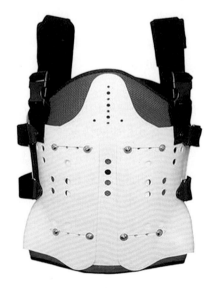

图10-2-1　胸腰椎支具

手术方法多采用后路椎弓根钉内固定,合并神经损伤者或椎管内骨块压迫,多须减压治疗。

（八）预后及预防

1. 预后　单纯腰椎骨折,若无脊髓、神经的损伤,经正规保守或手术治疗后一般预后良好。

2. 预防措施　①应采取科学热身训练方法,避免带伤带病训练;②加强管兵心理素质的培养,反复进行基础训练;③严格遵照动作要领训练,避免盲目训练;④选择合理的训练场地,训练应加强防护措施。

二、腰椎横突骨折

（一）损伤机制

腰椎横突骨折多数由于战术训练、障碍训练时士兵腰背部受直接暴力致使腰方肌或腰大肌猛烈收缩所致,肌肉、筋膜、腱膜可有广泛撕裂,可并发于椎体骨折亦可单独出现于肌肉韧带的强烈撕脱。

（二）解剖特点

腰椎呈生理性前凸,一般在L_3、L_4椎体凸度最大,位于其顶点,成为腰椎前屈后伸,左右旋转时的活动枢纽。腰椎横突中第三腰椎横突最长,弯度较大,活动广泛,故所受牵拉及杠杆作用最大,其上所附着的肌肉、韧带、筋膜等承受拉力亦相应增大。另外第一腰椎横突有肋骨保护,第五腰椎横突有两侧髂骨翼保护,损伤机会较少,而第三腰椎横突最长且两侧缺少骨性保护,故发生骨折机会较多。

（三）临床表现

1. 训练时腰背部受伤史。

2. 伤后患处腰痛、腰部活动障碍,可有臀部放射痛。

3. 患处局部肿胀、压痛;腰椎向健侧凸。

（四）辅助检查

1. X线片检查　在正位腰椎X线片中骨折线多呈纵行或斜行低密度影。多见于突起较长者,如第三腰椎横突。X线拍片经济实用,方便快捷,但也存在一定限度,可能出现漏诊、误诊的情况。对于腰椎横突可疑骨折时,应进一步行CT检查。

2. CT　CT对隐匿性骨折的诊断具有重要意义,可以克服X线片重叠阴影的影响以及伤员体位所限,骨折征象不易显示等缺点。

（五）诊断

1. 有明确训练时外伤史。

2. 伤后腰部局部疼痛、活动受限,患处压痛可伴有臀部放射痛。

3. 腰椎正侧位片或CT扫描见腰椎横突连续性中断。

（六）治疗

1. 一般治疗　腰围进行外固定,可以缓解疼痛,稳定伤情,短时间内禁止进行高强度军事训练。

2. 药物治疗　给予止痛药物和肌肉松弛药物进行对症治疗,慢性疼痛的治疗可以进行局部封闭治疗。

（七）预防和预后

1. 预后　单纯腰椎横突骨折,一般没有严重的并发症,通过保守治疗大多数可以完全康复,部分伤员会遗留慢性腰痛。

2. 预防　①加强腰背部肌群、腹部肌群及核心肌群的力量训练,增强脊柱稳定性;②训练中加强动作协调性、熟练掌握动作要领,科学施训;③训练过程中需要加强防护措施。

三、腰椎棘突骨折

（一）损伤机制

腰椎棘突的骨折往往是由于官兵训练时在腰椎的后方遭受到了直接的撞击,或者是腰椎在训练的过程当中产生了此处的肌肉牵拉损伤。

（二）解剖特点

棘突起于椎板融合处向后下,有防止脊柱过伸的作用,棘突上有棘上韧带、棘突间韧带附着,有防止脊柱过屈的作用。

（三）临床表现

1. 训练时腰部受撞击病史。

2. 伤后出现局部疼痛,腰部活动障碍、局部肿胀瘀青。

3. 棘突上方明显局部压痛、叩击痛,可有骨擦感。

（四）辅助检查

一般通过 X 线片即可确诊,典型的表现是前后位像上的双棘突影,侧位像上可见骨折块移位。棘突骨折如果靠基底,棘突椎板分离的征象往往提示棘突骨折。有时初诊时可能在 X 线片上显现不明显,而在随诊时被发现。CT 和 MRI 检查有助于排除脊柱其他部分及脊髓的损伤。

（五）诊断

1. 训练时明确的外伤史。

2. 受伤部位的疼痛、肿胀;局部压痛、叩击痛。

3. X 线片、CT 影像上棘突骨折的影像学表现。

（六）治疗

大部分伤员经过保守治疗都能缓解疼痛。

1. 一般治疗　卧床休息,腰围制动。

2. 药物治疗　口服止痛药物和肌肉松弛药物缓解疼痛。

（七）预后及预防

1. 预后　腰椎棘突骨折通过保守治疗大多数可以康复,预后良好。

2. 预防　①加强腰背部肌群、腹部肌群及核心肌群的力量训练,增强脊柱稳定性;②科学施训,加强动作协调性、熟练掌握动作要领,控制训练强度;③训练过程中需要加强防护措施。

四、腰椎峡部裂

（一）流行病学和损伤机制

腰椎峡部裂为腰椎一侧或两侧椎弓上下关节突之间的峡部骨质缺损不连续,亦称椎弓峡部裂或峡部不连,是引起腰椎滑脱的重要原因之一。在军人中其发病率可达到 9.7%,其带来的下腰疼痛等症状严重影响到部队的日常训练和军事作战能力。可发生在任何节段。椎弓峡部裂多发生在 L_4 或 L_5,也可 L_4 和 L_5 同时发生,其裂隙宽度不一,常发生于椎弓根下 2~9mm,断端呈锯齿状或圆钝,缺损处常为纤维软骨组织所填充。其发病原因主要由于骨骺先天发育异常,加上官兵训练中腰部反复旋转、伸展运动产生的应力性损伤。军事训练中腰椎反复震动、后伸等动作,使峡部频繁应力,容易引起腰椎峡部裂。

（二）解剖特点

正常腰椎有生理前凸,骶椎有生理后凸,使得腰、骶椎交界处形成一夹角（即 L_5 椎体纵轴线与骶椎纵线的交角）,称骶骨角,正常为 120°~140°。其上方腰椎向前倾斜,下方的骶椎则向后倾斜。由于 L_5~S_1 的椎间盘和其上方的 L_5 椎体向前下方倾斜,加上腰 5 以上的躯干重力形成一个向前的分力,使腰 5 有向前滑移的倾向。腰 5 峡部约 96% 为新月形,腰 4 中约 26% 为三棱型、四棱型、椭圆形。而 L_1~L_3 大部分为三棱型、四棱型、椭圆形。新月型在应力作用下容易断裂。

（三）临床表现

大部分腰椎峡部裂患者早期无明显症状,随着病情的进展,最常见的主诉为下腰部疼痛,且这种疼痛可随着腰部伸展或旋转活动加剧,因此往往表现出腰椎活动范围的受限,部分伤员在伤椎棘突水平有压、叩痛,还有少部分伤员会出现臀部和大腿的疼痛、腘绳肌的紧张、髋关节活动的障碍等。

（四）辅助检查

X 线片是诊断腰椎峡部裂的首选影像检查方法,一般包括前后位、站立侧位及左右斜位。峡部裂在 X 线上表现为关节突间部有一透亮带,在侧斜片上常表现为"狗颈部"带项圈或颈部断裂（斜形或纵形裂缝）（图 10-2-2）,这是确诊峡部裂的特征性 X 线影像。对于 X 线片显示可疑腰椎峡部裂,或合并神经症状者,必须与其他疾病鉴别诊断,应进行 CT 或者 MRI 扫描检查。MRI 可以明确是否为新鲜损伤或发育性峡部裂。

（五）诊断

1. 军事训练中腰部反复旋转、伸展运动史。

2. 临床表现　①下腰痛,发生于训练后,休息后可好转;②疼痛向腰臀部及大腿后放射,很少涉及小腿,但如压迫神经根或伴有椎间盘突出,则下肢痛沿坐骨神经分布方向行走;③有明显的腰后伸痛;④局部深压痛。

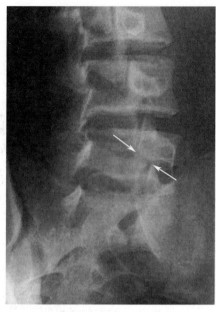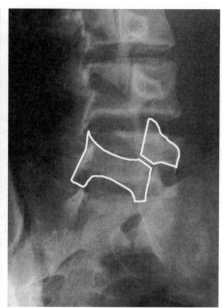

图 10-2-2　腰椎斜位片——"狗颈部"断裂

3. 辅助检查　X 线片及反角度 CT 可明确诊断。

（六）治疗

1. 一般治疗　停止训练，卧床休息，加强腰腹部肌肉力量以助于维持脊柱的稳定性，腰部支具固定限制活动等。

2. 药物治疗　局部给予氟比洛芬巴布贴外用镇痛，口服非甾体类抗炎药如：塞来昔布胶囊、布洛芬胶囊等可缓解疼痛。

3. 物理治疗　手法治疗、针灸、按摩等可一定程度上缓解症状。

4. 手术治疗　对于经过 6 个月以上保守治疗后疼痛依然未缓解或发展为腰椎滑脱、出现神经根受压症状的伤员，建议行手术治疗。

（七）预后及预防

本病早期做出明确的诊断，早期干预，保守治疗一般预后较好。

预防：①在训练中应注意加强官兵腰腹核心力量区的肌肉力量训练，科学制定训练计划，避免长期、单一的训练科目；②对于已经确诊患有腰椎峡部裂，并且临床症状明显的官兵，应尽早进行治疗，防止病情进展。

五、腰椎滑脱

（一）损伤机制

脊柱在任一运动节段上均存在剪切力，由于椎间隙在腰骶部是倾斜的，所以剪切力尤为明显。因此，上一椎体对下一椎体有向前滑移、旋转的趋势。在生理重量负荷下，腰椎保持相互间的正常位置关系有赖于关节突关节、完整椎间盘的纤维环、周围韧带、背伸肌收缩力量和正常的脊柱力线。任何一种或数种抗剪切力机制的减弱或丧失均将导致腰骶部不稳，久之产生滑脱。

（二）病因

1. 先天性发育不全　腰椎在发育时有椎体及椎弓骨化中心，每侧椎弓有两个骨化中心，其中一个发育为上关节突和椎弓根，另外一个发育为下关节突、椎板和棘突的一半，如果两者之间没有愈合，则会导致先天性峡部不连，引起腰椎滑脱。另外也可因骶骨上部或 L_5 椎弓发育异常而产生滑脱，但这种情况下其峡部并无不连。

2. 疲劳骨折　队列训练时，下腰椎负重较大，导致前移的分力作用于骨质相对薄弱的峡部，长期反复作用可导致疲劳性骨折。

3. 退变性因素　由于长时间持续的下腰不稳或应力增加，使相应的小关节磨损，发生退行性改变，关节突变得水平，加之椎间盘退变、椎间不稳、前韧带松弛，从而逐渐发生滑脱，但峡部仍然保持完整，又称为假性滑脱，多见于军龄较长的官兵。

（三）临床表现

1. 症状　①腰骶疼痛：疼痛涉及腰骶部，多为钝痛。疼痛可在训练后逐渐出现，或于一次扭伤之后持续存在。站立、弯腰时加重，卧床休息后减轻或消失；②神经根刺激症状：峡部断裂处的纤维结缔组织或增生骨痂可压迫神经根，滑脱时相应的神经根受牵拉，出现下肢放射痛、麻木；直腿抬高试验可为阳性。疼痛及麻木症状可出现在两侧，但因腰椎紊乱后的扭曲侧弯可使两侧受损程度不一，而症状表现轻重不一，甚至只在单侧出现症状；③间歇性跛行：若神经受压或合并腰椎管狭窄则常出现间歇性跛行症状；④马尾神经受牵拉或受压迫症状：滑脱严重时，马尾神经受累可出现下肢乏力、鞍区麻木及大小便功能障碍等症状。

2. 体征　①腰部检查可见腰椎前凸增加，臀部后凸，也可因神经根受压而出现腰椎变直；②腰椎活动受限，前屈时疼痛经常加重；③患椎棘突处压痛，可触及上一个棘突前移，而致局部形成台阶感。

（四）辅助检查

1. X 线片　正位 X 线片不易显示峡部病变。通过仔细观察，可能发现在椎弓根阴影下有一密度减低的斜行或水平裂隙，多为双侧。明显滑脱的伤员，滑脱的椎体倾斜，下缘模糊不清。侧位及斜位 X 线片能清楚显示椎弓峡部不连形态。裂隙于椎弓根后下方，在上关节突与下关节突之间，边缘常有硬化征象。侧位片可显示腰椎滑脱征象，并能测量滑脱分度。过伸过屈位可显示腰椎是否存在不稳。

2. CT　可显示典型的双边征、双管征和椎间盘变形，即出现滑脱水平的纤维环变形，表现为前一椎体后下缘出现对称的软组织影，而下一椎体后下缘无椎间盘组织；峡部裂隙出现在椎弓根下缘平面，走行方向不定，边缘呈锯齿状。三维 CT 可以明确椎间孔变化及滑脱程度。

3. MRI 可观察腰椎神经根受压情况及各椎间盘退变程度。

（五）诊断

1. 训练时腰部急性外伤史，尤其是后伸动作所致外伤。

2. 伤后腰部疼痛，可伴有一侧或双下肢放射性疼痛，间歇性跛行等症状；查体可见腰椎生理曲度变直，活动受限，棘突压痛，可触及台阶感，直腿抬高试验阳性，姆趾背伸无力，足背痛觉下降，跟腱反射减弱。

3. X 线、CT 和 MRI 上显示腰椎滑脱征象。

（六）治疗

1. 一般治疗　轻度腰椎滑脱，可以采取保守治疗，包括卧床休息、戴腰围或支具；禁止进行增加腰部负重的训练；急性期过后行腰背肌锻炼。

2. 药物治疗　如有疼痛等症状可口服消炎止痛药如塞来昔布胶囊、布洛芬胶囊等对症治疗。

3. 物理治疗　包括电疗、磁疗、热疗等均有助于缓解症状，推拿按摩、手法治疗、腰椎骨盆牵引等也有一定效果。

4. 手术治疗　①正规保守治疗不能缓解疼痛者；②伴有下肢神经症状或马尾压迫综合征者；③进行性滑脱者。

5. 手术方法　一般为后路切开复位减压融合内固定。

（七）预后及预防

1. 预后　本病经规范化保守治疗后，大多数患者症状能够缓解；需手术治疗者，经合理的手术治疗后，一般可获得良好预后。

2. 预防　①加强腰背肌肉的功能锻炼：腰背肌肉的强劲可增加腰椎的稳定性，拮抗腰椎滑脱的趋势；②限制活动：减少训练时腰部过度旋转，蹲起等活动，减少训练时腰部过度负重。这样可减少腰椎小关节的过度劳损、退变，在一定程度上避免退行性腰椎滑脱的发生；③控制体重：尤其是减少腹部脂肪堆积。体重过重增加了腰椎的负担及劳损，特别是腹部脂肪堆积，增加了腰椎在骶骨上向前滑脱的趋势。

（张忠民　贺园　蔡弢艺　曾宇哲　黄晓川）

参 考 文 献

［1］黄强民.肌筋膜触发点及肌筋膜疼痛综合征［J］.颈腰痛杂志，2004，15（5）：360-362.

［2］苏佳灿，张春才.肌筋膜疼痛综合征的诊治与康复［J］.中国临床康复，2002，12（12）：1726-1727.

［3］赵家胜.腰背肌筋膜与腰背肌筋膜炎诊治的机理研究［J］.针灸临床杂志，2004，23（3）：24-25.

［4］付文芹，吴小涛，祁亚斌，等.腰椎小关节退变致腰腿痛机制的实验研究［J］.中国脊柱脊髓杂志，2006，13（6）：446-449.

［5］杜春林，王庆普，黄沪，等.腰椎小关节紊乱症临床症状与影像学相关性的研究［J］.中国中医骨伤科杂志，2010，18（10）：20-21.

［6］郝定均,王岩,田伟.脊柱创伤外科治疗学［M］.北京:人民卫生出版社,2011:38-46.

［7］贾宁阳,陈雄生.脊柱外科影像诊断学［M］.北京:人民卫生出版社,2013:23-38.

［8］陈阳,贾全章,艾纯华,等.基层部队腰椎间盘突出症及腰腿痛流行病学调查及防治［J］.沈阳部队医药,2011,24（3）:180-184.

［9］李智钢,马力夫.高文魁,高寒地区部队官兵腰椎间盘突出症流行病学调查及防治的研究现状［J］.西北国防医学杂志,2009,30（1）:46-47.

［10］方大标.火箭兵腰腿痛流行病学调查［J］.人民军医杂志,2005,48（9）:497-498.

［11］臧加成,马信龙,马剑雄,等.微创椎间盘切除与标准切除术治疗腰椎间盘突出症的 Meta 分析［J］.中国脊柱脊髓杂志,2010,20（11）:938-944.

［12］韦兴,侯树勋,史亚民,等.661 例胸腰椎骨折伤员的流行病学分析［J］.中国脊柱脊髓杂志,2004,14（7）:403-405.

［13］闫廷飞,孙晨曦,杨勇,等.胸腰椎骨折的治疗进展［J］.创伤外科杂志,2017,19（8）:631-634.

［14］王根林,杨惠林.胸腰椎骨折的外科治疗进展［J］.中国骨与关节损伤杂志,2008,23（9）:788-790.

［15］王宇翔,徐海栋,赵建宁,等.军事训练伤与腰椎峡部裂的相关研究进展［J］.东南国防医药,2020,22（1）,56-59.

［16］陈峰,滕乐群,秦永超,等.单纯腰椎峡部裂的治疗进展［J］.中华骨与关节外科杂志,2019,12（10）:816-820.

第十一章　骶尾椎训练伤

第一节　骶尾椎常见软组织训练伤

一、骶尾部挫伤

骶尾部挫伤是外伤致骶尾骨部及其相邻肌肉或者组织的疼痛为主要表现的骶尾部软组织损伤。

（一）流行病学和损伤机制

多由于官兵在器械和障碍等训练课目中不慎跌倒，臀部着地，或者骶尾部被硬物撞击，造成骶尾部疼痛的一种骶尾部软组织损伤疾病。急性损伤可使骶尾周围软组织产生不同程度的渗血、水肿、机化、变性、痉挛、局部缺氧等变化，进而刺激周围组织的神经末梢，从而引起骶尾部疼痛。

（二）解剖特点

骶尾骨前面的组织器官由近及远为：盆腔筋膜、直肠后隙、直肠筋膜、肛管中下部；周围的血管主要有直肠上动脉、直肠静脉丛；尾骨前侧缘有尾骨肌、肛提肌、耻尾肌及髂尾肌附着；周围有骶尾前韧带、骶尾后韧带、两侧的骶尾韧带附着，其中骶尾前韧带和骶尾后韧带深部分别是前纵韧带和后纵韧带向下的延长部分。骶尾关节由 S_5 与 Co_1 借纤维性椎间盘连接，前面和后面分别有前纵韧带和后纵韧带加强。骶尾关节也在尾骨肌作用下协助固定骶骨和尾骨，防止骶骨上端因承受重量而过度前倾。由于骶骨与尾骨形成的骶尾关节是微动关节，臀部着地或硬物直接撞击骶尾部，容易造成骶尾部损伤，甚至导致尾骨骨折或脱位。

（三）临床表现

1. 症状　骶尾部疼痛是其主要症状，早期疼痛剧烈，久坐、变换姿势或下蹲时疼痛均加重，排便困难，常用一侧臀部坐凳。疼痛轻者为局限性，重则累及整个臀部。

2. 体征　骶尾部外观局部多无肿胀或轻度肿胀，骶尾部位常有压痛，周围软组织痉挛。

（四）辅助检查

1. X 线片　多无异常，用于排除骶尾骨骨折、骶髂关节脱位等。

2. CT　排除有无隐匿性骨折。

（五）诊断

1. 有跌倒时臀部着地或骶尾部被硬物撞击史。

2. 伤后出现骶尾部疼痛，不敢坐硬板凳，疼痛可向会阴部、腰部和大腿内侧放射，咳嗽、打喷嚏时疼痛可加重；肛门周围可有坠胀感，排便次数增多，可有大便性状改变；侧卧时症状可缓解。

3. 骶尾部轻度肿胀，骶尾关节及两侧有明显压痛，尾骨尖触痛，骶部叩击痛明显。肛门指检尾骨部压痛明显。

4. X 线片检查多无异常,可排除骶尾骨骨折、骶髂关节脱位等。

（六）治疗

以保守治疗为主。

1. 一般治疗　急性损伤后应卧床休息,减少步行,日常活动应动作缓慢,尽可能避免硬物触及骶尾部;急性损伤 24 小时内以冰敷为主,急性期后可每日温热水坐浴 1~2 次;改变坐姿,减少臀部承重,也可用气垫、气圈,防止压迫,缓解症状。

2. 药物治疗　口服非甾体类消炎止痛药。

3. 康复治疗　热敷或冲击波理疗可缓解局部疼痛症状。

4. 骶管神经阻滞术　对慢性、顽固性骶尾部疼痛伤员经上述保守治疗,未见明显效果者可行骶管神经阻滞术。

（七）预后及预防

本病预后良好,但如不及时治疗,可能遗留慢性疼痛。日常训练要进行热身运动,提高身体协调性,避免如跌倒等外伤导致的骶尾部损伤。

二、梨状肌综合征

当梨状肌受到损伤,发生充血、水肿、痉挛、粘连和挛缩时,该肌间隙或该肌上孔、下孔变狭窄,卡压其间穿出的坐骨神经,因此而出现的一系列临床症状和体征称为梨状肌综合征。

（一）流行病学和损伤机制

急性损伤通常在官兵投弹、扔铅球等训练过程中,肌肉受外力冲击突然急停或扭转骨盆或下肢的动作造成肌肉拉伤,或跌坐在地、坐姿时被后方的外物压迫。慢性劳损因不良的走路姿势、站姿、坐姿(跷二郎腿),可能造成梨状肌过度紧绷,渐渐形成梨状肌慢性炎症。病因包括:①变异的梨状肌受到急慢性损伤,或外伤无菌性炎症的刺激而产生痉挛、肥大、增生压迫坐骨神经。②坐骨神经在梨状肌处受到损伤局部形成粘连,神经可移动的范围变小,张力增大。

（二）解剖特点

梨状肌分布于骨盆内,起于骶骨和骶结节韧带的前方,然后通过坐骨大孔进入臀部,止于股骨上端后部股骨颈基底部粗隆间嵴的凹陷处,梨状肌在通过坐骨大孔时把该孔分割上下两孔,并把血管神经分割成两部分:穿过梨状肌上孔有臀上动静脉和臀上神经,而穿过梨状肌下孔的有坐骨神经、股后皮神经、臀下神经及动静脉,阴部神经及阴部内动静脉。其中臀上神经支配臀中、小肌和阔筋膜张肌后部,臀下神经支配臀大肌及臀下部皮肤,阴部神经支配生殖器及会阴部皮肤,梨状肌和坐骨神经的解剖变异可能是梨状肌综合征发生的易感因素。

坐骨神经是由腰 4~ 骶 3 节段的脊神经组成,沿骨盆后壁走行。多数人的坐骨神经是在梨状肌下方穿出坐骨大孔,并分为腓总神经和胫神经。由于梨状肌在臀部深层与坐骨神经干紧密相邻的特殊关系,再加解剖上的变异,容易损伤,导致疼痛麻木。

（三）临床表现

1. 症状

（1）伤员的疼痛症状以臀部为主，可感觉疼痛位置大多较深，并向同侧下肢后侧或外侧放射，有的还会伴有小腿外侧麻木、会阴部不适等。无法平坐，呈一侧臀部就坐的典型体位，一般伤员主诉为：针刺样或触电样疼痛、紧绷感等，久坐或从椅子上起身通常会加重疼痛。

（2）急性损伤者疼痛较重，可呈牵拉样、烧灼样或针刺刀割样疼痛，严重时不能行走或行走一段距离后疼痛剧烈，需休息片刻后才能继续行走，自觉患肢短缩。

（3）慢性损伤者常感患侧臀部或下肢酸胀麻痛，疼痛因活动或劳动后而加重，休息后可减轻。疼痛可向同侧下肢后外侧或会阴部放射，会阴部有坠胀感，或有排尿异常等。部分伤员可出现皮肤麻木、感觉减退、肌肉萎缩等。

2. 体征

（1）急性损伤者梨状肌体表投影区有明显的压痛，并可触及"条索状"隆起的肌束；慢性损伤者可见臀部肌肉松软或肌肉萎缩。

（2）梨状肌紧张试验：伤员取仰卧位，双下肢伸直，检查者手握伤员足部被动使患肢内收内旋，此时患肢若出现坐骨神经反射痛者即为阳性（图 11-1-1）。

（3）直腿抬高试验阳性（详见体格检查）。

（4）其他特殊体格检查（图 11-1-2）

1）梨状肌主动抗阻试验（active piriformis test）：伤员侧卧位，嘱伤员主动外展和外旋髋关节，而检查者负责抵抗这些动作，伤员的典型疼痛再现时为阳性。

2）屈曲内收内旋试验（FAIR test）：在侧卧位或仰卧位时进行，伤员的髋关节取屈曲、内收和内旋的姿势，骨盆后方典型的疼痛或感觉异常的再现是阳性的表现。

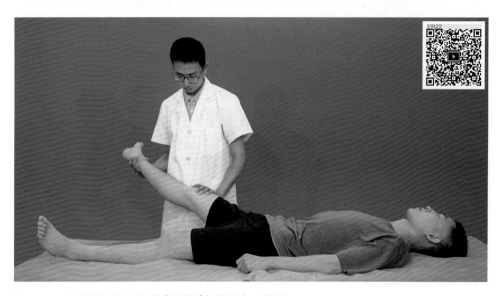

图 11-1-1　梨状肌紧张试验（操作视频请扫描图中二维码）

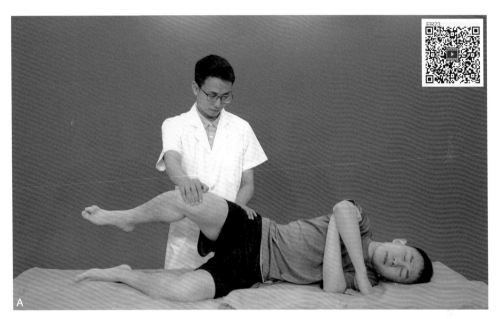

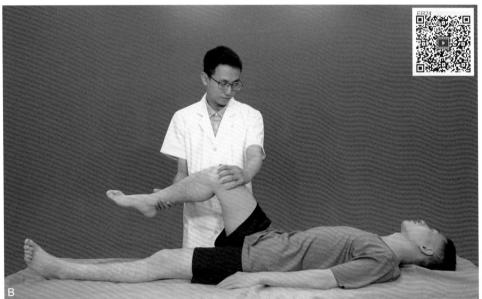

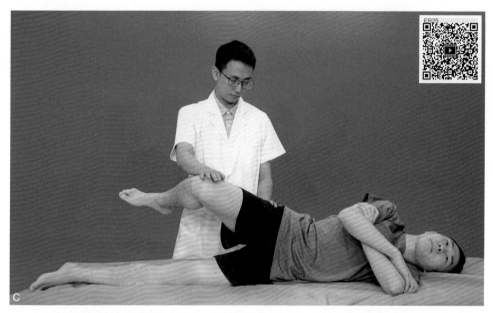

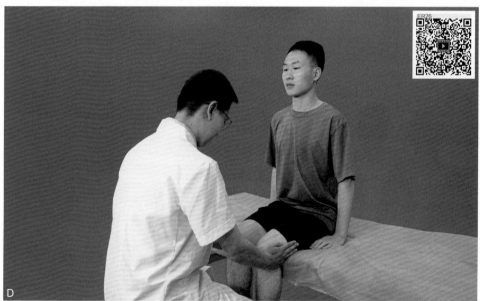

图 11-1-2　梨状肌综合征的特殊体格检查（操作视频请扫描图中二维码）

A. 梨状肌主动抗阻试验；B. 屈曲内收内旋试验；C. Beatty 试验；D. Pace 试验。

3）Beatty 试验：伤员侧卧位,髋关节保持屈曲外展,对抗重力,与健侧相比,患侧出现典型臀部疼痛或感觉异常为阳性。

4）Pace 试验：检查者对抗坐位的伤员髋关节外展,与健侧相比,伤员患侧出现典型的臀部疼痛、无力或感觉异常的表现为 Pace 试验阳性。

（四）辅助检查

1. X 线片　检查多无异常。

2. CT　可用来排除导致坐骨神经压迫的实质性病变,包括肿瘤、血肿或脓肿;腰椎间盘 CT 检查排除椎间盘引起的神经根症状。

3. MRI　MRI 是评估梨状肌综合征的首选影像学检查。正常的梨状肌在 MRI 上显示为形态饱满、轮廓清晰、平滑、均匀的低信号。病变梨状肌呈萎缩状,其信号混杂、不均匀。梨状肌的病变可使坐骨神经受压,导致神经含水量增加和静脉回流不畅,进而使 T2 时间延长,所以病变侧坐骨神经也呈现高信号。

另外,随着内镜技术的发展,梨状肌综合征也可在内镜下诊断和治疗。

（五）诊断

1. 大多数梨状肌综合征的伤员有髋关节过度扭转病史。

2. 疼痛是本病的主要临床表现,以臀部为主,并可向下肢放射,严重时不能行走或行走一段距离后疼痛剧烈,需休息片刻后才能继续行走。伤员可感觉疼痛位置较深,可向同侧下肢的后侧或后外侧放射,有的还会伴有小腿外侧麻木、会阴部不适等。严重时臀部呈现"刀割样"或"灼烧样"的疼痛,双腿屈曲困难。大小便、咳嗽、打喷嚏时因腹压增加而使患侧肢体的疼痛感加重。

3. 患侧臀部压痛明显,尤以梨状肌体表投影部位为甚,可伴萎缩,触诊可触及弥漫性痛、成条索状或梨状肌束、局部变硬等。

4. X 线片、CT 检查均无明显异常,MRI 示病变梨状肌呈萎缩状,其信号混杂、不均匀的高信号。

目前学术界比较认可的诊断标准是 1947 年 Robinson 提出的 6 项梨状肌综合征的基本特征:①有骶髂关节和臀部外伤史;②在骶髂关节、坐骨大切迹和梨状肌处出现疼痛,或向下延伸到大腿,导致行走困难;③弯腰或伸腰引起急性症状加重,通过牵引腿部,症状减轻;④在梨状肌附近有很明显的梭形或条状物质聚集;⑤直腿抬高增强试验阳性;⑥臀肌萎缩。

（六）治疗

康复治疗是梨状肌综合征的常用治疗手段,可以明显改善症状,缓解伤员的疼痛。采用康复治疗时需要选准部位,建议在专业康复师指导下进行。

1. 理疗、康复治疗　热疗、冷疗、电疗、超声波冲击等物理治疗手段,对缓解症状有帮助。

2. 药物治疗　主要为止痛治疗,使用非甾体类抗炎药物。当使用非甾体类抗炎药物后,症状改善不明显,可适量加用非阿片类中枢性镇痛药,如曲马多等。此外,症状严重者还可考虑采用局部痛点封闭治疗,可以有效减轻局部无菌性炎症、解除痉挛,缓解疼痛症状。

3. 手术治疗　对于诊断明确,且经非手术治疗无效的伤员,可行手术探查,在检查肌肉有无变异、有无瘢痕粘连等情况的同时解除神经的卡压。术中可能会出现血管神经损伤、伤口感染等并发症。手术治疗效果和病程长短关系很大,且手术治疗有一定的复发率,部分伤员需要再次手术,以减少瘢痕粘连、松解神经。

4. 中医中药治疗　中医推拿常用手法包括:按摩揉推法、弹拨点拨法、按压法等。

（七）预后及预防

经正规保守治疗大部分症状可以得到缓解,保守治疗无效时,可行手术治疗。

有效的日常生活管理对于疾病的防治具有重要意义,具体包括改变官兵的生活及工作方式、积极进行适度运动训练等。纠正不良姿势,避免做增加髋部肌肉负担的动作,保持正确的坐姿及站姿,训练时停留在一个姿势太久会给肌肉造成较大负担,每隔 1~2 小时需改变姿势,活动身体。保持良好的生活方式,积极进行锻炼有助于梨状肌综合征的预防。

第二节　骶尾骨关节训练伤

一、骶骨骨折

（一）流行病学和损伤机制

创伤性骶骨骨折多为高能量损伤,占骨盆骨折的 20%~30%。直接暴力及间接暴力均可导致该损伤,直接暴力多以官兵在训练攀爬、翻越高处障碍等训练时从高处跌下、滑落或滚下,骶部着地为多见,其次为被重物击中所致。间接暴力以从骶尾椎远端向上传导的暴力较多见,而暴力从上向下传导则较少;亦可因韧带牵拉引起撕脱骨折。合并损伤多系骨盆骨折所致,大多属直接暴力引起,而骶骨骨折的并发伤主要涉及直肠、肛门和骶神经等。

（二）解剖特点

骶骨由 5 块骶椎融合而成,分骶骨底、侧部、骶骨尖、盆面和背侧面,呈倒三角形,构成盆腔的后上壁,其下端为骶骨尖,与尾骨相关节,上端宽阔的底与第 5 腰椎联合形成腰骶角。骶骨盆面凹陷,背侧面后凸,以增加骨盆容量。

骶骨是骨盆负重的中心,从上方 L_5~S_1 椎间盘及关节突承接由腰椎传递的上半身负重,并通过骶髂关节将负重传导至下肢或坐骨支,需要适应从坐姿到站姿不断变化的负荷传导。另一方面骶骨又是脊柱最膨大部位,与髂骨一起构成了整个脊柱特别是腰部活动的基石,是跑跳运动时上半身旋转的轴心。因此以骶骨为中心的腰椎、骶骨、髂骨连接既需要强有力的稳定又要提供一定的弹性微动,是人体最坚韧最复杂的韧带骨结构复合体。

骶骨周围神经丰富,主要神经包括腰骶干、盆腔内脏神经丛、阴部神经、坐骨神经、闭孔神经、尾神经等,经骶管的骶骨骨折容易造成神经损伤。而骶椎有丰富的血液供应,主要来源于骶正中动脉和从髂内动脉发出的一些分支,除动脉以外还有广泛的骶静脉丛,骶骨骨折容易损伤周围血管,造成出血。

（三）分型

1988 年 Denis 根据 CT 表现将骶骨骨折分为三型：

Ⅰ型：骶骨翼骨折，腰 5 神经从其前方经过，骨折可损伤神经根，引起相应症状，神经损伤发生率约为 10% 以下；

Ⅱ型：经骶孔骨折，骶 1、2、3 孔区连续性中断，可损伤坐骨神经，但一般无膀胱功能障碍，神经损伤发生率约为 30%；

Ⅲ型：骶管区中央型骨折，骶管骨折移位可损伤马尾，表现为骶区及肛门会阴区麻木及括约肌功能障碍。神经损伤发生率约为 60%。

（四）临床表现

1. 症状　骶骨处持续性疼痛，坐位时重力直接作用于骶尾处而引起疼痛，伤员喜取站位，或是一侧臀部就坐。波及骶孔的骨折可损伤骶神经而出现马鞍区感觉异常，出现大小便失禁及马鞍区麻木等表现。

2. 体征　视诊可发现骨折处的血肿、皮下淤血或皮肤挫伤、擦伤等，骶骨处明显的压痛叩击痛，行肛门指诊时注意触摸直肠有无损伤，观察指套退出是否染血，判断是否为开放性骨折。

（五）辅助检查

1. X 线片　拍摄正位及侧位 X 线片（图 11-2-1），可明显看到骨折线，疑累及骶髂关节受累者应加拍斜位片。

2. CT 及 MRI　CT 检查（图 11-2-2）较 X 线片更为清晰，尤其对判定骨折线及其移位方向较为理想；而对骶神经和周围软组织的观察，则以 MRI 检查（图 11-2-3）为清晰。

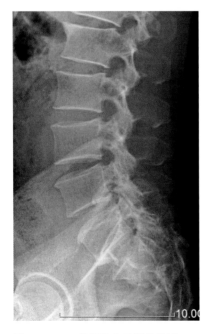

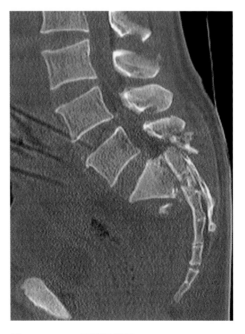

图 11-2-1　X 线侧位片示骶骨骨折　　　图 11-2-2　CT 示骶骨骨折

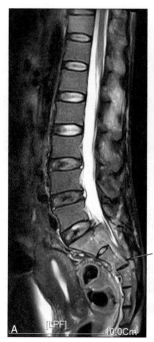
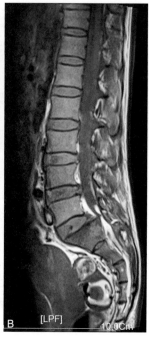

图 11-2-3　MRI 检查示骶骨骨折（箭头所示）

（六）诊断

1. 有骶部着地或重物击中外伤史,注意外伤时骶部所处的位置及暴力方向。

2. 绝大多数伤员在外伤后立即出现明显的骶骨处持续性疼痛,常主诉臀部着地跌倒后,不敢坐下;骶神经损伤严重者可出现马鞍区麻木、大小便功能障碍等。

3. 视诊可见骨折处皮肤挫伤、有皮下淤血,触诊压痛叩击痛明显;同时应予以肛门指诊以判定有无直肠肛门损伤。

4. X 线片检查可见到明显骨折线,CT 检查骨折线更为清晰,可准确判断骨折移位情况,MRI 神经根水成像可明确骶神经是否存在压迫。

（七）治疗

1. 无移位或轻度移位　对于稳定性 Ⅰ 型骨折和移位较小且无神经损伤的 Ⅱ 型骨折伤员,可行保守治疗,卧床休息和牵引制动。

2. 重度移位　伴有重度移位的骨折伤员,保守治疗效果欠佳,治疗后往往会出现骨折畸形愈合、步态不稳以及晚期下腰部疼痛等并发症,需行开放复位及内固定术（图 11-2-4）。

3. 合并骨盆骨折　应以骨盆骨折为主进行治疗,包括卧床、双下肢胫骨结节牵引疗法、开放复位及内固定术等。

4. 合并骶神经损伤　骶骨骨折移位不明显,仅由于神经挫伤、血肿压迫和应力传导造成的暂时性传导功能丧失而导致排便排尿障碍的伤员,可行非手术治疗;若骨折使第一、第二骶孔压缩 50% 以上,尤其是 75% 以上的挤压,易产生神经损伤症状,对此应予以手术减压治疗。

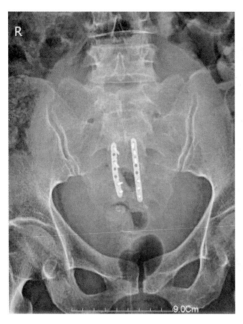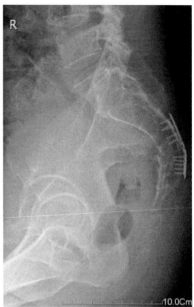

图 11-2-4　骶骨骨折行内固定术后正侧位 X 线片

（八）预后及预防

早期治疗一般预后较好,若合并骶神经损伤,神经损伤程度严重影响预后效果,神经损伤越严重效果越差。预防方面要注意适当休息,劳逸结合,训练时注意避免滑倒或是从高处摔落,避免骶骨被外物撞击等人为因素导致。

二、尾骨骨折

（一）流行病学和损伤机制

官兵在实施跳木马、单双杠等训练项目时不慎摔倒臀部摔坐在地上（图 11-2-5）,或是攀爬翻越障碍从高处落下时以臀部着地,也可能是尾骨被踢或被外物撞击,造成尾骨或其周围关节韧带受到直接创伤,尾骨骨折脱位后使尾骨周围组织产生不同程度的出血、水肿、机化、痉挛等引起骶尾部疼痛。

（二）解剖特点

尾骨位于脊椎的最下端,略呈三角形,由 3~5 节尾椎愈合而成,一般在 30~40 岁才融合完成,底向上伸的尾骨角是第一尾椎（Co_1）的上关节突,它与骶角相关节,在尾骨角外侧,每侧有一对向外平伸的尖突,它们是尾椎的横突。第二尾椎（Co_2）的横突甚小,第三、四尾椎退化成结节状小骨块（图 11-2-6）。

尾椎无椎弓,故无椎管。尾骨下端尖,上端为底,其卵圆形关节面和骶骨尖形成关节,其间有纤维软骨盘。尾骨后上部的凹陷与骶骨相连部分称为骶尾间隙,在关节面后部两侧各有一尾骨角,相当于尾骨的椎弓和上关节突。

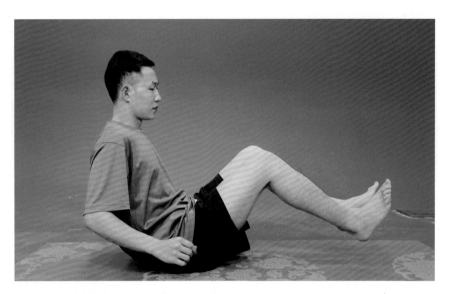

图 11-2-5　摔倒时臀部着地致尾骨骨折

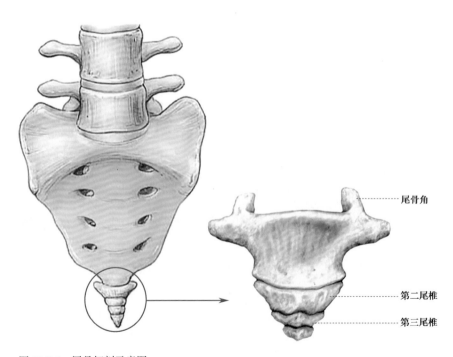

尾骨角

第二尾椎

第三尾椎

图 11-2-6　尾骨解剖示意图

尾骨底的后缘较前缘为高,朝前下,它的前面稍凹,平滑,后面突出并粗糙。尾骨的形状可有很多变异,两侧可不对称,其曲度可前弯,或向一侧倾斜。在正常时,直立或坐位身体承重量在骨盆,对尾骨不产生压力。当突然跌落时,尾骨碰撞地面或硬物,尾骨受到外力作用易发生骨折。

（三）临床表现

1. 症状　坐位时感到尾骨处疼痛不适,尤其是尾骨受到压迫时,久坐疼痛更加明显,平躺时无法缓解,侧躺疼痛可稍缓解;改变姿势时尾骨有脱位或不正常的移动导致疼痛加重,而部分伤员在伤后一段时间才会出现疼痛,呈现疼痛延后的表现。

2. 体征　骶尾部肿胀明显,局部见皮下瘀斑,局部压痛、叩击痛明显,转侧活动受限。肛门指诊时可确定骨折有无明显错位、是否为开放性骨折及是否伴有直肠肛门的损伤。

（四）辅助检查

1. X 线片　尾骨骨折以横形及斜行骨折多见,在正位 X 线片上可见骨折线呈横形或骶骨下部两侧骨皮质断裂,远端可有轻度错位。侧位片上骨皮质连续性中断,有骨皮质断裂、皱褶、嵌入等征象（图 11-2-7）。尾骨骨折远端轻度向前或向后移位并两折端相嵌是骨折的特殊表现。尾骨脱位以尾椎向前脱位多见,X 线侧位片上见尾椎前移,骶尾椎边缘的自然弧度消失,骶尾关节间隙增宽或错位。

2. CT 及 MRI　CT 检查（图 11-2-8）较 X 线片检查更为清晰,尤其对判定骨折线及其移位方向较为理想;MRI（图 11-2-9）显示尾骨骨折高信号影,对于尾骨并无明显异常或局部的疼痛,且持续很长时间,须注意是否有尾骨周围肌肉的慢性肌膜炎,例如提肛肌或肛门括约肌筋膜炎,这时也应行 MRI 检查以确定病灶所在。

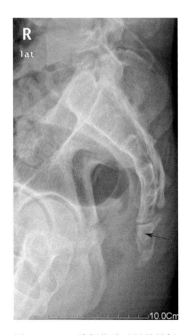

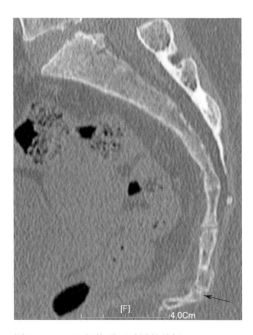

图 11-2-7　X 线侧位片示尾骨骨折　　　图 11-2-8　CT 矢状平面示尾骨骨折

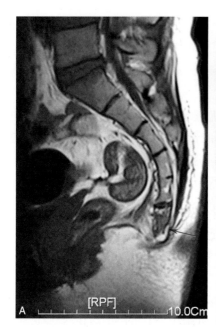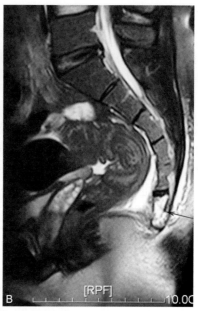

图 11-2-9　MRI 示尾骨信号改变提示尾骨骨折

（五）诊断

1. 明确存在高处坠落、臀部着地受伤史或撞击外伤史。

2. 伤后腰骶部疼痛，坐位或平卧位时疼痛明显，侧卧位疼痛可缓解；部分伤员在伤后一段时间才会出现疼痛，呈现疼痛延后的表现。

3. 骶尾部肿胀明显，局部见皮下瘀斑，局部压痛、叩击痛明显，转侧活动受限。行肛门指诊时可确定骨折有无明显错位、是否为开放性骨折及是否伴有直肠肛门的损伤。

4. X 线骨盆正侧位片示尾骨骨折或错位、骶尾椎生理曲度改变；CT 检查可见明显骨折线，可清晰地显示骨折的具体情况；MRI 显示尾骨骨折处高信号。

（六）治疗

1. 一般治疗　注意休息，在座椅上可放置同心圆形状的软垫，以减少坐姿时尾骨所承受的压力。

2. 药物治疗　使用非甾体类止痛药，如塞来昔布、双氯芬酸等可以使疼痛缓解。

3. 理疗、康复治疗　缓解期热敷或超声波治疗也可缓解疼痛症状。

4. 封闭治疗　如果上述疗法都不见效，而尾骨有明显疼痛时，可以对局部疼痛部位进行封闭治疗。

5. 手术治疗　长时间保守治疗仍无改善，疼痛症状明显，尾骨关节有明显不稳定或脱位时，可以手术切除尾骨。

（七）预后及预防

大多数预后较好，在预防上应加强自护知识指导，在进行军事练习上做好防护，避免外伤;注意锻炼身体,适当进行户外活动,避免滑倒时臀部摔坐在地上,或是从高处落下时以臀部着地,避免骶骨被外物撞击等人为因素。

三、骶髂关节扭伤

(一)流行病学和损伤机制

骶髂关节扭伤是指骶骨与髂骨的耳状关节面,因外力而造成该关节及其韧带损伤,以致局部出现充血、水肿、粘连等无菌性炎症,且引起局部疼痛和功能障碍者。本病好发于青壮年,官兵由于进行攀爬障碍等军事训练时,频繁变换动作,或在奔跑跳跃时踩空,此时牵拉骶髂关节及其周围韧带,造成骶髂关节损伤;由于骶髂关节坚强而稳定,不易引起扭伤或错位。当姿势不正、肌力失调、韧带松弛时,扭转的外力可使凸凹不平的骶髂关节面排列紊乱,间隙加宽,在关节腔负压的情况下将滑膜吸入关节间隙嵌顿,引起剧烈疼痛。

损伤机制如下:

1. 急性损伤 突然滑倒,单侧臀部着地,或弯腰负重时突然扭伤,使骶髂骨间韧带受到损伤,由于韧带被牵拉,使髂骨滑离与其相对应的骶骨关节面,使关节移位并发生滑膜嵌顿。

2. 慢性劳损 长期弯腰工作或抬举重物,可促使骶髂关节退行性变,久之发生损伤。

(二)解剖特点

骶髂关节是骶骨上面的 3 节骶椎与髂骨耳状关节面组合而成,两关节凹凸交错,镶嵌甚牢,周围又有坚强的骨间韧带、骶结节韧带、骶棘韧带的加强保护。骶髂关节是在 6 个自由度上的耦合运动,存在一定的活动空间,属于微动关节。骶骨与髂骨间没有内在的稳定性,骶髂关节周围韧带协同作用才是维持骨盆后环稳定性的关键。此外骨盆是一紧密的环状结构,当受到外力冲击,包括骶髂关节在内的整个骨盆环都可起到缓冲外力的作用,使外力减弱。因而,骶髂关节只有少量有限的活动,超过生理功能外的扭转活动,则可引起关节扭伤。骶髂关节周围的韧带,肌肉或其他软组织受第 4、5 腰神经根和骶丛支配,当骶髂关节扭伤时可引起这些神经反射性疼痛;而坐骨神经或股后侧皮神经束紧贴骶髂关节,当骶髂关节周围韧带因扭伤出血,肿胀时可直接刺激神经束引起放射痛。

(三)临床表现

1. 症状 突发下腰痛,开始偏于一侧,患肢不敢负重;走路时患侧疼痛,或呈跛行步态,卧位时翻身困难,伤员常取健侧卧位,患侧在上,翻身时疼痛加重。若稍加牵引患腿疼痛可消失,并伴有响声。

2. 体征 伤员站立时躯干向健侧倾斜,以健肢负重,患肢取屈曲松弛姿势,手扶患髋以减少活动及疼痛;坐位时以健侧坐骨结节负重,双手支撑以减轻负重。内收肌紧张,直腿抬高受限,髂后上棘较对侧升高或降低,髂后上棘下方骶髂关节 2/3 处有局限性压痛,深部叩击痛较明显;骨盆分离挤压试验、"4"字试验、床边试验、斜扳试验阳性(详见体格检查部分)。

(四)辅助检查

1. X 线片 早期常无特异性改变,但后期可出现骶髂关节炎改变。

2. CT 及 MRI 可见关节间隙稍增宽,关节面及骨质无破坏,周围软组织肿胀。

(五)诊断

1. 大多数有骶髂关节外伤史。

2. 伤后突感患侧骶髂部剧烈疼痛,活动受限,同侧下肢不敢负重,躯干向前及病侧倾斜。

3. 骶髂关节处可有局限性压痛,直腿抬高患侧受限,并有骶部疼痛。骨盆分离试验、"4"字试验、床边试验、斜扳试验等均为阳性,其他凡可促使髂骨旋转的活动均可引起患肢疼痛但无神经根性放射痛。

4. X 线片早期常无特异性改变,但后期可出现骶髂关节炎改变。CT 及 MRI 可见关节间隙稍增宽,关节面及骨质无破坏,周围软组织肿胀。

(六)治疗

1. 一般治疗　如卧硬板床休息、局部热敷、膏药外敷等方法症状多数可缓解。同时可用弹性骨盆带进行骨盆制动。加强腹肌、背肌和臀肌锻炼。避免弯腰、举重物等活动;对同时伴有腰椎或腰骶关节退变或椎间盘突出者,需加以相应处理。

2. 药物治疗　使用非甾体类止痛药,如塞来昔布、双氯芬酸等可以使疼痛缓解。

3. 理疗、康复治疗　伤员俯卧,助手固定骨盆,术者按正规的按摩手法由轻至重,由点及面对骶髂关节局部及周边肌肉、韧带进行手法按摩。

4. 封闭治疗　一般治疗后数分钟,疼痛大多消失,可根据病情决定治疗疗程。

5. 手术治疗　对反复发作、症状严重者,可行骶髂关节融合术。

(七)预后及预防

本病经复位 1~2 周,症状可消失,一般预后极好,但需注意锻炼,以防复发。若耽误治疗,可引起持久性的下腰痛,亦可继发致密性髂骨炎、骶髂关节松动症等。应养成良好的生活习惯,正确的坐姿,站姿以及训练前做好热身准备等以预防本病的发生。

(贺宝荣　陈昆　陈志文　张毕　李曦)

参 考 文 献

[1] 宁志杰. 软组织训练伤早期诊断与无创疗法[M]. 北京:军事医学科学出版社,2003:138-149.

[2] 王春林. 推拿手法治疗骶尾部挫伤 12 例疗效观察[J]. 云南中医中药杂志,2009,30(11):45.

[3] 刘小刚. 骶尾部损伤的手法治疗[J]. 中国骨伤,1998,11(1):55-56.

[4] 蔡伟森,尹传瑞,田宗光. 梨状肌综合征的影像学与临床特点分析[J]. 中国骨与关节损伤杂志,2018,33(8):840-841.

[5] 陈孝平,汪建平,赵继宗. 外科学[M].9 版. 北京:人民卫生出版社,2017:705.

[6] 胥少汀,葛宝丰,卢世璧,等. 实用骨科学[M].4 版修订本. 郑州:河南科学技术出版社,2019:707.

[7] 孙一雄,钟文龙,郭会利. 梨状肌综合征磁共振影像学研究现状及进展[J]. 影像研究与医学应用,2018,2(11):1-3.

［8］韩红,黎明.电兴奋疗法联合超短波治疗肌纤维织炎的疗效观察［J］.中华物理医学与康复杂志,2009,31（9）:646-647.

［9］费军,刘华渝.骶骨骨折的分型及手术治疗［J］.创伤外科杂志,2019,21（2）:81-84.

［10］郑博隆,袁雷红,杨小彬,等.直接减压联合腰髂固定治疗伴骶孔骨块占位和骶神经损伤 Denis Ⅱ 型骶骨骨折的疗效［J］.中华创伤杂志,2020,36（3）:240-245.

［11］刘威,杨朝晖.Denis Ⅱ、Ⅲ型骶骨骨折伴神经损伤的治疗研究［J］.实用骨科杂志,2020,26（2）:103-107.

［12］贺宝荣,郑博隆.不稳定骶骨骨折内固定方式选择相关问题探讨［J］.中华创伤杂志,2019,35（4）:303-307.

［13］张淼,肖玉周,陈笑天.骶髂关节损伤的治疗进展［J］.安徽医药,2018,22（1）:24-28.

［14］袁三英,王艺晴,张明顺.向开维教授手法治疗尾骨错位相关性疾病 11 例临床经验［J］.临床医药文献电子杂志,2017,4（74）:14541-14542.

［15］BRIAN GODSHAW. Acute Traumatic Tear of the Gluteus Medius and Gluteus Minimus in a Marathon Runner［J］. Ochsner J, 2019, 19（4）: 405-409.

第十二章 脊髓损伤

第一节 脊髓损伤的原因及分类

一、脊髓损伤的原因

脊髓损伤主要是由于脊柱骨折、脱位引起,常见于军事训练时不慎从高处坠落所致,偶见于其他暴力作用,如脊柱火器伤等造成的脊髓损伤。

军事训练时根据不同兵种其受伤原因也不相同,军事训练在不同时期其受伤原因也有不同,比如在实战演习时,还存在火器伤、锐器伤等,这些损伤通常造成直接损伤,并导致脊髓与外界相通,往往预后更差。

二、脊髓损伤的分类

脊髓损伤后,损伤平面以下的感觉、运动和反射功能减退或消失。脊髓损伤的严重程度往往与骨折、脱位的程度无关,而与损伤当时的能量大小有关。根据临床特征,脊髓损伤可分为以下几型。

（一）脊髓震荡

脊髓神经细胞遭受强烈刺激而发生超限抑制,脊髓功能处于生理停滞状态,脊髓实质并无损伤。临床上表现为损伤平面以下感觉、运动及反射完全消失。一般经过数小时至 2~3 周,感觉和运动开始恢复,不留任何神经系统后遗症。

（二）脊髓休克

脊髓休克又称脊休克,指脊髓与高级中枢的联系中断以后,损伤平面以下的脊髓功能丧失并有暂时丧失反射活动,处于无反应状态。脊髓休克属于暂时现象,损伤后不久可逐渐恢复,一般持续约 1~6 周,但也可能持续数月。

（三）不完全性脊髓损伤

损伤平面以下包括最低位的骶段仍保留某些感觉和运动功能,并具有球海绵体反射,为不完全性脊髓损伤。

（四）完全性脊髓损伤

脊髓实质完全性横贯性损害,损伤平面以下的最低位,即骶段感觉、运动功能完全丧失,骶部感觉包括肛门黏膜皮肤交界处和肛门深处的感觉,骶部运动功能检查是通过肛门指检发现肛门外括约肌有无自主收缩,同时伴有球海绵体反射消失。

第二节　脊髓损伤节段水平的临床表现

一、脊髓与脊柱节段的关系

脊髓节段分为 31 个,脊神经根可作为脊髓节段的表面标志,每一对脊神经根所连的脊髓是脊髓的一个节段。颈髓为 8 个节段,胸髓为 12 个节段、腰髓为 5 个节段、骶髓为 5 个节段、尾髓为 1 个节段。在胚胎早期脊髓与脊柱等长,每一脊髓节段与其对应的椎骨高度一致,脊神经根均水平向外经椎间孔出椎管。从胚胎第 4 个月开始,由于脊髓的生长慢于脊柱,脊髓上端连于脑,位置固定,因此脊髓比脊柱短。上自枕骨大孔,成人脊髓下端平 L_1 下缘,新生儿常较低,可平 L_3,从而使脊髓节段与椎骨原来的对应关系发生变化,神经根丝需在椎管内下行一段方达椎间孔。脊髓节段与椎体的对应关系:成人脊髓 $C_1 \sim C_4$ 节段与同序数椎体相对应。$C_5 \sim C_8$ 和 $T_1 \sim T_4$ 节段与同序数椎体上一个相对应。$T_5 \sim T_8$ 节段与同序数椎体上二个相对应。$T_9 \sim T_{12}$ 节段与同序数椎体上三个相对应。$L_1 \sim L_5$ 节段与 $T_{10} \sim T_{11}$ 椎体相对应。$S_1 \sim S_5$ 和 C_{01} 与 T_{12} 和 L_1 相对应。

二、脊髓各节段损伤的特点

(一)颈髓损伤

上颈髓损伤可出现四肢瘫。由于 C_4 以上颈髓损伤,膈肌和腹肌的呼吸肌全部瘫痪,伤员表现呼吸极度困难,出现口唇发绀,若不及时行气管插管或气管切开人工辅助呼吸,将危及患者生命。

C_4 以下水平颈髓损伤,不会影响膈肌的呼吸功能,可出现自肩部以下的四肢瘫,胸式呼吸消失。其膈肌运动存在,腹式呼吸变浅,大小便功能丧失。由于颈髓损伤后出现交感神经紊乱,失去出汗和血管收缩功能,伤员可以出现中枢性高热,体温可达 40℃ 以上。亦有表现为持续低温。较低位的颈髓损伤,上肢可保留部分感觉和运动功能。

(二)胸髓损伤

胸髓损伤表现为截瘫。若为 T_1、T_2 损伤,上肢可有感觉,但运动障碍。胸髓损伤平面以下感觉、运动和大小便功能丧失,浅反射不能引出,包括腹壁反射、提睾反射,而膝腱反射、跟腱反射活跃或亢进,下肢肌张力明显增高,出现髌阵挛、Bainski 征、Chaddack 征阳性。

(三)腰髓损伤

$L_1 \sim S_1$ 脊髓损伤后,腹股沟以下感觉障碍。L_1 节段以上的横贯性损害表现为下肢肌张力增高,腱反射亢进,出现病理征。L_2 节段以下的损伤,则表现为下肢肌张力减低,腱反射消失,无病理征。

(四)脊髓圆锥损伤

脊髓圆锥损伤,下肢感觉、运动功能正常。会阴部皮肤呈马鞍状感觉减退或消失,逼尿肌麻痹,呈无张力性膀胱,形成充盈性尿失禁,大小便失去控制,肛门反射及球海绵体反射消失。

（五）马尾损伤

L_2 椎体以下为马尾神经，此平面以下的神经受损，表现为感觉和运动功能障碍，膀胱和直肠功能障碍。马尾神经在椎管内比较分散，活动度大，不易全部损伤，多为不完全性损伤，两侧症状多不对称，可出现剧烈的疼痛和不等程度的感觉障碍，括约肌和性功能障碍也多为不完全性。

第三节　脊髓损伤的诊断

一、辅助检查

（一）影像学检查

X 线检查是脊柱脊髓损伤最常用最基本的检查，对于判断脊柱损伤类型可提供可靠的依据。但亦有病例未见异常，称之无放射线检查异常的脊髓损伤，此多见于颈椎外伤。CT 检查可以明确椎管被骨折块突入所侵占的面积，作为评估脊髓受压迫的参考及手术减压入路选择的依据。磁共振成像技术具有很好的软组织分辨率，可显示骨折移位、椎管狭窄、脊髓压迫、脊髓挫伤、水肿、出血、坏死、变性、囊腔形成、脊髓萎缩、脊髓软化及胶质增生等一系列病理改变。对早期诊断脊髓损伤，预测脊髓损伤预后，协助制定合适治疗方案、设计适宜的康复计划有重要作用。

1. 出血　脊髓损伤后出血，磁共振成像 T_2WI 表现为低信号，3 天后 T_2WI 表现为高信号，7 天后 T_1WI 与 T_2WI 均表现为高信号。血肿越大，该过程越长。脊髓损伤后，若磁共振成像提示出血者，代表脊髓损伤较重，伤员临床预后较差。

2. 水肿　脊髓损伤后 6 小时出现脊髓水肿，1 周达到高峰，在磁共振成像中 T_2WI 表现为高信号。若脊髓损伤 MRI 仅表现为水肿，提示脊髓损伤相对较轻，损伤脊髓预后较好。

3. 脊髓压迫　脊髓损伤往往有骨折块或突出的椎间盘等压迫脊髓。虽然磁共振成像显示椎体不如 CT，但 MRI 能很好地显示椎间盘对脊髓的压迫程度及其相关韧带等软组织的损伤情况。

4. 脊髓损伤慢性期的病理改变　主要有脊髓囊性变、创伤性脊髓空洞形成、胶质增生及脊髓软化、萎缩等。而创伤性脊髓空洞可使稳定的脊髓损伤进一步恶化，造成严重后果。MRI 则被视为最好的创伤性脊髓空洞的影像学诊断手段。创伤性脊髓空洞在 MRI 中表现为 T_1WI 显示为边界清晰、呈长条状的低信号，可伴脊髓肿胀。MRI 对创伤性脊髓空洞治疗及预后判断也有很好的指导价值。

（二）脊髓损伤电生理检查

临床上可利用体感诱发电位检测脊髓感觉通道功能，利用运动诱发电位检测锥体束运动通道的功能，结合两者可检查脊髓损伤后的功能状况。若两者均无法引出，则代表脊髓完全性损伤。

二、神经系统检查

脊髓损伤后其损伤平面以下的感觉和运动功能会受到不同程度的影响,对脊髓损伤伤员进行神经系统检查就尤为重要。目前临床上常使用 2006 年修订后的 ASIA 标准对脊髓损伤伤员进行神经系统检查。神经系统检查一般分为感觉功能检查和运动功能检查。

(一)感觉功能检查

每个脊髓节段内神经或神经根内的感觉神经元轴突所支配的相应皮肤区域称为皮节。人体两侧分别有 28 个皮节关键点。如图 12-3-1 所示。每个皮节关键点应同时检查针刺觉

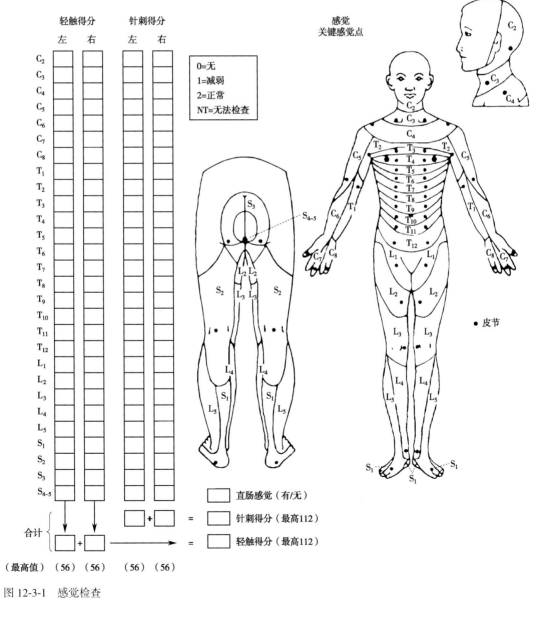

图 12-3-1 感觉检查

179

及轻触觉,并按三个等级分布评定评分。0分为缺失,1分:障碍;2分:正常,NT:无法检查。若两者均存在,则为正常;若两者之一缺失,则为障碍;若两者均为缺失,则为缺失。除了以上双侧关键点的感觉测试,还应行肛门指诊检查肛门外括约肌感觉,记录为有或无,以决定瘫痪为完全性或不完全性。必要时也可检查位置觉及深痛觉,一般每个肢体只查1个皮节,常选左右侧的示指及蹞趾。

（二）运动功能检查

每个脊髓节段内神经或神经根内的运动神经元轴突所支配的相应一组肌群称为肌节。临床上,常检查的人体左右10对肌节的关键肌为C_5屈肘肌(肱二头肌、肱肌)、C_6伸腕肌(桡侧伸腕长、短肌)、C_7伸肘肌(肱三头肌)、C_8中指屈指肌(指深屈肌)、T_1小指展肌、L_2屈髋肌(髂腰肌)、L_3伸膝肌(股四头肌)、L_4踝背伸肌(胫前肌)、L_5伸趾肌(趾长伸肌)与S_1踝跖屈肌(腓肠肌、比目鱼肌)。除了上述各关键肌肌力检查外,还应检查肛门括约肌以及球海绵体反射。

三、急性脊髓损伤严重程度的判定

目前临床上常用的评定脊髓损伤严重程度有Frankel分级、ASIA分级及ASIA评分三类。

（一）Frankel分级

1969年Frankel提出,将脊髓损伤平面以下感觉和运动存留情况分为五个级别(表12-3-1)。

表 12-3-1　Frankel 脊髓损伤分级法

等级	脊髓功能状况	脊髓损伤程度
A	损伤平面以下深浅感觉完全消失,肌肉运动功能完全消失	完全性
B	损伤平面以下运动功能完全消失,仅存某些包括骶区感觉	不完全性
C	损伤平面以下仅有某些肌肉运动功能,无有用功能存在	不完全性
D	损伤平面以下肌肉功能不完全,可扶拐行走	不完全性
E	深浅感觉、肌肉运动及大小便功能良好	正常

Frankel分级对脊髓损伤的程度进行了分级,对脊髓损伤的评定有一定的实用价值。但由于缺乏反射和括约肌功能评定,尤其对膀胱、直肠括约肌功能状况评定不清楚,所以对脊髓圆锥和马尾损伤的评定存在缺陷。

（二）美国脊髓损伤协会（ASIA）分级法

美国脊髓损伤协会在对Frankel分级进行修订,提出对C级和D级从肌力的角度进行量化处理:ASIA C级为损伤平面以下半数以上的关键肌的肌力<3级,ASIA D级为损伤平面以下半数以上的关键肌的肌力≥3级(表12-3-2)。由于ASIA脊髓损伤分级与Frankel分级均是划分等级的方法,未清楚划分各等级间的界限,且未量化脊髓损伤的严重程度等缺点,使两者所得资料缺乏可比性。

表 12-3-2　ASIA 脊髓损伤分级

分级	脊髓神经状况	脊髓损伤程度
A	在损伤平面以下深浅感觉完全消失,肌肉运动功能完全消失	完全性
B	在损伤平面以下包括 S_4~S_5 存在感觉功能,但无运动功能	不完全性
C	在损伤平面以下存在运动功能,且平面以下至少一半以上的关键肌肌力小于 3 级	不完全性
D	在损伤平面以下存在运动功能,且平面以下至少一半的关键肌肌力大于或等于 3 级	不完全性
E	感觉和运动功能正常	正常

（三）国际脊髓损伤神经评分标准（ASIA 评分）

1992 年国际截瘫医学会批准使用参照美国国立急性脊髓损伤研究会（NASCIS）评分标准制定的将脊髓损伤程度进行量化后利用积分的方式来评定脊髓损伤严重程度的方法,2006 年对标准进行修改后如表 12-3-3 所示。该评定方法由于量化了脊髓损伤严重程度,使其便于进行统计学分析和学术间相互交流。在新版 ASIA 标准中,每个肌节分别检查轻触觉和针刺觉,若正常,予 2 分;若障碍,予 1 分;若缺失,予 0 分,即可产生轻触觉评分和针刺觉评分,用于评定脊髓损伤后感觉功能损伤程度。感觉功能检查时,应注意,若肛门周围感觉正常,则脊髓损伤为不完全性损伤。将两侧 10 对肌节的一个关键肌的肌力相加,评定运动功能损伤程度。若肛门括约肌功能正常,则脊髓损伤为不完全性损伤。

表 12-3-3　国际脊髓损伤神经评分标准（ASIA 评分）

感觉评分	针刺觉（0~2 分）		轻触觉（0~2 分）		运动评分	肌力（0~5）级	
检查部位	左侧	右侧	左侧	右侧	检查部位	左侧	右侧
C_2 枕骨粗隆					C_5 屈肘肌		
C_3 锁骨上窝					C_6 伸腕肌		
C_4 肩锁关节顶部					C_7 伸肘肌		
C_5 肘前窝外侧面					C_8 中指屈指肌		
C_6 拇指近节背侧皮肤					T_1 小指展肌		
C_7 中指近节背侧皮肤					L_2 屈髋肌		
C_8 小指近节背侧皮肤					L_3 伸膝肌		
T_1 肘前窝内侧面					L_4 踝背伸肌		
T_2 腋窝顶部					L_5 长伸趾肌		
T_3 第三肋间					S_1 踝跖屈肌		
T_4 第四肋间							
T_5 第五肋间（$T_4$$T_6$ 中点）							

续表

感觉评分	针刺觉（0~2分）		轻触觉（0~2分）		运动评分	肌力（0~5）级	
检查部位	左侧	右侧	左侧	右侧	检查部位	左侧	右侧
T_6 第六肋间（剑突水平）							
T_7 第七肋间（T_6T_8 中点）							
T_8 第八肋间（T_6T_{10} 中点）							
T_9 第九肋间（T_8T_{10} 中点）							
T_{10} 第十肋间（脐）							
T_{11} 第十一肋间（$T_{10}T_{12}$ 中点）							
T_{12} 腹股沟韧带中点							
L_1T_{12} 与 L_2 之间的 1/2							
L_2 大腿前中部							
L_3 股骨内髁							
L_4 内踝							
L_5 足背第三跖指关节							
S_1 足跟外侧							
S_2 腘窝中点							
S_3 坐骨结节							
S_4 肛门周围							
总分					总分		

通过身体两侧感觉功能正常的最低脊髓段确定感觉平面。通过身体两侧运动功能正常（5级）的最低脊髓段确定感觉平面。若两侧不一致，根据至少肌力为3级的那块关键肌确定，且要求该平面以上的关键肌的肌力正常（5级）。对于临床上无法徒手检查的肌节，如 C_1~C_4，可参考感觉平面确定运动平面，若这些感觉正常则认为这些节段运动功能正常，若这些感觉受损则认为这些节段运动功能亦受损。根据感觉平面与运动平面均正常的最低脊髓节段，可确定神经平面。

第四节　脊髓损伤的治疗

一、现场急救与护送

脊髓损伤多数是由脊柱损伤引起，不恰当的搬运方法会加重脊髓损伤程度，所以急救与搬运的要点是保持脊柱的稳定，避免造成脊髓再次损伤。

（一）伤情初步评估

1. 检查生命体征。

2. 检查有无合并危及生命的重要器官损伤。

3. 呼吸道是否通畅。

4. 尤其重视伤员呼吸情况,因为 $C_1 \sim C_4$ 脊髓损伤会使膈肌和 / 或肋间肌受累,导致呼吸障碍,痰液无法排出,最终伤员呼吸衰竭致死。

（二）急救搬运

搬运伤员前,先一人托住伤员头部制动,使其保持中立位,并适当施予轴向牵引力,使脊柱保持轴向平稳,用平托法搬运（图 12-4-1）时,二人托住伤员腰、臀部,一人伸直并拢伤员下肢,并托其下肢,一致用力,平起平放,使伤员平放到硬板担架上,若用滚动法搬运,翻身时一定要头、颈、躯干、下肢上下一致同轴翻转,绝不可"扭麻花"式地翻身,那样会扭断或挤碎骨折部位的脊髓,导致或加重截瘫。然后再平稳搬运至救护车送至医院。脊髓损伤急救搬运禁忌如下:

1. 一人抱头,一人抱脚。

2. 扭动屈曲颈部,过分伸展颈部（图 12-4-2）。

（三）病情监护

密切观察伤员意识,密切监护伤员生命征及血氧饱和度,保持伤员呼吸道通畅,控制输液量及输液速度,注意保温。

（四）重视心理疏导

伤员因意外内心易产生焦虑及恐惧等不良情绪,医师应及时和家属沟通,关爱伤员,安慰、鼓励伤员,使其积极配合治疗。

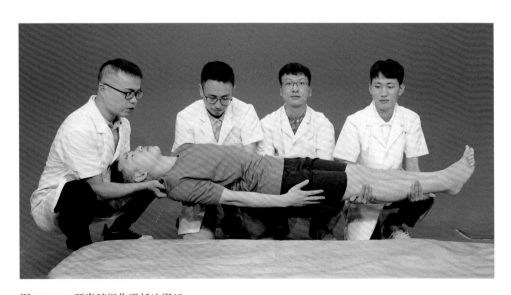

图 12-4-1 颈脊髓损伤平托法搬运

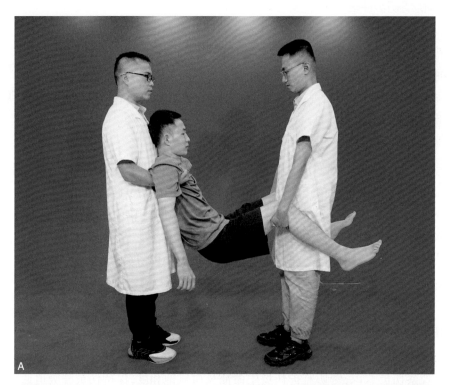

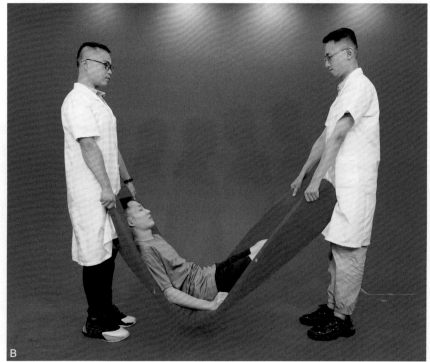

图 12-4-2　颈脊髓损伤错误搬运法

A. 两人抬法；B. 软担架抬运。

二、急诊处理

伤员送达急诊室后应迅速进行简要的全身检查,再次明确有无休克及其他重要脏器有无损伤和其他部位损伤。若存在危及生命的合并伤,必须首先处理,抢救生命。待生命体征稳定后,再行神经系统检查,明确是否存在脊髓损伤,判断脊髓损伤的平面以及损伤的严重程度。如果脊髓损伤在送达急诊室前未得到可靠固定,到达急诊室后应立即采取制动措施。

脊髓损伤伤员送达急诊室后,应确实做到:

1. 保持呼吸道通畅,必要时吸氧或行机械辅助呼吸。

2. 有尿潴留者,应留置导尿管。

3. 有腹胀者,做胃肠道减压。

4. 建立静脉通道,根据伤情补液,必要时输血治疗。如确诊脊髓损伤,应常规行地塞米松等激素抗炎和甘露醇利尿剂脱水治疗,防治神经水肿。

经急诊处理病情稳定后可行脊柱 X 线、CT 及 MRI 等检查。待脊髓损伤诊断明确,处理好紧急的合并伤后,伤员即可转至专科医院做进一步治疗。

三、治疗
(一)非手术治疗

1. 药物治疗

(1)甲泼尼龙:甲泼尼龙具有强大的抗炎作用,大剂量使用可减少脊髓损伤造成的损伤组织炎性介质的释放及脊髓损伤后的脊髓缺血。美国急性脊髓损伤研究会推荐,必须于受伤 8 小时内大剂量静滴甲泼尼龙。用法为:入院前 24 小时,第 1 小时的前 15 分钟内静脉泵入甲泼尼龙 30mg/kg 为冲击剂量,45 分钟后,按 5.4mg/(kg·h)维持 23 小时为维持剂量,维持 1~2 天。对于受伤 3 小时内给药者,维持 24 小时可改善脊髓损伤的临床预后,而对于受伤在 3~8 小时内给药者,甲泼尼龙应维持给药至 48 小时,方能起到改善预后的作用。

(2)神经节苷脂:神经节苷脂具有保护神经细胞膜 Na^+-K^+-ATP 酶的活性,防止胞内离子失衡,从而减轻损伤组织的水肿;能抑制钙离子内流,达到稳定膜结构和功能的作用;减少自由基生成;可参与细胞膜的修复,刺激突触生成等。

2. 高压氧治疗　高压氧治疗可显著改善脊髓损伤的预后。高压氧治疗能够提高血氧张力,使血氧升高,增加脊髓组织及脑脊液含氧量,提高血中氧的弥散距离,提高红细胞的变形能力,降低毛细血管的通透性,并能促进血流速度,减少血小板聚集,进而降低血液黏滞度,改善局部微循环,从而维持神经元的能量代谢,减轻损伤区域的脊髓水肿。而且高压氧还能逆转或阻止脊髓损伤后引起的继发病理改变,提高超氧化物歧化酶活性,并抑制损伤神经元脂质过氧化及钙超载,保护缺血再灌注的损伤脊髓组织,促进神经恢复。

3. 局部亚低温治疗　局部低温可以降低损伤部位的组织代谢,进而减少损伤组织耗氧量,增强损伤脊髓的耐缺氧能力,减轻损伤脊髓区域水肿,降低脑脊液的压力,减少酸性物质产生,从而促进损伤脊髓的恢复。目前临床常用开放或闭合式或行硬脊膜外硬脊膜下的冷却液灌洗。灌注液一般用生理盐水、林格氏液或葡萄糖液,温度从 2~8℃逐步升至 15℃,维持 7~8 天。

4. 提高脊髓灌注压　脊髓损伤后损伤脊髓存在缺血缺氧的状况,脊髓血流的减少及灌注压的降低易使脊髓损伤进一步恶化。目前提高脊髓灌注压的治疗方案为:脊髓损伤 1 周内动脉收缩压不低于 90mmHg,平均动脉压为 85~90mmHg。

5. 电刺激治疗　在脊髓损伤伤员硬脊膜上植入电刺激装置对完全性脊髓损伤伤员承重和维持平衡的能力有提高作用。目前,多数学者认为早期电刺激治疗比延迟好,电刺激治疗对不完全性脊髓损伤的疗效较显著。

6. 中医治疗　部分中药方剂能一定程度改善脊髓损伤的预后。另外,针灸治疗及推拿治疗也可用于脊髓损伤的辅助治疗。

7. 干细胞移植治疗及基因治疗　目前尚在探索阶段,还未广泛应用于临床。

（二）手术治疗

1. 手术目的　保护残余存活的脊髓组织,减少或防止继发性损伤,尽可能促进脊髓的恢复。

2. 手术原则　复位脊柱骨折或脱位,恢复脊柱正常序列,解除脊髓压迫,重建脊柱的稳定性。

3. 手术时机　现在越来越多的临床证据支持脊髓损伤应早期行手术治疗,脊髓损伤早期手术治疗是安全、可靠的,但缺乏足够的临床证据支持脊髓损伤早期手术治疗能改善受损神经的神经功能恢复。对于伴有重要脏器损伤的患者,首先应当救治危及生命的损伤,在此基础上尽早治疗脊髓损伤。

4. 手术方式　早期脊髓减压术,结合牵引、整复骨折脱位,辅以椎间椎骨融合及内固定稳定脊柱等为目前脊髓损伤较理想的方式。

第五节　脊髓损伤并发症的防治

脊髓损伤后的瘫痪患者的主要并发症为压疮、泌尿系感染、呼吸道感染等,这些也是患者死亡的主要原因,因此要精心护理,加以预防。

一、防治压疮

截瘫患者损伤平面以下的感觉消失,由于长期卧床,骨隆突部如骶骨、股骨大转子和跟部等处皮肤因长期受压而缺血坏死,故易发生压疮。压疮分为四度:Ⅰ度,皮肤发红,周围水肿;Ⅱ度,皮肤出现水疱,色泽紫黑,有浅层坏死;Ⅲ度,皮肤全层坏死;Ⅳ度,坏死范围深达韧带与骨骼。

防治方法:①床垫应柔软,保持床铺清洁干燥。②保持患者清洁,定时翻身,一般每2~3 小时翻身一次,而且要日夜坚持。对骨隆突出皮肤应用 25%~50% 酒精擦洗。③若已发生浅表压疮,要尽量避免该处再继续受压,保持局部清洁,并换药或用生肌橡皮膏外敷,改善全身营养状况。④压疮累及深部肌或骨骼者,应行彻底清创,用肌皮瓣转移覆盖消灭创面。

二、防治泌尿系感染

截瘫患者的膀胱括约肌功能障碍,在自动膀胱形成以前不能排尿,需长期留置导尿管。

防治方法:①插导尿管时要严格按照无菌原则操作,每周更换一次。更换时拔出导尿管,3~4 小时后再插入。②用生理盐水或 0.05% 呋喃西林液 200ml 冲洗膀胱,每日 1~2 次。③训练自动膀胱,每 3~4 小时开放一次,防止持续开放导尿引起膀胱挛缩。④截瘫患者,应注意取坐位或半卧位,以利尿液顺体位引流。⑤鼓励患者多饮水,每日饮水 3 000ml 以上,减少泌尿系感染和结石形成。⑥定期检查尿液,若有感染征象,则立即应用抗生素治疗。

三、防治呼吸系统感染

在高位颈脊髓损伤,如患者出现呼吸困难或呼吸道感染痰液不易咳出,应及时行气管切开,以保证足够氧的摄入量。鼓励患者做深呼吸,加强翻身、拍背,促进痰液排出,避免坠积性肺炎发生。

(冯世庆 郭志民 姚小涛 黄佳平 杨文清)

参 考 文 献

[1] DIAZ RUIZ A, ALCARAZ ZUBELDIA M, MALDONADO V, et al. Differential time-course of the increase of antioxidant thiol-defenses in the acute phase after spinal cord injury in tats[J]. Neurosci Lett, 2009, 452(1): 56-59.

[2] SCHAEFER D M, FLANDERS A, NORTHRUP B E, et al. Magnetic resonance imaging of acute cervical spine trauma. Correlation with severity of neurologic injury[J]. Spine(Phila Pa 1976), 1989, 14(10): 1090-1095.

[3] KULKARNI M V, MCARDLE C B, KOPANICKY D, et al. Acute spinal cord injury: MR imaging at 1.5 T[J]. Radiology, 1987, 164(3): 837-843.

[4] FLANDERS A E, SCHAEFER D M, DOAN H T, et al. Acute cervical spine trauma: correlation of MR imaging findings with degree of neurologic deficit[J]. Radiology, 1990, 177(1): 25-33.

[5] MIYANJI F, FURLAN J C, AARABI B, et al. Acute cervical traumatic spinal cord injury: MR imaging findings correlated with neurologic outcome-prospective study with 100 consecutive patients[J]. Radiology, 2007, 243: 820-827.

[6] GRABB P A, PANG D, MAGNETIC resonance imaging in the evaluation of spinal cord injury without radiographic abnormality in children[J]. Neurosurgery, 1994, 35(3): 406-414.

[7] TSUTSUMI S, UETA T, SHIBA K, et al. Effects of the Second National Acute Spinal Cord Injury Study of high-dose methylprednisolone therapy on acute cervical spinal cord injury-results in spinal injuries center. Spine(Phila Pa 1976), 2006, 31(26): 2992-2996.

［8］SCHAEFER D M, FLANDERS A, NORTHRUP B E, et al. Magnetic resonance imaging of acute cervical spine trauma. Correlation with severity of neurologic injury. Spine（Phila Pa 1976）, 1989, 14（10）: 1090-1095.

［9］BRACKEN, SHEPARD M J, HOLFORD T R, et al. Administration of methylprednisolone for 24 or 48 hours or tirilazad mesylate for 48 hours in the treatment of acute spinal cord injury. Results of the Third National Acute Spinal Cord Injury Randomized Controlled Trial. National Acute Spinal Cord Injury Study［J］. JAMA, 1997, 277（20）: 1597-1604.

［10］KUBECK J P, MEMLA A, MATHUR S, et al. End organ effects of high dose human equivalent methylprednisolone in a spinal cord injury rat model［J］. Spine, 2006, 31（3）: 257-261.

［11］SAYER F T, OUDEGA M, HAGG T. Neurotrophins reduced degeneration of injured ascending sensory and corticospinalmotor axons in adult rat spinal cord［J］. ExpNeurol, 2002, 175（1）: 262-269.

［12］AZARI M F, PREFYRIS C, KARNEZIS T, et al. Leukemia inhibitory factor arrests oligodendrocyte death and demyelination in spinal cord injury［J］. J Neuropathol Exp Neurol, 2006, 65（9）: 914-929.

［13］XU J, KIM G M, AHMED S H, et al. GIucocorticoid receptor-mediated suppression of activator protein-lactivation and matrix metalloproteinase expression after spinal cord injury［J］. Neurosci, 2001, 21（1）: 92-97.

［14］SHUMSKY J S, TOBIAS C A, TUMOLO M, et al. Delayed transplantation of fibroblasts geneti-cally modified to secrete BDNF and NT-3into a spinal cord injury site is associated with limited recovery of function［J］. Exp Neurol, 2003, 184（1）: 114-130.

［15］FEHLINGS M G, VACCARO A, WILSON J R, et al. Early versus delayed decompression for traumatic cervical spinal cord injury: results of the Surgical Timing in Acute Spinal Cord Injury Study（STASCIS）［J］. PloS One, 2012, 7（2）: e32037.

［16］NAJIB E. E L TECLE, NADER S. DAHDALEH, PATRICK W. HITCHON. Timing of Surgery in Spinal Cord ［J］. Injury, 2016, 41（16）: E995-E1004.

［17］STEVENS E A, MARSH R, WILSON J A, et al. A review of surgical intervention in the setting of traumatic central cord syndrome［J］. SpineJ, 2010, 10: 874-880.

［18］GUEST J, ELERAKY M A, APOSTOLIDES PJ, et al. Traumatic central cord syndrome: results of surgical management［J］. J Neurosurg, 2002, 97: 25-32.

［19］HOLTZ A. Current research on spinal cord injuries［J］. Lakartidningen, 2009, 106（11）: 780-785.

［20］CHEN L, YANG H, YANG T, et al. Effectiveness of surgical treatment for traumatic central cord syndrome［J］. J Neurosurg Spine, 2009, 10: 3-8.

［21］SCHNEIDER R C, CHERRY G, PANTEK H. The syndrome of acute central cervical spinal cord injury［J］. J Neurosurg, 1954, 11: 546-577.

［22］E. ANDREW STEVENS, ROBERT MARSH, et al. Sweasey, Charles L. Branch, Jr, Alexander K. Powers, A review of surgical intervention in the setting of traumatic central cord syndrome［J］, The Spine Journal, 2010, 10: 874-880.

［23］KUBASAK, JINDRICH D L, ZHONG H, et al. OEG implantation and step training enhance hindlimb-stepping ability in adult spinal transected rats［J］. J Brain, 2008, 131（Pt1）: 264-276.

［24］SATOMI K, OGAWA J, ISHII Y, et al. Short-term complications and long-sterm results of expansive open-door laminoplasty for cervical sternotic myelopathy［J］. Spine J, 2001, 1: 26-30.

［25］SCHULTE K, CLARK C R, GOEL V K. Kinematics of the cervical spine following discectomy and stablization

［J］. Spine, 1989, 14: 1116-1121.

［26］ALLEN B L JR, FERGUSION R I, LEHMANN T R O, et al. A mechanical classification of closed indirect fractures and dislocation of the lower cervical spine［J］. Spine, 1982, 7: 1-7.

［27］班德翔, 冯世庆, 宁广智, 等. 骨髓间充质干细胞促进大鼠脊髓损伤后行为功能的恢复, 全国脊髓损伤治疗与康复研讨会, 2012.

［28］唐亮, 冯世庆, 高瑞霄. 人脐血 CD34$^+$ 细胞急性期移植对脊髓损伤的修复作用［J］. 广东医学, 2015, 36(18): 2783-2787.

［29］冯世庆, 郭世绂, 王沛, 等. 神经生长因子和脑源性神经营养因子基因修饰的雪旺细胞和胚胎脊髓细胞悬液植入促进大鼠脊髓损伤修复的研究［J］. 中华骨科杂志, 2001, 21(9): 555-561.

第 四 篇

脊柱训练伤预防

● 第十三章　脊柱训练伤预防策略

● 第十四章　脊柱训练伤康复

第十三章　脊柱训练伤预防策略

军事训练是和平时期军队工作的中心任务之一,是提高和保持指战员高体能水平增强战斗力的根本途径,而脊柱训练伤则是影响参训人员健康和部队战斗力的重要因素,脊柱训练伤的防治已成为军事医学和训练医学领域亟待研究的一个重要课题。为科学防治脊柱训练伤,应建立由"损伤预防、早期诊断和管理、康复"三大环节构成的脊柱训练伤整体防治体系,既便于基层部队落实,又能有效防控脊柱训练伤。

预防脊柱训练伤,首先需了解官兵身体素质,同时加强身体功能评估,进而针对性干预训练。只有加强官兵的基本身体素质和身体功能,才能更好地投入到军事训练专项练习中,更好地预防脊柱训练伤的发生。另外也需对症状体征、疲劳状态、心理状态等风险因素进行筛查评估,这些也是困扰官兵的重要因素。只有定期进行风险筛查,并树立"让伤病在运动中康复"的理念,才能及时调整训练计划,让训练更为科学合理。

脊柱训练伤防控工作任重道远,要让官兵从单纯预防到防查并举转变,从被动治伤到主动防伤、积极康复转变,从卫勤骨干主抓到官兵自防群防转变,逐步转变脊柱训练伤防控模式。

第一节　风险筛查评估

一、身体素质评估

运动前的身体素质评估是至关重要的步骤,不仅关系到官兵的运动训练效果,而且关系到官兵的健康安全,甚至关系到损伤和发生意外。身体素质的评估能有效降低脊柱训练伤发病率,有利于整体体能素质的提高。它分为自己评估和专业人士评估。自己评估可以通过 PAR-Q 问卷(体能状况问卷)进行,在专业人士的帮助下可以进行综合性的专业评估。

评估具体内容如下:

1. 身体相关素质　身高、体重、身体质量指数、腰臀比、腰围、皮褶厚度。

2. 心率　安静时的心率、运动时的心率、运动后恢复时的心率。

3. 血压　安静时的血压、运动时的血压。

4. 心肺耐力　2.4km 跑步测试或者 Cooper12 分钟跑。

5. 肌肉力量测试　一次最大力量测试(1RM)和肌肉耐力测试:俯卧撑测试。

6. 柔韧性测试　坐位体前屈测试。

二、身体功能评估

近年来,随着功能性训练理论的发展,特别关注基本动作完成的质量,重视身体功能的对称性,加强训练中身体运动功能的诊断,做好损伤预防工作已成为运动发展的一个主要趋势。功能动作筛查（functional movement screen，FMS）和 Y 型平衡测试（Y-balance test，YBT）两种常用的身体运动功能测试方法，已广泛应用于运动损伤预防工作中，并取得了很好的效果。在预防脊柱训练伤时，把这两种常用的身体功能测试同时运用，寻找潜在的功能障碍，并进行评估。

（一）FMS 测试

FMS 测试包括过顶深蹲动作模式、跨栏上步动作模式、直线箭步蹲动作模式、肩部灵活性动作、旋转稳定性动作模式、主动直膝抬腿动作模式、躯干稳定性俯卧撑动作模式（图 13-1-1），每个动作满分为 3 分，共 21 分。能按标准完成动作得 3 分；完成动作有代偿的得 2 分；不能完成动作得 1 分；完成动作时某一部位出现疼痛得 0 分。测试时，被试者不进行任何热身，每个动作连续做 3 次，3 次测试成绩不一致时，取最低分。完成同一动作两侧分数不一致时，取最低分。

（二）Y 型平衡测试

上肢 Y 型平衡测试包括 3 个运动方向（中侧、下侧、上外侧），下肢 Y 型平衡测试也包括 3 个运动方向（前侧、后内侧、后外侧）（图 13-1-2）。测试时，上、下肢每个方向重复完成 3 次，肢体在每个方向所接触的最远距离将被用做数据分析，数据精确到 0.5cm。以肢体的长度为基准，计算其接触到的最远距离占肢体长度的百分比。测试前按照要求进行相应的热身活动，测试要求在赤脚状态下完成。

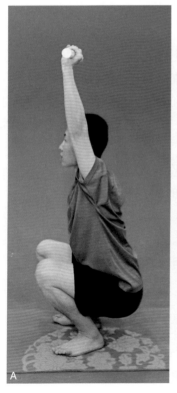
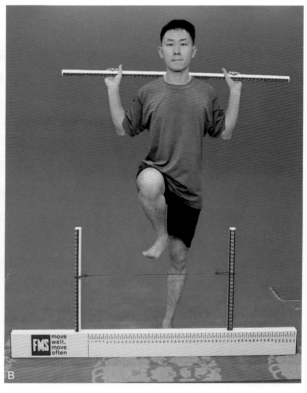

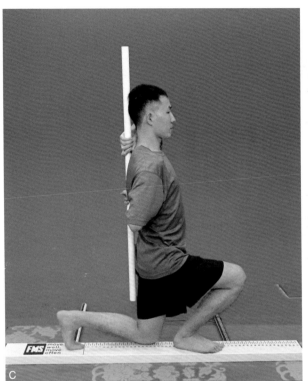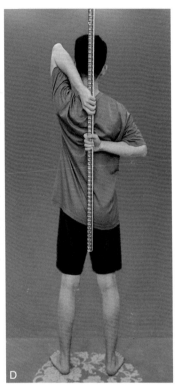

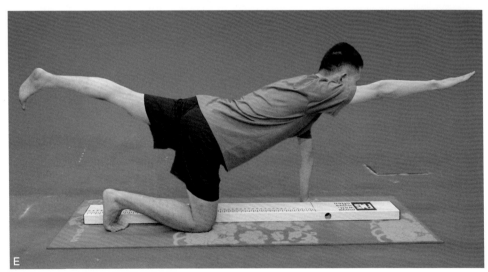

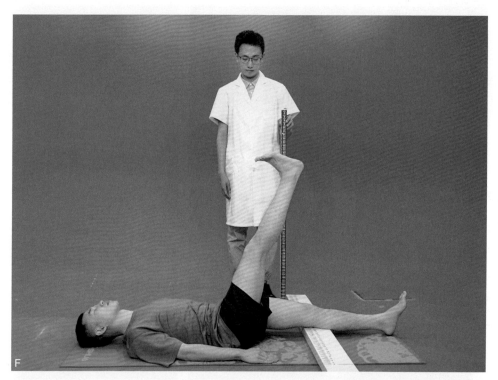

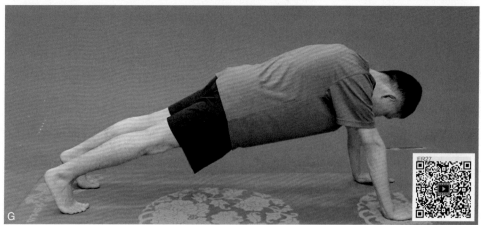

图 13-1-1　FMS 测试（操作视频请扫描图中二维码）

A. 过顶深蹲动作模式；B. 跨栏上步动作模式；C. 直线箭步蹲动作模式；D. 肩部灵活性动作；E. 旋转稳定性动作模式；F. 主动直膝抬腿动作模式；G. 躯干稳定性俯卧撑动作模式。

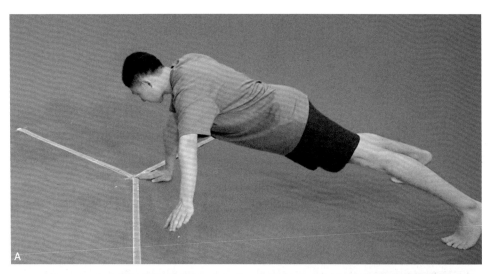

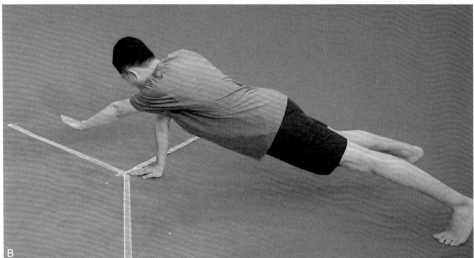

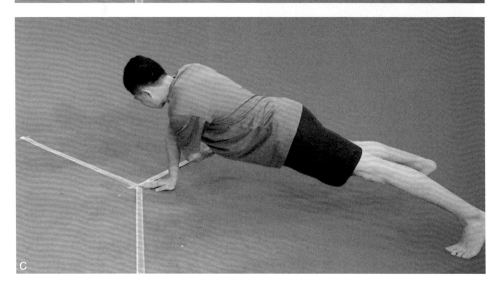

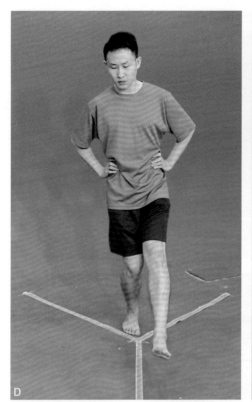
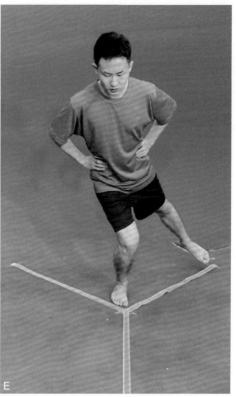
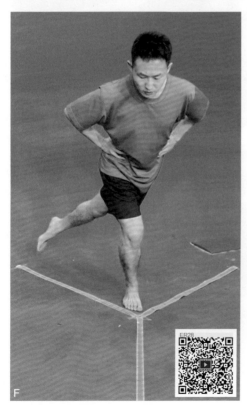

图 13-1-2　Y 型平衡测试（操作视频请扫描图中二维码）

A~C. 身体上 1/4 平衡测试；D~F. 身体下 1/4 平衡测试。

（三）评估数据运用

FMS 标准采用 0、1、2、3 四级评分，满分 21 分，14 分为基本分数参考值，受试者测试低于 14 分在运动训练中会出现运动损伤风险。Y 型平衡测试，在身体上 1/4Y 型平衡测试中，左右手在各个方向上的伸够距离差值不应该大于 4cm，以及左右手的综合值不应小于 95 分，否则就有增加的损伤风险。在身体下 1/4 平衡测试中，左右脚在各个方向上的伸够距离的差异不应该超过 4cm，左右腿伸够距离的综合值不应小于 94 分，否则就说明下肢会有增加的非接触性损伤风险。

三、疲劳状态评估

评估疲劳一般用基础心率、运动中心率及运动后心率。

（一）基础心率评估疲劳

基础心率是指清晨醒来后，起床前静息状态下的心率。一般情况下，基础心率保持相对稳定。如果大运动量训练后，经过一夜恢复，基础心率较平时增加 8~10 次/分以上，可认为疲劳尚未恢复，即有疲劳累积现象。如果连续几天基础心率持续偏高，则表明运动量过大，疲劳较深，应调整运动量，并注意休息。

（二）运动中心率评估疲劳

运动中心率特点是变化极快，并且随着运动强度的增减而快速上升下降。当然，为了及时准确地评估运动中心率，需要戴上心率带，手搭脉搏计数的方式毕竟不便且不够准确。随着训练水平的提高，身体机能在完成同样负荷量的运动时，心率呈现逐渐下降的趋势。心率就是身体机能整体状态的体现，状态不好时心率高，就该调整训练，并注意休息。

（三）运动后心率评估疲劳

运动后即刻心率恢复的快慢也可以作为判断疲劳程度的指标。如果在运动结束后，心率没有在 3~5 分钟内恢复到接近安静水平，仍然很高，说明身体处于疲劳状态。也可简易地自我疲劳评估（表 13-1-1）。

表 13-1-1　自我疲劳评估表

	轻度疲劳	中度疲劳	极度疲劳
自我感觉	无任何不舒服	疲劳、腿酸胀	头痛、胸痛、恶心呕吐且这些征象持续相当一段时间
面色	稍红	相当红	十分红或者苍白
排汗量	不多	较多	非常多
呼吸	中度加快	显著加快	显著加快，并且呼吸表浅，节奏紊乱
动作	步态稳	步伐沉重	摇摆现象显著，出现不协调动作
建议	可以放心运动	可以坚持，但时间不会太长	停止运动

四、心理状态评估

良好的心理素质是保证过硬战斗力,打赢现代化信息化战争的重要因素。长期部署及作战使越来越多的官兵产生不同程度的心理健康问题,这些问题增加了官兵的心理压力和创伤性应激障碍的发生率,并影响日常军事训练伤的预后及转归。根据军队职业特点,制定军人任职的心理健康标准,对包含注意力缺失、抑郁症、学习障碍、创伤性应激障碍及焦虑障碍在内的 21 种心理健康问题进行针对性评估,如出现不符合要求的情况,会被转诊至心理健康服务机构,并进行专业测评。常用的心理状态评估量表有:90 项症状自评量表 SCL-90(表 13-1-2)、抑郁自评量表 SDS、焦虑自评量表 SAS、Hamilton焦虑量表、Hamilton 抑郁量表等,心理量表的评估需在经过培训的专业人员指导下进行。

表 13-1-2　症状自评量表(SCL-90)

	没有	很轻	中等	偏重	严重
1. 头痛					
2. 神经过敏,心中不踏实					
3. 头脑中有不必要的想法或字句盘旋					
4. 头晕或昏倒					
5. 对异性的兴趣减退					
6. 对旁人责备求全					
7. 感到别人能控制你的思想					
8. 责怪别人制造麻烦					
9. 忘记性大					
10. 担心自己的衣饰整齐及仪态的端庄					
11. 容易烦恼和激动					
12. 胸痛					
13. 害怕空旷的场所或街道					
14. 感到自己精力下降,活动减慢					
15. 想结束自己的生命					
16. 听到旁人听不到声音					
17. 发抖					
18. 感到大多数人都不可信任					
19. 胃口不好					
20. 容易哭泣					

续表

	没有	很轻	中等	偏重	严重
21. 同异性相处时感到害羞不自在					
22. 感到受骗,中了圈套或有人想抓你					
23. 无缘无故地感觉到害怕					
24. 自己不能控制地大发脾气					
25. 怕单独出门					
26. 经常责怪自己					
27. 腰痛					
28. 感到难以完成任务					
29. 感到孤独					
30. 感到苦闷					
31. 过分担忧					
32. 对事物不感兴趣					
33. 感到害怕					
34. 你的感情容易受到伤害					
35. 旁人能知道你的私下想法					
36. 感到别人不理解你不同情你					
37. 感到人们对你不友好,不喜欢你					
38. 做事情必须做得很慢以保证做正确					
39. 心跳得厉害					
40. 恶心或胃不舒服					
41. 感到比不上别人					
42. 肌肉酸痛					
43. 感到有人在监视你谈论你					
44. 难以入睡					
45. 做事必须反复检查					
46. 难以做出决定					
47. 怕乘电车、公共汽车、地铁或火车					
48. 呼吸困难					
49. 一阵阵发冷或发热					
50. 因为感到害怕而避开某些东西、场合或活动					

续表

	没有	很轻	中等	偏重	严重
51. 脑子变空了					
52. 身体发麻或刺痛					
53. 喉咙有梗死感					
54. 感到前途没有希望					
55. 不能集中注意力					
56. 感到身体的某一部分软弱无力					
57. 感到紧张或容易紧张					
58. 感到手或脚发重					
59. 感到死亡的事					
60. 吃得太多					
61. 当别人看着你或谈论你时感到不自在					
62. 有一些属于你自己的看法					
63. 有想打人或伤害他人的冲动					
64. 醒得太早					
65. 必须反复洗手、点数目或触摸某些东西					
66. 睡得不稳不深					
67. 有想摔坏或破坏东西的冲动					
68. 有一些别人没有的想法或念头					
69. 感到对别人神经过敏					
70. 在商场或电影院等人多的地方感到不自在					
71. 感到任何事情都很困难					
72. 一阵阵恐惧或惊恐					
73. 感到在公共场合吃东西很不舒服					
74. 经常与人争论					
75. 单独一个人时神经很紧张					
76. 别人对你的成绩没有做出恰当的评论					
77. 即使和别人在一起也感到孤独					
78. 感到坐立不安心神不定					
79. 感到自己没有什么价值					
80. 感到熟悉的东西变陌生或不像真的					

续表

	没有	很轻	中等	偏重	严重
81. 大叫或摔东西					
82. 害怕会在公共场合昏倒					
83. 感到别人想占你便宜					
84. 为一些有关"性"的想法而苦恼					
85. 你认为应该因为自己的过错而受惩罚					
86. 感到要赶快把事情做完					
87. 感到自己的身体有严重问题					
88. 从未感到和其他人亲近					
89. 感到自己有罪					
90. 感到自己的脑子有毛病					

SCL-90 量表的计分采用五级评分制度:"没有"计为 1 分,"很轻"计为 2 分,"中等"计为 3 分,"偏重"计为 4 分,"严重"计为 5 分。阳性项目数:单项分数≥2 的项目数,表示受检者在多少项目上呈"病状"。阴性项目数:单项分 =1 的项目数,表示受检者"无症状"的项目有多少。如果总分超过 160 分,或阳性项目数超过 43 项,或任一因子分超过 2 分,需考虑筛选阳性,需进一步检查。

脊柱训练伤的预防,应对风险筛查评估后所得出的结果进行综合考量,对每一项评估未达到标准的进行相关的分析,提高身体素质,加强身体功能,把握训练强度预防过度疲劳发生,调整好心理状态等,让官兵可以更科学地进行军事训练。此外,在脊柱训练伤的预防还应注意以下几点:①转变施训方传统观念;②制定科学训练方案;③重视专业的防护指导及健康教育;④医学监督需到位等。

脊柱训练伤的发生原因众多,针对脊柱训练伤的预防早期可以在所有风险筛查后,把包括身体素质、身体功能等存在的不足及障碍做针对性的查缺补漏和纠正训练,有条件的官兵最好在专业的康复医生指导下完成,之后就可以做一些脊柱功能训练,例如加强脊柱的核心肌群训练,预防脊柱训练伤的发生。

第二节　脊柱功能训练

一、呼吸训练

第一步:呈俯卧姿,双腿打开约与臀同宽,足背尽量贴地、脚掌朝天、脚趾朝后。第二步:双手手背交叠于额头下方,让身体放松,专注于呼吸,感觉呼气与吸气时腹部下方空间大小、形状的变化,吸气时,先下背部扩张,后上背部扩张。呼气的时候,则是整体性地放松。进行 20 次左右呼吸,让身体放松(图 13-2-1)。

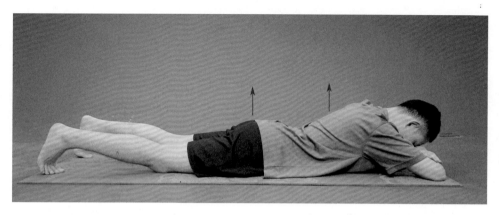

图 13-2-1　FMS 鳄鱼式呼吸

二、热身训练

热身训练包括三个部分：泡沫轴滚动、静态拉伸、动态热身。

（一）泡沫轴滚动

1. 泡沫轴滚动髋部周围肌群　滚动髋部周围时，坐于泡沫轴上，略微向需要被滚动的一侧倾斜，并从髂嵴滚动到髋关节。为了更针对髋部旋转肌群可双腿交叉，让髋部旋转肌群处于伸展位。左右两侧交替，每侧做 10 次缓慢的滚动。放松髋部周围的肌群（图 13-2-2）。

2. 泡沫轴滚动下背部肌群　仰卧位，双手双腿支撑，下背部在泡沫轴上，滚动下背部肌肉群，做 10 次缓慢的滚动。放松下背部肌群（图 13-2-3）。

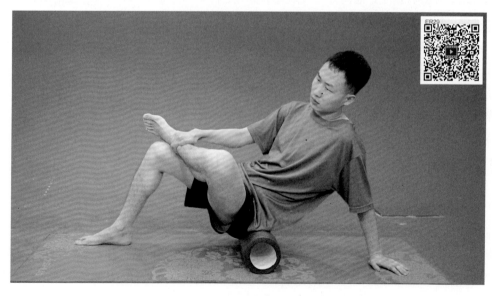

图 13-2-2　泡沫轴滚动髋部周围肌群（操作视频请扫描图中二维码）

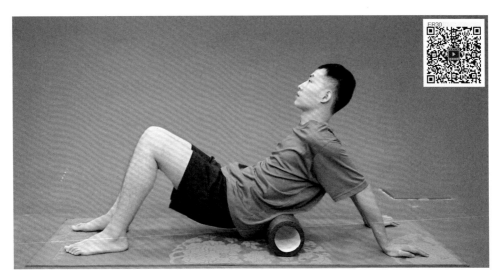

图 13-2-3　泡沫轴滚动下背部肌群（操作视频请扫描图中二维码）

3. 泡沫轴滚动上背部周围肌群　仰卧位，双腿支撑，双手放置在颈部，上背部在泡沫轴上，滚动上背部的肌群。做 10 次缓慢的滚动，放松上背部肌群（图 13-2-4）。

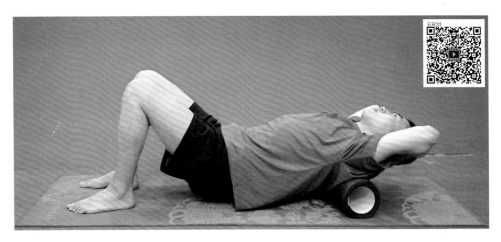

图 13-2-4　泡沫轴滚动上背部周围肌群（操作视频请扫描图中二维码）

4. 泡沫轴滚动臀部周围肌群　侧卧位，身体倾斜的姿势，将泡沫轴的边缘放置在臀部周围肌群，略低于髂嵴的位置，做 10 次缓慢的滚动，之后再换另一侧。放松臀部周围的肌群（图 13-2-5）。

5. 泡沫轴滚动阔筋膜张肌　伤员取侧卧位，嘱伤员将泡沫轴边缘置于阔筋膜张肌下，身体倾斜的姿势，略低于髂嵴的位置，另一侧交叉于需滚动部分的前部，做 10 次缓慢的滚动，之后再换另一侧。放松阔筋膜张肌（图 13-2-6）。

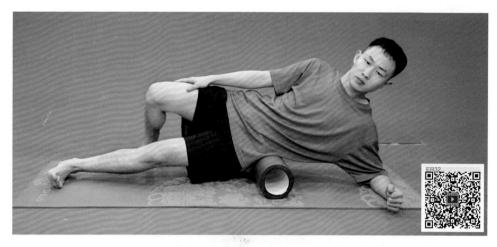

图 13-2-5　泡沫轴滚动臀部周围肌群（操作视频请扫描图中二维码）

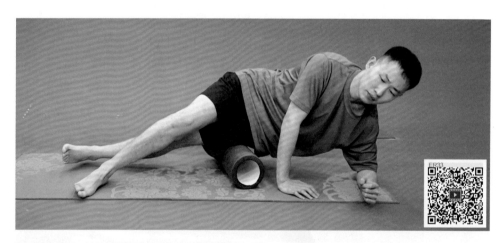

图 13-2-6　泡沫轴滚动阔筋膜张肌（操作视频请扫描图中二维码）

6. 泡沫轴滚动大腿内收肌群　俯卧位,将大腿内收位置的肌群置于泡沫轴上,大腿外展与泡沫轴大约呈 60°,双手辅助支撑,做 10 次缓慢的滚动,之后再换另一侧。放松大腿内收肌群（图 13-2-7）。

7. 泡沫轴滚动肩后部周围肌群　侧卧位,手臂悬于泡沫轴上方,从一侧偏移到另一侧,滚动从脸朝下的姿势转换到脸朝上的姿势,做 10 次缓慢的滚动,之后再换另一侧。放松肩后部周围肌群（图 13-2-8）。

8. 泡沫轴滚动胸部周围肌群　俯卧位,面朝下趴在泡沫轴上,泡沫轴平行地放在身体前方,手臂垂放在泡沫轴上方,做 10 次缓慢的滚动,之后再换另一侧。放松胸部周围肌群（图 13-2-9）。

（二）静态拉伸（图 13-2-10）

1. 大跨步地箭步蹲,左膝屈曲 90°,后腿伸直。

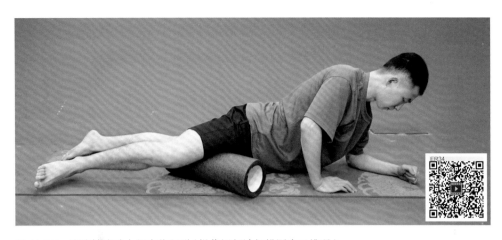

图 13-2-7　泡沫轴滚动大腿内收肌群（操作视频请扫描图中二维码）

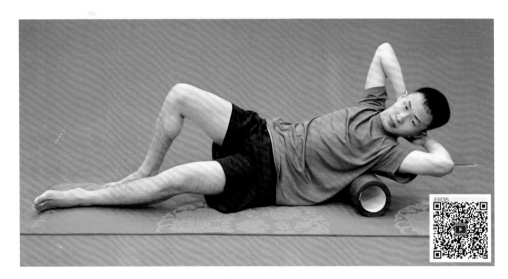

图 13-2-8　泡沫轴滚动肩后部周围肌群（操作视频请扫描图中二维码）

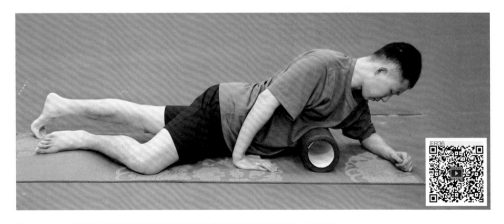

图 13-2-9　泡沫轴滚动胸部周围肌群（操作视频请扫描图中二维码）

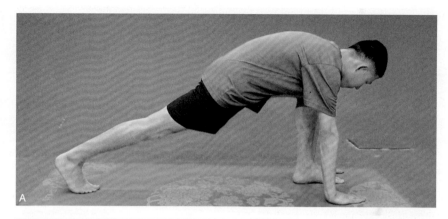

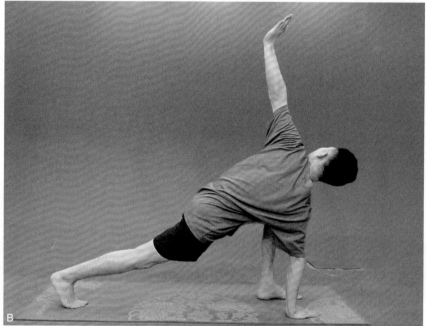

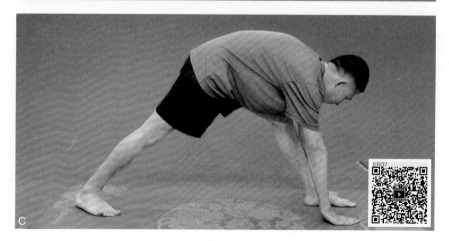

图 13-2-10　静态拉伸（操作视频请扫描图中二维码）

2. 右手支撑地面,左手向上伸展,躯干最大程度向左旋转,在最大位置维持15~30秒一次。

3. 左手放到地面,躯干向上向前,右腿全脚掌接触地面,在最大位置维持15~30秒一次。

4. 之后再交换左右两边,再进行一次整个动作拉伸。拉伸到全身多处肌肉群。

（三）动态热身

1. 高抬腿走　站立位,向前跨步,抓住对侧腿的胫骨,并将膝盖拉向胸部,伸直支撑腿,并跷起脚尖。左右交替向前行走20m左右。拉伸髋关节后部肌群,同时可以拉伸对侧的屈髋肌群（图13-2-11）。

2. 向后屈腿硬拉行走　站立位,将脚后跟拉到臀部,身体向前倾,躯干保持挺直,并尽量抬起膝盖。左右交替向前行走20m左右。拉伸到抬起腿的股四头肌和股直肌,同时给予支撑脚和脚踝提供稳定训练（图13-2-12）。

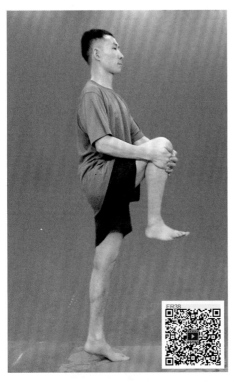 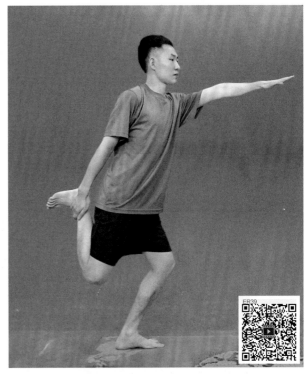

图 13-2-11　高抬腿走（操作视频请扫描图中　　图 13-2-12　向后屈腿硬拉行走（操作视频请扫描图中二维码）
二维码）

3. 向后直腿硬拉走　站立位,双臂尽量向前伸,同时将一条腿抬到腰部的高度。左右交替向后直腿硬拉走20m左右。对支撑腿的腘绳肌提供动态拉伸,同时启动对侧腿的腘绳肌（图13-2-13）。

4. 高抬腿垫步跳　站立位,动作轻跳,膝盖向上尽量达到腰部的高度,抬起的脚后跟向上达到臀部,左右交替高抬腿垫步跳20m左右。让屈髋肌和伸肌的肌肉组织开始工作（图13-2-14）。

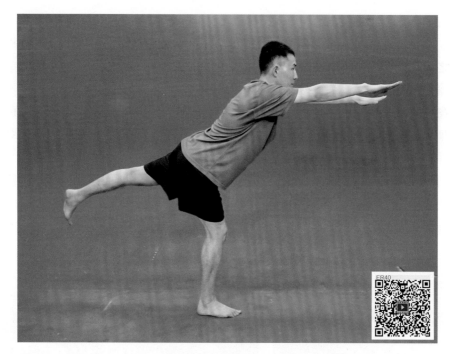

图 13-2-13　向后直腿硬拉走（操作视频请扫描图中二维码）

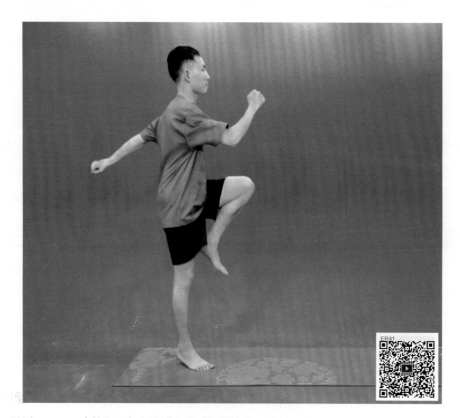

图 13-2-14　高抬腿垫步跳（操作视频请扫描图中二维码）

三、核心肌群训练

核心肌群练习有三个基本类别：抗伸展练习、抗旋转练习、抗侧屈练习。

（一）抗伸展练习

1. 平板支撑　开始时用肘部和前臂支撑。收紧全身，用前臂下压地面，收缩臀肌、股四头肌和深层腹肌。骨盆保持在中立、正常位置。维持 15~30 秒一次，每组 8~12 次，做 3 组（图 13-2-15）。

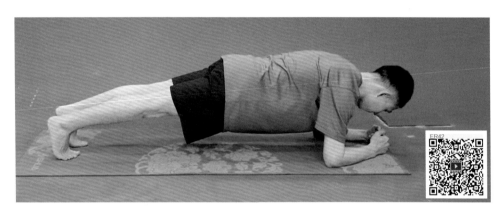

图 13-2-15　平板支撑（操作视频请扫描图中二维码）

2. 俯卧推球　开始时采用双膝跪地的姿势，收缩臀肌和腹肌。双手放在球上，向前滚球时呼气，球从手下移动的手肘下的位置，保持双膝跪地姿势。每组 8~12 次，做 3 组（图 13-2-16）。

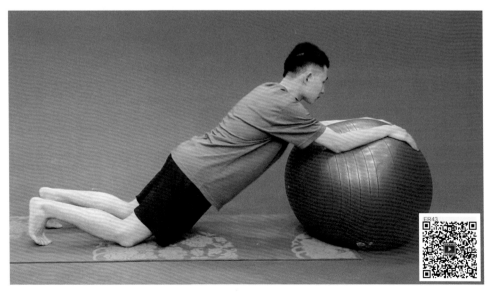

图 13-2-16　俯卧推球（操作视频请扫描图中二维码）

3. 健腹轮推拉　开始时双膝跪地,双手抓住健腹手推车两侧,向前移动到手臂的长度,保持好躯干伸直。每组 8~12 次,做 3 组(图 13-2-17)。

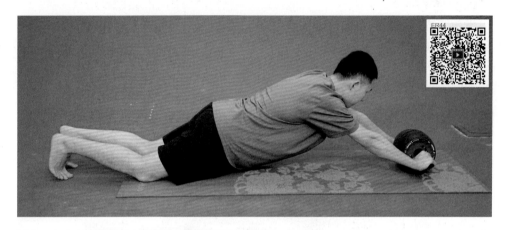

图 13-2-17　健腹轮推拉(操作视频请扫描图中二维码)

(二)抗旋转练习

1. 伸手式平板支撑　开始时从正面平板支撑准备,之后抬起一侧手臂伸向前面,躯干保持伸直,维持 15~30 秒一次,每组 8~12 次,做 3 组(图 13-2-18)。

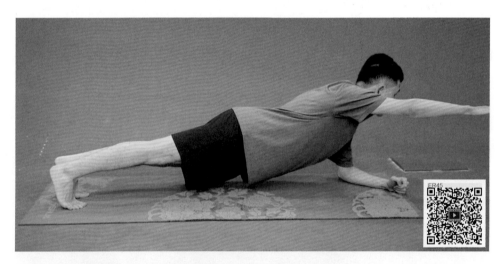

图 13-2-18　伸手式平板支撑(操作视频请扫描图中二维码)

2. 平板划船　开始时双臂伸直的姿势,手中抓握一组哑铃,躯干保持伸直,每侧每组 8~12 次,做 3 组,一侧做完一组交换另一侧(图 13-2-19)。

3. 臀桥交替跨步　开始时仰卧屈膝,抬起一只脚,对侧的髋部不要下坠,维持 15~30 秒一次,每组 8~12 次,一侧做完一组交换另一侧,每侧做 3 组(图 13-2-20)。

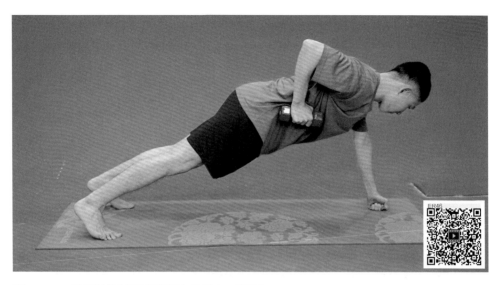

图 13-2-19　平板划船（操作视频请扫描图中二维码）

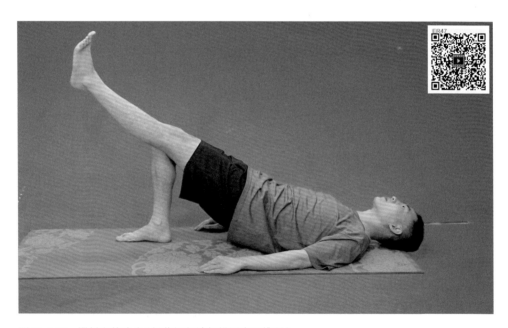

图 13-2-20　臀桥交替跨步（操作视频请扫描图中二维码）

4. 四点支撑对侧交替抬起　开始时双膝、双臂四点支撑，双膝在髋部正下方，双臂在肩部正下方。抬起一侧手臂并平行地面，再抬起另一侧下肢并平行地面，躯干保持伸直，维持15~30 秒一次，每组 8~12 次，一侧做完一组交换另一侧，每侧做 3 组（图 13-2-21）。

（三）抗侧屈练习

1. 平板侧撑　开始时侧卧，然后先用肘部支撑，肩胛骨向下向后拉，保持躯干伸直，维持 15~30 秒一次，每组 8~12 次，一侧做完一组交换另一侧，每侧做 3 组（图 13-2-22）。

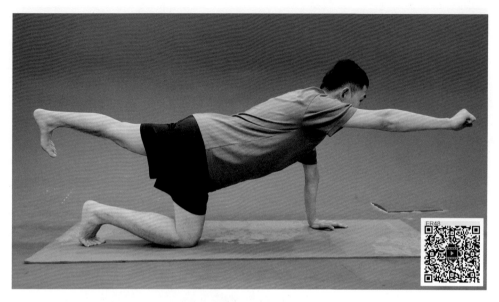

图 13-2-21　四点支撑对侧交替抬起（操作视频请扫描图中二维码）

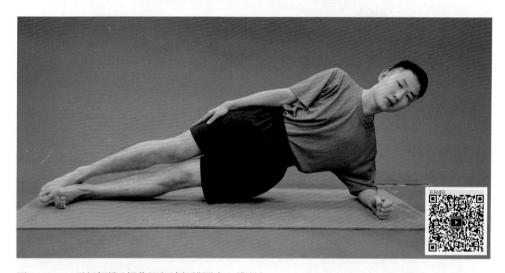

图 13-2-22　平板侧撑（操作视频请扫描图中二维码）

2. 提壶铃行走　开始时双脚自然分开，手提一个壶铃，保持背部挺直，行走大约 10m（距离自定），之后换另一侧，交替三组（图 13-2-23）。

四、肌肉筋膜放松

训练结束后可进行深层肌肉放松训练（图 13-2-24）。运用深层肌筋膜冲击仪在训练结束后有计划地对肌肉和筋膜（肌键、韧带等结缔组织）进行梳理放松，达到全面消除神经疲劳和肌肉疲劳的目的。

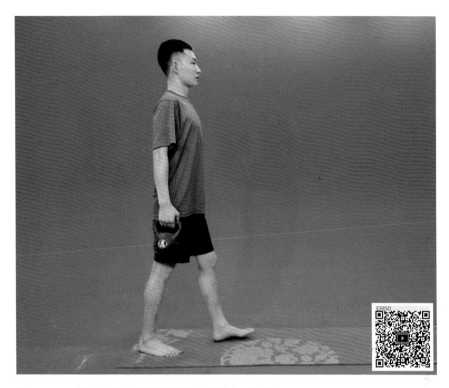

图 13-2-23 提壶铃行走（操作视频请扫描图中二维码）

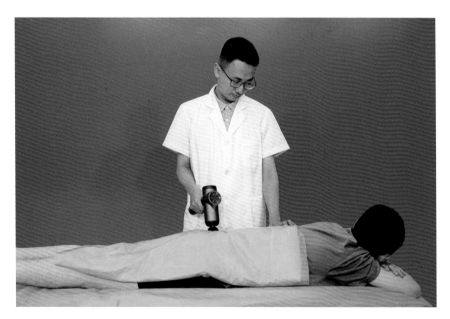

图 13-2-24 肌肉筋膜放松

（桑宏勋 阮竞 冯国栋 吴杨鹏 方月清）

参 考 文 献

［1］黄昌林,张莉,薛刚.军事训练伤诊断标准及防治原则的编制应用研究及其意义［J］.解放军医学杂志,
2004,29（4）:286.

［2］YANCOSEK K E, ROY T, ERICKSON M. Rehabilitation programs for musculoskeletal injuries in military
personnel［J］. Curr Opin Rheumatol, 2012, 24（2）: 232-236.

［3］COKER C A. Improving Functional Movement Proficiency in Middle School Phyical Education［J］. Res Q
Exerc Sport, 2018, 89（3）: 367-372.

［4］VAN VULPEN L F, DE GROOT S, RAMECKERS E, et al. Improved Walking Capacity and Muscle Strength
After Functional Power-training in Young Children With Cerebral Palsy［J］. Neurorehabil Neural Repair,
2017, 31（9）: 827-841.

［5］汤先钊,高佼,黄宝真,等.武警伤员军事训练伤危险因素分析［J］.人民军医,2011,54（9）:763-765.

［6］尼古拉斯·拉塔美斯 ACSM 体能训练概论［M］.李丹阳,李春雷,王雄,译.北京:人民卫生出版社,
2018:425-427.

［7］COOK G, BURTON L, HOOGENBOOM B J, et al. Functional movement screening: the use of fundamental
movements as an assessment of function-part 1［J］. Int. J Sports Phys Ther, 2014, 9（3）: 396-409.

［8］COOK G, BURTON L, HOOGENBOOM B J, et al. Functional movement screening: the use of fundamental
movements as an assessment of function-part 2［J］. Int. J Sports Phys Ther, 2014, 9（4）: 549-563.

［9］LYK-JENSEN S V, WEATHERALL C D, JEPSEN P W. The effect of military deployment on mental health［J］.
Econ Hum Biol, 2016, 23: 193-208.

［10］诸葛明怡,宁丽娜,熊杰.浅谈美军军事训练伤预防策略［J］.武警后勤学院学报,2019,28（4）:55-57.

［11］李魁梧,丁俊涛,桂红珍.某部秋季入伍新兵训练伤的特点与防护［J］.解放军预防医学杂志,2017,
35（9）:1062-1064.

［12］李春伶,高永艳,孙鲲,等.武警部队新兵军事训练伤的种类及特征［J］.解放军预防医学杂志,2015,
33（1）:45-46.

［13］张丹玥,王雄.体育运动中的功能性训练［M］.2 版.北京:人民邮电出版社,2017:39-113.

第十四章　脊柱训练伤康复

康复是综合、协调地应用各种措施，以减轻病、伤、残者的身体、心理和社会的功能障碍，发挥他们的最高潜能，使其重返社会，提高生存质量。脊柱训练伤是指因训练直接导致脊柱骨骼系统及附属软组织的急慢性损伤或病理改变，对伤员的身体健康和部队战斗力的提升造成一定的影响。军事训练伤的康复目标是在达到普通人群康复目标的基础上，借助科学的康复训练，发展机体对损伤的正向适应，使伤员恢复到相应的训练水平或功能状态。因此，脊柱训练伤康复不仅需要恢复脊柱的日常活动功能，同时要重视专项体能的恢复与提高，如有氧能力、肌肉力量、脊柱柔韧性、身体平衡能力与协调性等专项素质。

第一节　康　复　流　程

一、康复评定

康复医学工作中，康复评定是一项重要的内容，只有掌握正确的评估方法，才能准确地设计康复目标和计划。康复评定是收集评定对象的病史和相关资料，提出假设、实施检查和测量，对结果进行比较、综合、分析、解释，最后形成结论和功能障碍学诊断的过程。评定内容包括运动、感觉、言语、认知、职业、社会生活等方面。临床康复工作中评定的重点是放在日常生活活动功能、言语功能和认知功能等方面，而军事训练伤康复的评估重点则放在专项的综合评估，如运动功能的恢复，如肌力、关节活动度、柔韧性、协调性、本体感觉等方面。在整个康复工作程序中，康复评定应贯穿于康复治疗的全过程，主要为初期评估、中期评估和终期评估等。初期评估是在制定康复计划和开始康复治疗前进行的第一次评估，目的是了解功能状况及障碍程度、致残原因、康复潜力等，作为拟定康复目标和制定康复计划的依据。中期评估在康复疗程中进行，目的是了解阶段康复治疗后的功能改变情况，作为调整康复计划的依据。终期评估即在康复治疗结束时评估总的功能状况，评价康复效果，提出重返社会或进一步康复处理的建议，对伤员来说需要提出重返训练场的建议。

二、康复治疗

现代康复采用多种形式的积极治疗和训练，主要包括作业治疗、物理治疗、言语治疗、心理治疗、文体治疗、康复工程、康复护理、职业康复治疗等。这里着重介绍常用的作业治疗与物理治疗。

（一）作业治疗（occupational therapy, OT）

作业治疗是通过有意义的活动训练、活动调整、技能学习、环境干预等康复方法去预防、恢复和减少与身心有关的身心障碍、活动和参与障碍，使患者重返家庭社会和工作岗位。针对军事训练者主要包括对患者的预防宣教以及损伤时实施的康复策略。其中预防宣教包括活动时的省力策略(如下蹲取物时避免身体的扭转)、适当的自我姿势调节(如指导其使用关节功能位去完成活动,避免异常的用力方式引起损伤)以及环境适应性(如对于腰背部使用率较高的训练人员,应做好腰背部变天时的保暖以及避免空调等冷风的直接对吹)等;训练损伤后的作业治疗会根据患者的病情以及所从事的工作类型做出相应的活动分析,对于分析得出的主要问题,制定并实施针对性的矫治性和代偿性的治疗方案。

1. 仰卧位　将软硬、大小适中的睡枕置于头颈后,枕头的高度约自身一拳高左右,如有需要,可在腰下或膝下垫一个枕头。

2. 侧卧位　侧卧位保持颈椎的生理曲度,使颈部和肩胛带的肌肉放松,缓解肌肉痉挛,双手抱枕头及膝盖中间垫枕头。

3. 坐起与躺下　保持脊柱中立位,像一根木棍一样翻身,再将下肢摆动至床边同时用肘支撑,避免躯干扭转(图 14-1-1);躺下时动作顺序相反。

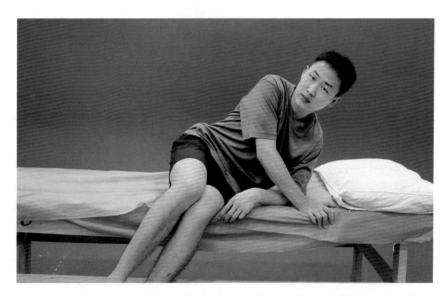

图 14-1-1　坐起

4. 坐位　使用高背座椅,靠垫支撑腰部,坐位姿势要端正,应避免久坐。

5. 站立及行走　鼓励伤员保持腰椎中立位和肚脐内收以稳定脊椎。

6. 搬物品　应将一只脚在前,另一脚稍微在后,膝盖弯曲蹲下,保持脊柱中立位,物品尽量靠近身体,两腿用力站直,将物举起,避免急速前弯及旋转等(图 14-1-2)。

7. 进出车座　进车时,靠近车门并以背部朝向座椅,以肚脐内收技巧将脊柱稳定于中立位,屈曲髋关节坐下,一旦坐下再继续屈髋屈膝将整个身体轴向转动进去并保持脊椎稳定;下车时动作顺序相反。

8. 穿鞋　最初 2 周最容易穿脱的是便鞋,之后把足置于凳子或椅子上穿系鞋子会安全些。

9. 卫生　指导伤员在站立位搓洗大腿时，要把腿放在浴桶或浴椅上，避免腰部弯曲。

10. 其他注意事项　打喷嚏、咳嗽时，很容易拉伤腰背肌及增加腰椎椎间盘的压力，此时将膝关节稍微弯曲，可以避免腰椎受伤；避免风寒、潮湿，注意脊柱的保暖。

（二）物理疗法（physical therapy，PT）

物理治疗技术主要以 3M 的观念来做说明，所谓 3M 指的就是 Movement therapy（运动治疗）、Manual therapy（手法治疗）、Modality（物理因子治疗），运动治疗是以动作或姿势的改变强化身心功能，主要分为活动度训练、肌力训练、平衡训练、姿势矫正训练等，手法治疗是以双手施力于组织以增进身心机能，主要分为关节松动术、麦肯基技术、软组织操作技术、本体感觉神经肌肉促进技术等。物理因子治

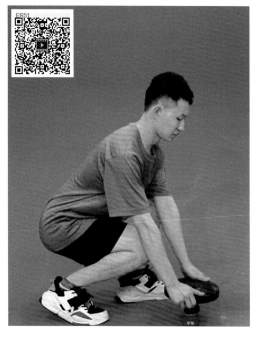

图 14-1-2　搬物品（操作视频请扫描图中二维码）

疗是以物理治疗仪器改变组织生理功能，主要使用包括声、光、冷、热、电、力等物理因子进行治疗。

训练伤康复常用的治疗手段主要是物理疗法，而运动治疗是物理治疗的核心技术之一，需要遵循运动处方进行。执行运动处方主要是为了预防运动量过少达不到预期效果以及运动过量造成运动损伤或再次损伤。运动处方应遵循 FITT 原则。

1. 频率（frequency，F）　每周锻炼次数，一般要求一周至少 3 次。开始训练时，由于疼痛骨关节处于应激状态，每周 3~4 次为宜，一旦适应，可每天运动产生较好的训练效果。

2. 强度（intensity，I）　运动的强度可用自觉用力程度分级（rating of perceived exertion，PRE）粗略衡量，以稍费力（RPE 12~14 级）为主。

3. 时间（time，T）　每次运动的持续时间，一般要求至少 30 分钟。

4. 类型（type，T）　运动项目，常见的运动方式有：①耐力性项目，如步行、健身跳、骑自行车、游泳、原地跑、上下楼梯等。②力量性项目，如各种仪器医疗体操、抗阻力训练等。③放松性项目，如牵伸、呼吸训练等。④矫正性项目，如关节活动训练、脊柱畸形矫正体操等。应根据伤员的年龄、功能和健康状态等合理选择运动方式。具体运动处方应遵循因人而异、耐受程度、循序渐进等原则进行适当删减或进阶。进阶安排的变化主要体现在：后期练习时间和次数有所增加；练习动作由静力支撑变为动力支撑；练习过程中的支撑点减少；同时增加外界负重；以及增加支撑点的不稳定性等。

运动训练应注意因人而异、耐受前提下循序渐进的训练。训练前应注意进行 5~10 分钟低中强度的热身，训练后进行 5~10 分钟低中强度的整理活动，最后再进行至少 10 分钟的牵

伸。运动过程中若出现头晕眼花、恶心呕吐等症状应立即停止运动平卧休息,若没有缓解便立即就医。运动后若疼痛在 4 小时后并未减轻,以及在 24 小时后没有消除、疼痛提早出现、逐渐增加僵硬感、红肿热痛、进阶肌肉无力、功能性使用减少等情况需降低或修改运动强度。严重的训练伤往往累及身体的多种功能,需要多方面的综合康复治疗和训练,即使是较单纯的或轻中度损伤,如果能积极采用多项治疗措施,功能改善的效果也会得到加强。因此,运动损伤后的康复应当依据个体情况、损伤部位、种类以及运动项目,选择适用的综合康复治疗手段。

第二节　脊柱训练伤康复

一、脊柱软组织损伤康复

（一）颈椎软组织训练伤

颈部软组织训练伤是指颈椎周围包括肌肉、筋膜、韧带及关节囊等组织因训练引起的损伤,这些损伤主要是由于头颈部运动范围和载荷超过正常解剖生理限度外力作用所造成。常常会造成颈部疼痛、肿胀、活动受限等,恢复时间与损伤的严重程度和个体身体素质差异有关,急性期少于 1 个月,通常只维持数天,亚急性期 1~3 个月,慢性期长达 3 个月以上。

1. 急性期　急性期主要以疼痛、肿胀或活动受限等症状为主。此阶段主要以消炎镇痛为主,可以使用消炎镇痛药物,也可以使用一些有肌肉松弛作用的药物,病情缓解后应该停药而选择功能锻炼,注意避免伤员对药物产生依赖。若颈部软组织严重损伤者也可借助颈围提供支持并减少肌肉痉挛,注意颈围使用不应该超过 2~4 周,以免颈部肌肉失用萎缩、颈部活动减少并造成颈托依赖。

（1）运动治疗:旨在找出并采取最舒适和疼痛最轻的姿势,以缓解症状并预防再次损伤。指导伤员下巴:①尽量前凸;②尽量后缩;③再回到轻微的颈椎前凸姿势,即中立位（图 14-2-1）。

（2）手法治疗

1）放松手法:缓解颈肩部肌肉紧张,减轻肌肉疼痛。

2）冲击性手法:适用颈椎关节紊乱急性期,非专业人士慎用。

（3）物理因子治疗

1）经皮神经电刺激疗法:①缓解各种急慢性疼痛;②促进局部血液循环;③加速骨折愈合;④加速伤口愈合（图 14-2-2）。

2）中频电疗法:①神经肌肉兴奋作用;②镇痛作用;③改善局部血液循环;④提高生物膜通透性,有松解粘连、软化组织的作用（图 14-2-3）。

3）超短波疗法（无热量）:①改善局部血液循环;②镇痛、消散炎症;③加速组织再生修复;④缓解痉挛（图 14-2-4）。

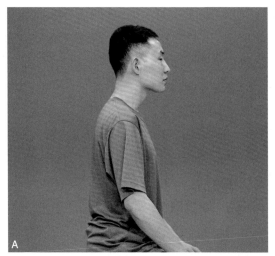

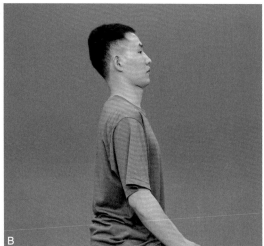

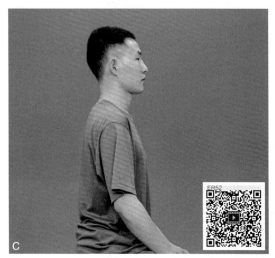

图 14-2-1　寻找颈椎中立位（操作视频请扫描图中二维码）

A. 尽量前凸；B. 尽量后缩；C. 中立位。

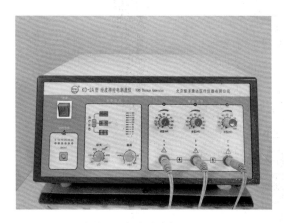

图 14-2-2　经皮神经电刺激治疗仪

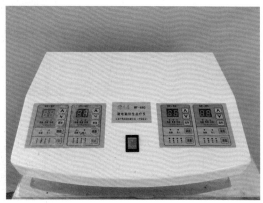

图 14-2-3　中频电疗仪

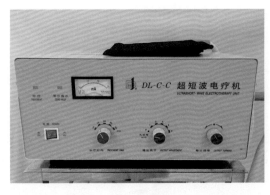

图 14-2-4　超短波治疗仪

（4）磁疗：①止痛、镇静、消炎、消肿；②降压；③促进创面愈合；④软化瘢痕；⑤促进骨折愈合（图 14-2-5）。

2. 亚急性期　亚急性期主要以颈椎活动度受限、肌力不足、神经肌肉控制不良为主，疼痛仍会干扰一些日常生活，但一般不再持续存在，此阶段主要增加颈椎活动性、增强颈肩部肌力和神经肌肉控制等。

（1）运动治疗

1）活动度训练：旨在改善颈椎活动度。5~10 个 / 组，3~5 组 / 天。①屈伸活动度训练：伤员取舒适坐位，双手轻柔置于颈椎后面，颈椎在无痛范围下进行主动或辅助屈曲 / 后伸（图 14-2-6A、B）；②侧屈活动度训练：伤员取舒适坐位，双手轻柔置于颈椎后面，颈椎在无痛范围内进行主动或辅助向左 / 右侧屈（图 14-2-6C）；③旋转活动度训练：伤员取舒适坐位，双手轻柔置于颈椎后面，颈椎在无痛范围内进行主动或辅助向左 / 右旋转（图 14-2-6D）。

2）牵伸训练：旨在改善关节周围软组织的伸展性、提高关节活动度，30 秒 / 个，5~10 个 / 组，2~3 组 / 天。

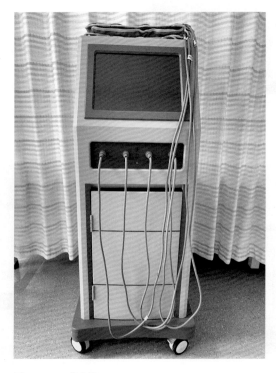

图 14-2-5　磁疗仪

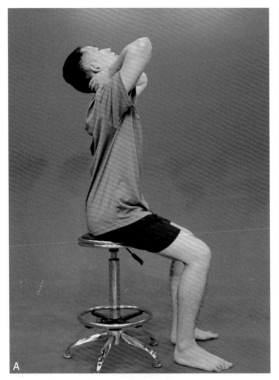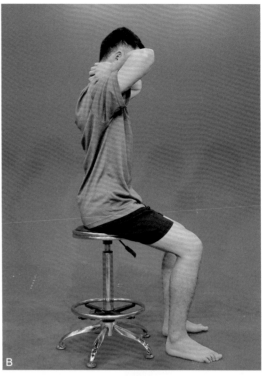
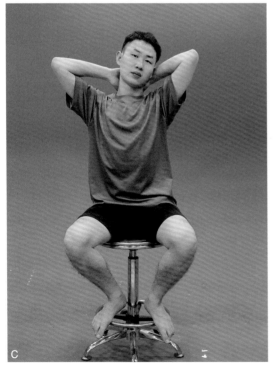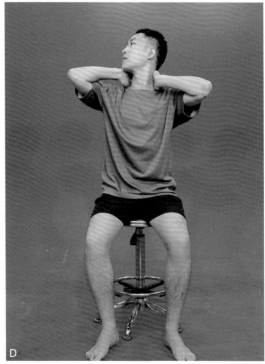

图 14-2-6 活动度训练

A、B. 屈伸活动度训练；C. 侧屈活动度训练；D. 旋转活动度训练。

①牵伸上斜方肌：坐位，下巴后缩取颈椎中立位，同侧手抓于椅旁固定肩胛骨，对侧手放于耳上方，向对侧弯曲方向牵拉（图 14-2-7）。

②牵伸肩胛提肌：坐位，下巴后缩取颈椎中立位，同侧手抓于椅旁固定肩胛骨，对侧手放于耳上方，向对侧弯曲并旋转方向牵拉（图 14-2-8）。

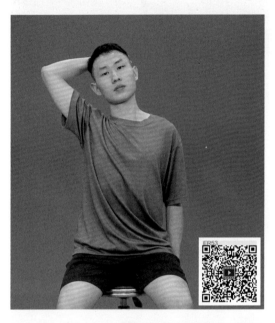

图 14-2-7　牵伸上斜方肌（操作视频请扫描图中二维码）

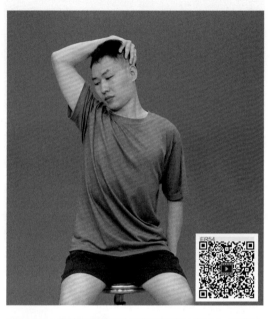

图 14-2-8　牵伸肩胛提肌（操作视频请扫描图中二维码）

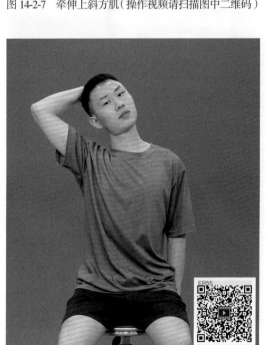

图 14-2-9　牵伸胸锁乳突肌（操作视频请扫描图中二维码）

③牵伸胸锁乳突肌：坐位，下巴后缩取颈椎中立位，同侧手抓于椅旁固定肩胛骨，对侧手放于耳上方，向对侧弯曲同侧旋转方向牵拉（图 14-2-9）。

④牵伸枕下肌群：坐位，下巴后缩取颈椎中立位，双手交叉置于后脑顶部附近，轻轻将头部向前下方使其点头，尽可能使下巴接触胸部（图 14-2-10）。

3）颈部深层肌肉稳定训练：提高颈椎稳定性。10 秒 / 个，5~10 个 / 组，2~3 组 / 天。自我施加阻力的等长收缩：颈椎轴向伸直，下巴后缩（图 14-2-11）。

4）神经松动训练：适用有上肢麻木、放射痛等活动受限等症状的伤员。5~10 个 / 组，2~3 组 / 天。①正中神经松动术：一上肢肩

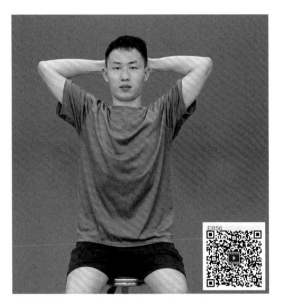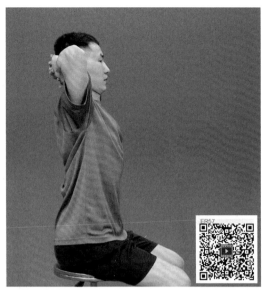

图 14-2-10　牵伸枕下肌群（操作视频请扫描图中二
维码）

图 14-2-11　颈部深层肌肉稳定训练（操作视频请扫描
图中二维码）

关节外展外旋,伸肘,前臂旋后,伸腕和手指,另一上肢放对侧肩膀下压肩关节固定肩胛骨;
②桡神经松动术:一上肢肩关节后伸,伸肘,前臂旋前,屈腕和手指,另一上肢放对侧肩膀固
定肩胛骨;③尺神经松动术:一上肢肩关节外展外旋,屈肘,前臂旋前,伸腕,另一上肢放对
侧肩膀固定肩胛骨(图 14-2-12)。

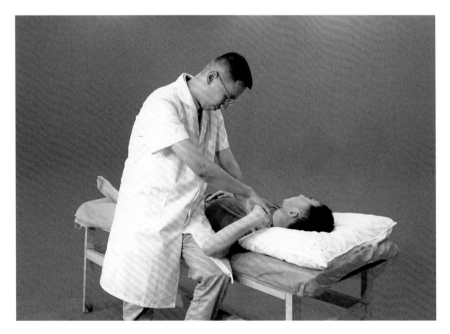

图 14-2-12　神经松动术

（2）手法治疗

1）徒手颈椎牵引：双手手指置于枕骨下方，或一手置于前额，另一手置于枕骨下方，以躯干向后的方式施加牵引力量（图 14-2-13）。

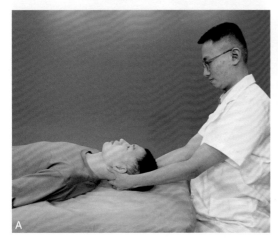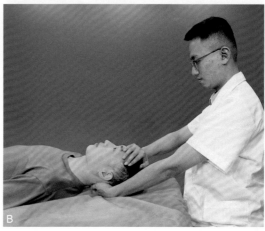

图 14-2-13　徒手颈椎牵引

2）徒手增加头颈部屈曲：伤员仰卧，治疗师站在治疗床头，以一手支撑枕骨而另一手放在额头上，被动屈曲颈椎，在屈曲末端要求伤员抵抗施加在伤员枕骨的阻力，枕骨下肌温和的等长收缩，当伤员放松时，治疗师将伤员被动屈曲到新获得的范围，并将其拉紧（图 14-2-14）。

3）徒手增加头颈椎旋转：治疗师站在治疗头侧，将手环绕伤员额头且手指放在枕骨下方，被动向一侧旋转颈椎，在旋转末端要求伤员抵抗施加在伤员额头的阻力，当伤员放松时，治疗师将伤员被动旋转到新获得的范围，并将其拉紧（图 14-2-15）。

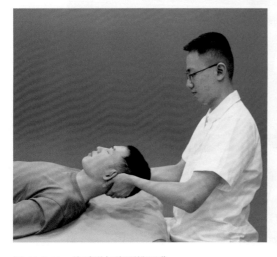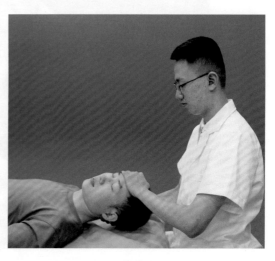

图 14-2-14　徒手增加头颈椎屈曲　　　　图 14-2-15　徒手增加头颈椎旋转

（3）物理因子治疗

1）红外线疗法：①改善局部血液循环；②促进消肿；③缓解痉挛；④镇痛（图 14-2-16）。

2）冲击波疗法：①改善局部血液循环；②松解组织粘连；③加速代谢分解产物的清除与吸收；④镇痛；⑤诱导骨重建（图 14-2-17）。

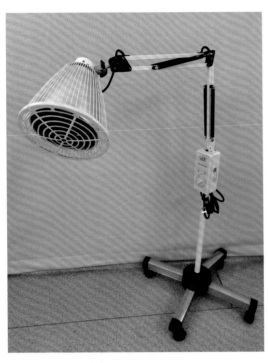
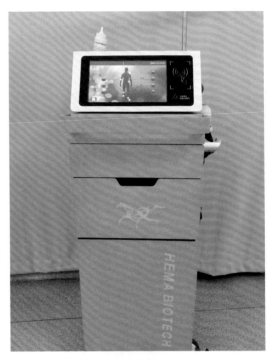

图 14-2-16　红外线治疗仪　　　　　　　　　　图 14-2-17　冲击波治疗仪

3. 慢性期　慢性期主要以在高强度或不稳定状况下神经肌肉控制和耐力不佳为主要表现，而疼痛一般只有在受伤组织在长时间重复或持续的过度压力下才产生。此阶段治疗强调高强度及重复性活动，以及增强体能与脊椎控制，目的是让伤员进一步恢复训练，能够安全恢复执行高需求的活动，并避免再次损伤。

（1）运动疗法：继续亚急性期的运动训练，同时可以安全进行更高强度的运动训练。10 秒 / 个，5~10 个 / 组，2~3 组 / 天。

1）颈椎弹力带抗阻训练

①弹力带抗阻颈椎伸直：伤员取舒适坐位，弹力带围绕后脑勺向前方用力，颈部向后缩下颌保持平衡（图 14-2-18A）。

②弹力带抗阻颈椎屈曲：伤员取坐位，弹力带围绕前额向后方用力，颈部以点头方式保持平衡（图14-2-18B）。

③弹力带抗阻侧屈：伤员取舒适坐位，弹力带围绕左耳上方向右方侧屈，颈部缩下颌同时向左侧屈保持平衡（图 14-2-18C）。

④弹力带抗阻旋转：伤员取舒适坐位，弹力带围绕后脑勺交叉向前方，左手用力向左旋转，颈部缩下颌并向右旋转保持平衡（图 14-2-18D）。

2）颈椎瑞士球稳定训练：稳坐治疗球上（图 14-2-19A），向前走让球滚至背部上（图 14-2-19B），让球滚至头部下方，保持颈椎中立位（图 14-2-19C）。在图 14-2-19B、图 14-2-19C 所示状态之间前后滚动，或加上手臂动作进阶。

（2）手法治疗：手法强度适当增强，方法同上。

（3）物理因子治疗：治疗时间适当延长，方法同上。

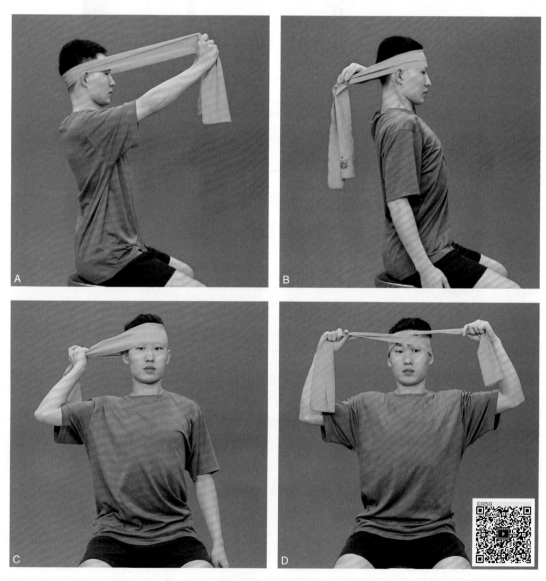

图 14-2-18　颈椎弹力带抗阻训练（操作视频请扫描图中二维码）

A. 弹力带抗阻后缩；B. 弹力带抗阻屈曲；C. 弹力带抗阻侧屈；D. 弹力带抗阻旋转。

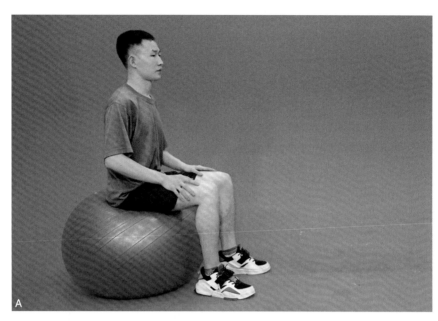

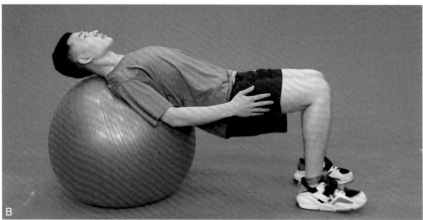

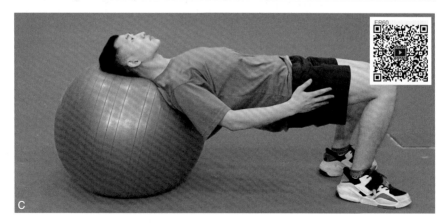

图 14-2-19　颈椎瑞士球稳定训练（操作视频请扫描图中二维码）

A. 稳坐治疗球上；B. 向前走让球滚至背部上；C. 让球滚至头部下方，保持颈椎中立位。

（二）胸椎软组织训练伤

胸椎软组织训练伤是指胸椎周围包括肌肉、筋膜、韧带及关节囊等组织因训练引起的损伤，主要由于自身扭转、牵拉所致，或暴力撞击胸部引起，常常会造成胸肋部疼痛、肿胀、活动受限等，恢复时间与损伤的严重程度和个体身体素质差异有关，急性期少于1个月，通常只维持数天，亚急性期1~3个月，慢性期长达3个月以上。

1. 急性期　急性期主要以疼痛、肿胀或活动受限等症状为主，无法执行日常生活活动。此阶段主要以消炎镇痛为主，可以使用消炎镇痛药物，也可以使用一些有肌肉松弛作用的药物，病情缓解后就应该停药而选择功能锻炼，注意避免伤员对药物产生依赖。若胸椎软组织严重损伤者，可用胸椎支具固定加以保护胸椎。

（1）运动治疗：早期主要以制动胸椎为主，教导伤员腹式呼吸、腹式咳嗽训练避免震动胸椎。

（2）手法治疗

1）放松手法：缓解背部肌肉紧张，减轻肌肉疼痛。

2）冲击性手法：适用胸椎关节紊乱急性期，非专业人士慎用。

（3）物理因子疗法：经皮神经电刺激、中频电治疗、超短波（无热量）、磁疗等消炎止痛、缓解肌肉痉挛。

2. 亚急性期　亚急性期主要以胸椎活动度受限、肌力不足、神经肌肉控制力不良为主，疼痛仍会干扰一些日常生活，但应该不再持续，此阶段主要增加胸椎活动性、增强背部肌力及其神经肌肉控制力等。

（1）运动疗法

1）胸椎灵活性训练：主要增加胸椎灵活性。30秒/个，5~10个/组，2~3组/天。

①泡沫轴辅助胸椎伸展训练：利用泡沫轴牵拉增加前胸的柔软度，泡沫轴竖直放于胸椎中央，肩关节外展外旋（图14-2-20）。

②胸椎侧向弯曲训练：坐在足跟上固定腰椎，伸手高举过头且用手往左右侧爬移（图14-2-21）。

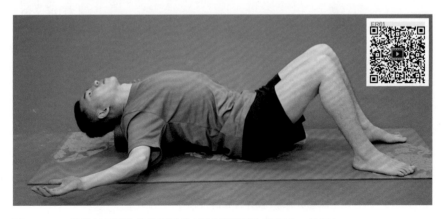

图14-2-20　泡沫轴辅助胸椎伸展训练（操作视频请扫描图中二维码）

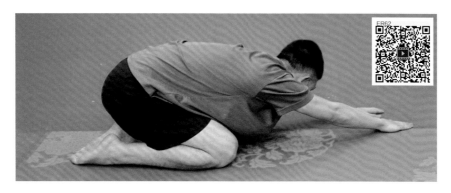

图 14-2-21　胸椎侧向弯曲训练（操作视频请扫描图中二维码）

（2）手法治疗：胸椎松动术，伤员仰卧，双臂于胸前交叉，治疗师站在伤员身旁且面对其头部，伤员翻身面对治疗师且治疗师伸手横跨其身体，接着使用"手枪式抓握"接触要执行徒手操作三关节复合体的下方椎体，一旦接触，将伤员被动移回仰卧姿势。使用手枪式抓握，将手部置于胸椎（图 14-2-22A）。徒手操作技巧力量施加于伤员胸前交叉的手臂（图 14-2-22B）。

（3）物理因子治疗：经皮神经电刺激、中频电治疗、短波/超短波（温热量）、磁疗、红外线、冲击波等消炎止痛、缓解肌肉痉挛。

3. 慢性期　慢性期主要以在高强度或不稳定状况下神经肌肉控制和耐力不佳为主要表现，而疼痛一般只有在受伤组织在长时间重复或持续的过度压力下才产生。此阶段治疗强调高强度及重复性活动，以增强体能及与脊椎控制，目的是让伤员进一步恢复训练，能够安全恢复执行高需求的活动，并避免再次损伤。

（1）运动治疗：继续亚急性期的运动训练，强调安全进展到高阶/高强度的功能性活动。10 秒/个，5~10 个/组，2~3 组/天。

胸椎运动控制训练：四点跪位，弹力带抗阻胸椎旋转（图 14-2-23）。

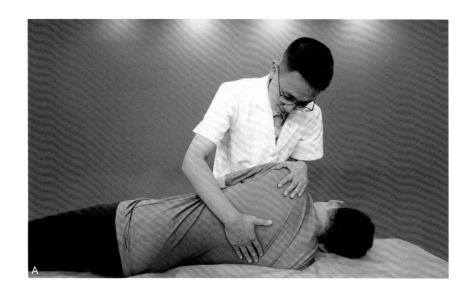

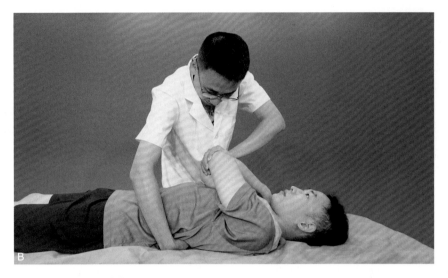

图 14-2-22　胸椎松动术

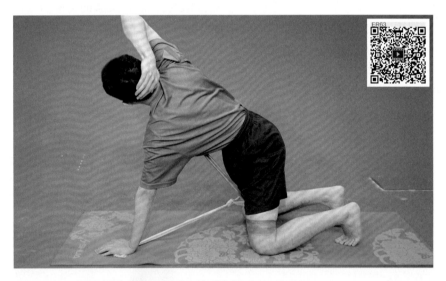

图 14-2-23　胸椎运动控制训练（操作视频请扫描图中二维码）

（2）手法治疗：手法强度适当增强，方法同上。

（3）物理因子治疗：治疗时间适当延长，方法同上。

（三）腰椎软组织训练伤

　　腰椎软组织训练伤是指腰椎周围包括肌肉、筋膜、韧带及关节囊等组织因训练引起的损伤，主要由于腰部过度屈伸和扭转超过了正常生理范围或腰部肌肉累积性劳损等引发，常常会造成腰部疼痛、肿胀、活动受限等，恢复时间与损伤的严重程度和个体身体素质差异有关，急性期少于 1 个月，通常只维持数天，亚急性期 1~3 个月，慢性期长达 3 个月以上。

1. 急性期　急性期主要以疼痛、肿胀或活动受限等症状为主，无法执行日常生活活动。此阶段主要以消炎镇痛为主，可以使用消炎镇痛药物，也可以使用一些有肌肉松弛作用的药物，病情缓解后就应该停药而选择功能锻炼，注意避免伤员对药物产生依赖。若腰椎软组织严重损伤者，可用腰围或支具固定加以保护腰椎。

（1）运动治疗：主要教导伤员找出并采取最舒适和减轻症状的姿势缓解疼痛及预防再次损伤。①指导伤员尽量腰椎前凸或骨盆前倾（图 14-2-24A）；②指导伤员尽量腰椎后凸或骨盆后倾（图 14-2-24B）；③再回归轻微的胸椎前凸姿势，即中立位（图 14-2-24C）。

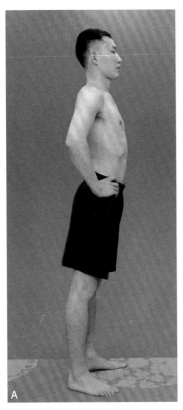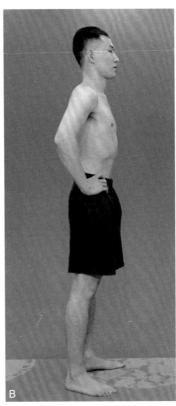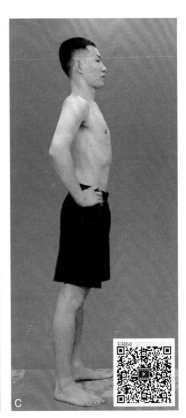

图 14-2-24　寻找腰椎骨盆中立位（操作视频请扫描图中二维码）

（2）手法治疗

1）放松手法：缓解腰背部肌肉紧张，减轻肌肉疼痛。

2）冲击性手法：适用腰椎关节紊乱急性期，非专业人士慎用。

（3）物理因子治疗：经皮神经电刺激、中频电治疗、短波/超短波（无热量）、磁疗等消炎止痛、缓解肌肉痉挛。

2. 亚急性期　亚急性期主要以活动度受限、肌力不足、神经肌肉控制力不良为主，疼痛仍会干扰一些日常生活，但应该不再持续，此阶段主要增加脊柱活动性、增强腰背部肌力和神经肌肉控制等。

（1）运动治疗

1）牵伸训练：增加肌肉、关节与软组织的活动性。30秒/个，5~10个/组，2~3组/天。

①自我牵伸腰椎腹侧肌群：俯卧伏地挺身（图14-2-25A）；站立后伸（图14-2-25B）。

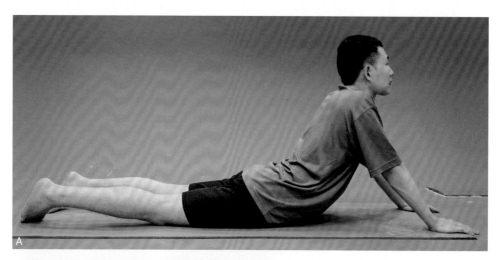

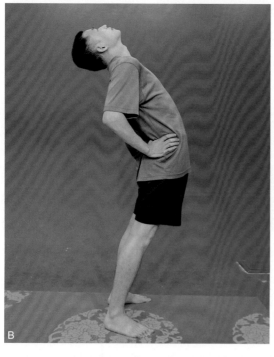

图14-2-25 自我牵伸腰椎腹侧肌群
A. 俯卧伏地挺身；B. 站立后伸。

②自我牵伸腰椎背侧肌群：仰卧位，双手抱住大腿，以避免压迫膝关节（图14-2-26A）；跪位，将臀部往后移动到足部上方，进行更多的牵伸（图14-2-26B）。

③自我牵伸腰椎腹外侧肌群：站立位，腰椎向一侧弯曲（图14-2-27A）；站立位，腰椎向一侧旋转（图14-2-27B）。

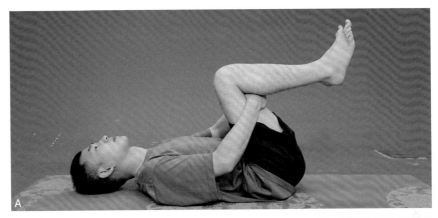

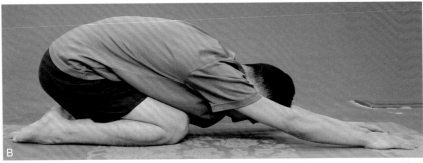

图 14-2-26　自我牵伸腰椎背侧肌群

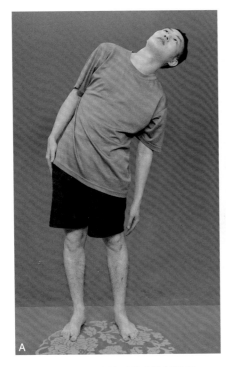

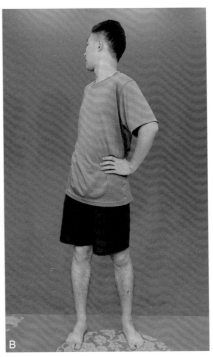

图 14-2-27　自我牵伸腰椎腹外侧肌群

④自我牵伸下肢肌群：牵伸梨状肌，仰卧位，伤员一只足放于另一条腿膝盖上，用双手抱住靠近胸部（图14-2-28A）；牵伸髂腰肌，跪立位，保持后下肢的膝盖及脚背贴地，保持躯干中立位时重心移向前方（图14-2-28B）；牵伸小腿三头肌，站立位，伤员保持后侧下肢的足跟接地，将重心移至前侧下肢（图14-2-28C）。

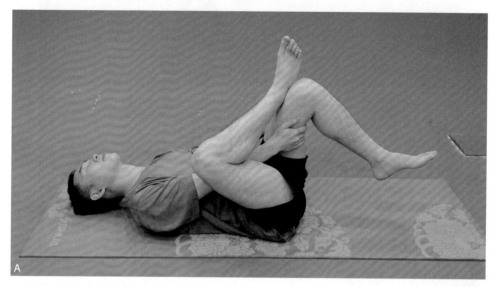

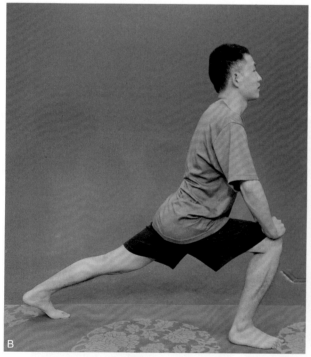
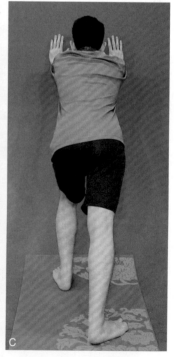

图14-2-28　自我牵伸下肢肌群

A. 牵伸梨状肌；B. 牵伸髂腰肌；C. 牵伸小腿三头肌。

2）腰椎深层肌肉稳定训练：增强腰椎稳定性。10 秒 / 个，5~10 个 / 组，2~3 组 / 天。

腹横肌收缩：仰卧位，指导伤员将腹部区域向后凹（肚脐缩向脊柱）（图 14-2-29A）；多裂肌收缩：俯卧位，治疗师大拇指或示指放在腰椎棘突侧边，指导伤员肌肉收缩向上抵抗你的手指（图 14-2-29B）。

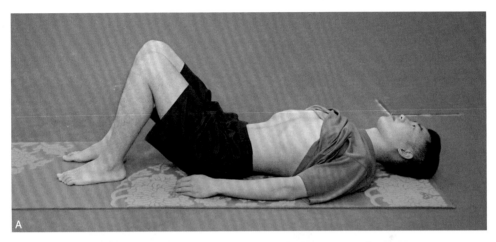

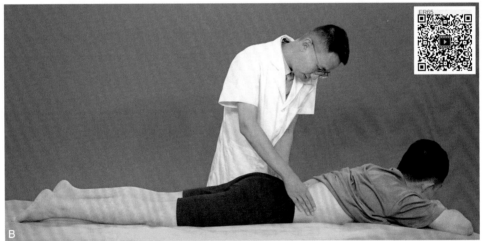

图 14-2-29　腰椎深层肌肉稳定训练（操作视频请扫描图中二维码）

A. 腹横肌收缩；B. 多裂肌收缩。

3）坐骨神经松动术：伤员取仰卧位，治疗师站于伤员受累下肢的一侧，一手放于膝关节前侧，另一手放于足底，屈曲并内收内旋髋关节，伸直膝关节，背屈踝关节，反复背屈跖屈踝关节（图 14-2-30A）。

4）股神经松动术：伤员取俯卧位，治疗师站于伤员受累下肢的一侧，大腿前侧放枕头使髋关节后伸，治疗师一手放于臀部后侧，另一手放于踝部，屈曲膝关节，反复屈曲伸直膝关节（图 14-2-30B）。

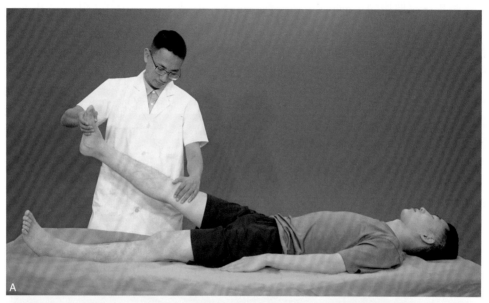

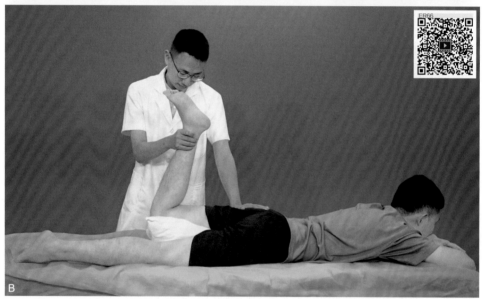

图 14-2-30　神经松动术（操作视频请扫描图中二维码）

A. 坐骨神经松动术；B. 股神经松动术。

（2）手法治疗　腰椎松动术：伤员侧卧位且受限侧朝上，让伤员尽可能接近床缘且屈髋屈膝 90°，治疗师站立且面对伤员，通过屈曲髋关节监控脊柱动作，并以躯干固定伤员（图 14-2-31A）。治疗师向后旋转伤员躯干并拉紧，借由将骶骨向前移动来施加下方脊椎的旋转力量（图 14-2-31B）。

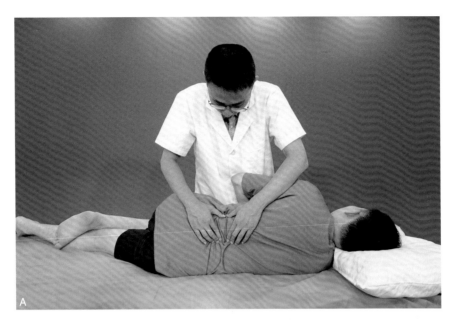

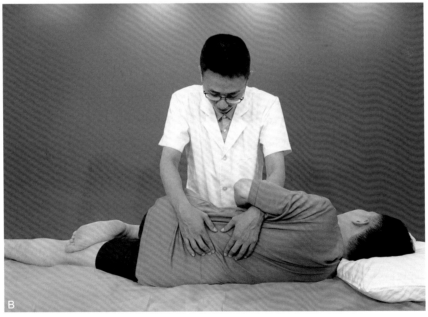

图 14-2-31　腰椎松动术

（3）物理因子治疗：经皮神经电刺激治疗、中频电治疗、短波／超短波（温热量）、磁疗、红外线、冲击波等消炎止痛、缓解肌肉痉挛。

3. 慢性期　慢性期主要以在高强度或不稳定状况下神经肌肉控制和耐力不佳为主，而疼痛一般只有在受伤组织长时间重复或持续的过度压力下才产生。此阶段强调高强度及重复性活动中的体能及脊椎控制，目的是让伤员进一步恢复训练，能够安全恢复执行高需求的活动,并避免再次损伤。

（1）运动疗法:继续亚急性期的运动训练,强调安全进展到高阶/高强度的功能性活动,教导建立神经肌肉控制肌力及肌耐力的技巧。10秒/个,5~10个/组,2~3组/天。

1）卷腹:轻轻收缩腹部,且抬起头肩部,注意不能有颈椎和腰椎的屈曲(图14-2-32)。

2）两点支撑:伤员四点跪位,抬起一侧上肢和对侧下肢,同时手握拳踝背屈以增加肌肉的募集减少提髋的趋势(图14-2-33)。

3）侧平板支撑:脊柱保持中立位,肘、脚支撑起成桥式,注意收腹缩臀(图14-2-34)。

4）单腿支撑:仰卧位,收腹并抬起臀部(图14-2-35)。

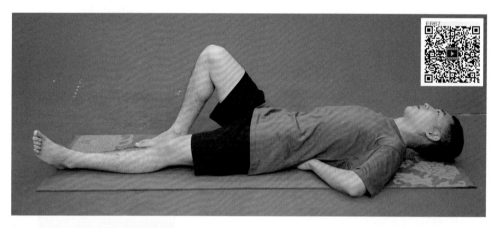

图 14-2-32　卷腹(操作视频请扫描图中二维码)

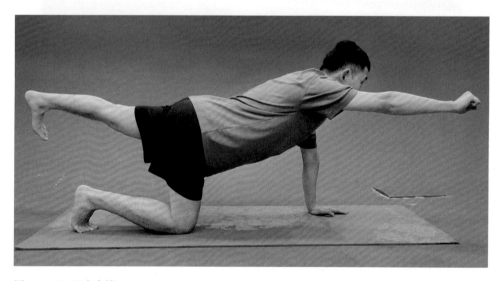

图 14-2-33　两点支撑

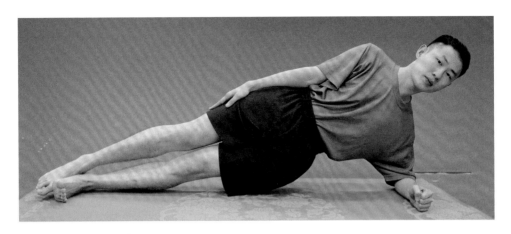

图 14-2-34　侧平板支撑

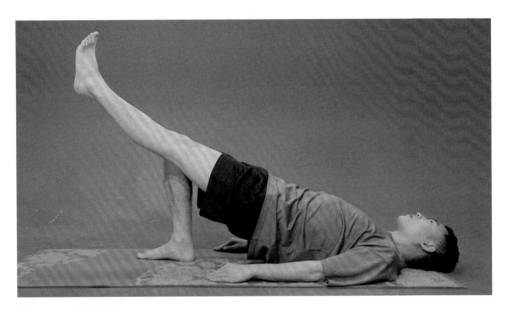

图 14-2-35　单腿支撑

5）瑞士球训练：腹部于球上和脚尖着地完成腰背后伸，双臂前举，注意收腹缩臀（图 14-2-36）。

6）FLEX BAR 训练：四点跪位，保持腹部背部臀部收紧，躯干与肩平行，头部保持中立，右手持 FLEX BAR 前后抖（图 14-2-37）。

（2）手法治疗：手法强度适当增强，方法同上。

（3）物理因子治疗：治疗时间适当延长，方法同上。

（四）骶尾部软组织训练伤

骶尾部软组织训练伤是由于训练时臀部直接着地或骶尾部被硬物撞击引起骶尾骨及其相邻软组织的损伤，主要表现为外伤后炎性刺激导致骶尾部局部组织肿胀或周围肌肉痉挛

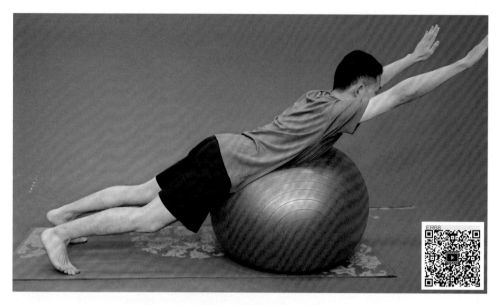

图 14-2-36　瑞士球训练（操作视频请扫描图中二维码）

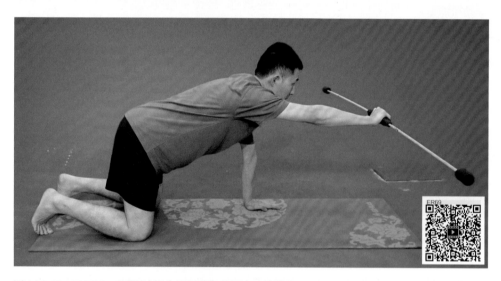

图 14-2-37　FLEX BAR 训练（操作视频请扫描图中二维码）

而引起疼痛。恢复时间与症状的严重程度和伤员身体素质个体差异有关,急性期少于 1 个月,通常只维持数天,亚急性期 1~3 个月,慢性期长达 3 个月以上。

1. 急性期　急性期主要以骶尾部局部疼痛为主,伴有典型的坐位疼痛,变换体位刺激可引起局部疼痛加重,重者只能一侧臀部坐凳。此阶段主要以消炎镇痛为主,可以使用消炎镇痛药物,也可以使用一些有肌肉松弛作用的药物,病情缓解后应该停药而选择功能锻炼,注意避免伤员对药物产生依赖。指导伤员找出并采取最舒适和减轻症状的姿势,减少臀部承重,防止骶尾部压迫。

（1）运动治疗：早期主要防止骶尾部受压为主，可以用气垫或气圈防止压迫、减轻症状，辅以呼吸训练、踝泵训练、屈髋屈膝训练、直腿抬高训练等预防肺部感染、血栓、关节僵硬、肌肉萎缩等。

（2）手法治疗

1）放松手法：缓解腰骶部肌肉紧张，减轻肌肉疼痛。

2）冲击性手法，适用骶髂关节或骶尾关节紊乱等急性期，非专业人士慎用。

（3）物理因子治疗：冷敷、经皮神经电刺激、中频电治疗、短波/超短波（无热量）、磁疗等消炎止痛、缓解肌肉痉挛。

2. 亚急性、慢性期　该阶段主要以局部酸痛不适为主，该阶段主要以预防局部软组织粘连为主，辅以消炎止痛，避免后期局部组织纤维化、粘连所致长期的慢性疼痛。

（1）运动治疗：加强臀部肌肉、盆底肌及腰背肌训练。

（2）手法治疗：放松手法缓解腰骶部肌肉紧张，减轻肌肉疼痛。

（3）物理因子治疗：经皮神经电刺激、中频电治疗、短波/超短波（温热量）、磁疗、红外线、冲击波等消炎止痛、缓解肌肉痉挛。

二、脊柱骨关节损伤康复

脊柱骨折一般分为保守治疗和手术治疗，保守治疗一般先用支具固定相对应的脊柱节段并卧床休息6~12周，在卧床期间教导伤员腹式呼吸、有氧训练增强心肺功能防止肺部感染，教导四肢活动度和肌力训练防止血栓、关节僵硬和肌肉萎缩，教导在耐受前提下激活脊柱核心肌肉稳定脊柱，教导床上翻身等日常生活自理训练。待6~12周后复查确定骨折稳定再进阶到脊柱的活动度训练、脊柱整体稳定性训练及坐起行走等日常生活自理训练。而手术后康复的不同之处在于早期无需卧床治疗，便可在支具保护下坐起行走等训练，其余与保守治疗相类似。具体训练方法均可参考相对应的软组织损伤康复的训练方法。

三、脊髓损伤康复

康复治疗是脊髓损伤综合治疗策略的重要组成部分，是促进脊髓损伤患者功能改善、提高生活质量、回归家庭和社会必不可少的方法。

治疗包括：关节活动度训练，呼吸功能训练，正确的体位摆放及站立训练，自我料理性活动与训练，轮椅操纵训练，膀胱功能训练，肌力训练等。

1. 关节活动度训练　根据患者情况选择进行单关节或多关节、单方向或多方向的运动（图14-2-38）。

2. 呼吸功能训练　腹式呼吸、胸式呼吸、咳嗽训练及体位排痰等。

腹式呼吸训练：坐位，双手放于腹部。鼻子吸气，腹部隆起（图14-2-39A）；嘴巴呼气，腹部内收（图14-2-39B）。

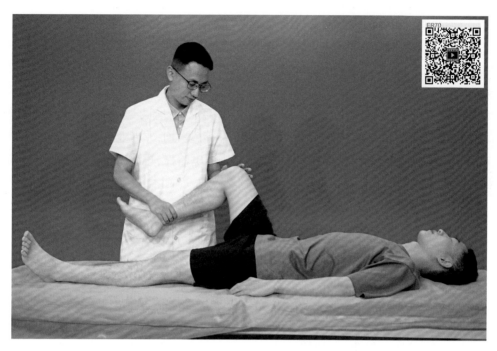

图 14-2-38　关节活动度训练（操作视频请扫描图中二维码）

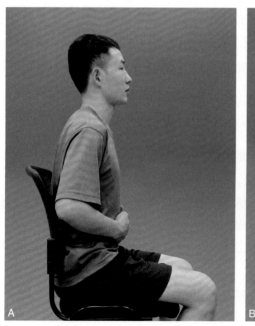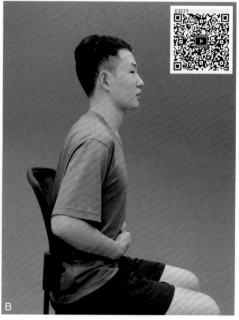

图 14-2-39　腹式呼吸训练（操作视频请扫描图中二维码）

3. 正确的体位摆放及站立训练

（1）良肢位是一种治疗性体位，能减缓和对抗瘫痪肢体的痉挛。不仅对保持骨折部位的正常排列，稳定脊柱以避免进一步损伤，而且对于预防压疮、关节挛缩及痉挛的发生都是非常重要的。

（2）站立训练能防止下肢深静脉血栓的发生，防止下肢萎缩、骨质疏松，站立时配合腹式呼吸训练，有利于促进下肢及全身的血液循环和新陈代谢。

4. 自我料理性活动与训练　进行自我肌肉的牵伸训练。对于 C_4 及 C_4 以上损伤，训练环境控制系统的使用，即供在床上或轮椅上全瘫患者靠吹气或下颌活动等开关电灯、电视及电话等。C_6 以下训练进食、梳洗、穿衣等。C_8 以下训练进食、梳洗、穿衣、大小便等。

5. 轮椅操纵训练

（1）轮椅前方移乘训练：轮椅在靠近床、能将腿抬起的地方停住，刹闸、脱鞋将双下肢放在床上，再将轮椅推向前，靠近床；用支撑动作将身体移至床上（图 14-2-40）。

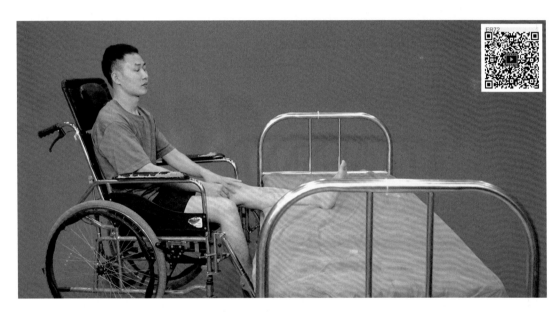

图 14-2-40　轮椅前方移乘训练（操作视频请扫描图中二维码）

（2）轮椅侧方移乘训练：将轮椅侧方靠近床边，双腿放在床上；利用支撑动作将臀部移至床上（图 14-2-41）。

6. 膀胱功能训练　在对排尿及储尿功能进行评估后，视情况采用自主排尿、间歇导尿、留置导尿、膀胱造瘘等方法。

7. 肌力训练　在保持脊柱稳定性原则基础上，所有能主动运动的肌肉均应强化训练，防止发生肌肉萎缩或肌力下降，也为后期代偿动作的进行做好准备。

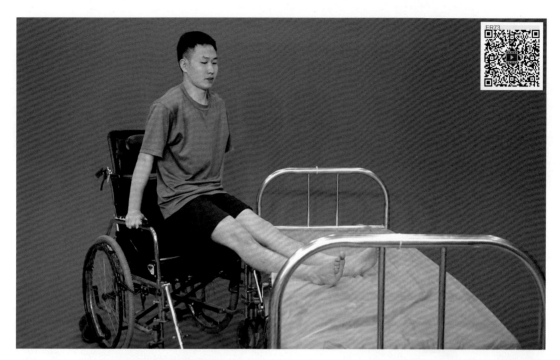

图 14-2-41　轮椅侧方移乘训练（操作视频请扫描图中二维码）

（陈荣春　何燕倩　万伟霞　陈伟宏　陈朝显）

参 考 文 献

［1］张虹莲,张译月,杨宇,等.边防某部军事训练致脊柱损伤 190 例调查分析［J］.中国疗养医学,2017,
　　26（4）:443-445.

［2］罗正云,王孝斌,尹晓波.军事训练致脊柱训练伤原因及预防.西南军医,2009,11（4）:701.

［3］黄晓琳,燕铁斌,王宁华,等.康复医学［M］.5 版.北京:人民卫生出版社,2019:1-4.

［4］吴化勇,费鸿,张飞宇,等.康复医学与治疗技术［M］.吉林:吉林科学技术出版社,2018:95-97.

［5］贾连顺.关于颈部软组织损伤的认识［J］.中国矫形外科杂志,2009,17（23）:1761-1762.

［6］罗杰,于栋,赵国东.手法治疗外伤性尾骨痛 89 例［J］.中国骨伤,2007（1）:58.

［7］石颖,吴玲,李林苇.软组织损伤引起慢性疼痛的治疗［J］.中国临床康复,2006（48）:151-153.

［8］曲绵域.实用运动医学［M］.北京:北京科学技术出版社,1996:45-99.

［9］丁燕华.腰椎患者的运动处方［J］.现代康复,2001,5（9）:17.

［10］刘立明,朱才兴,成忠实,等.慢性疼痛的运动疗法［J］.人民军医,2005,48（6）:361.

［11］JONATHAN EHRMAN.ACSM 运动测试与运动处方指南［M］.8 版.王正珍,译.北京:北京体育大学
　　出版社,2010:66-68.

［12］CAROLYN KISNER,LYNN ALLEN COLLBY,et al.运动治疗学:理论基础与实作技巧［M］.8 版.杨雅
　　如,译.台北:合计图书出版社,2018:493-505.

［13］励建安,许光旭.实用脊髓损伤康复学［M］.北京:人民军医出版社,2013:377-386.

图书在版编目（CIP）数据

脊柱训练伤 / 林斌，郝定均，冯世庆主编 . —北京：
人民卫生出版社，2022.5

ISBN 978-7-117-32998-9

Ⅰ. ①脊⋯ Ⅱ. ①林⋯ ②郝⋯ ③冯⋯ Ⅲ. ①脊柱损
伤–诊疗 Ⅳ. ①R683.2

中国版本图书馆 CIP 数据核字（2022）第 049121 号

人卫智网	www.ipmph.com	医学教育、学术、考试、健康， 购书智慧智能综合服务平台
人卫官网	www.pmph.com	人卫官方资讯发布平台

脊柱训练伤
Jizhu Xunlianshang

主　　编：林　斌　郝定均　冯世庆
出版发行：人民卫生出版社（中继线 010-59780011）
地　　址：北京市朝阳区潘家园南里 19 号
邮　　编：100021
E - mail：pmph @ pmph.com
购书热线：010-59787592　010-59787584　010-65264830
印　　刷：北京盛通印刷股份有限公司
经　　销：新华书店
开　　本：787 × 1092　1/16　印张：17
字　　数：371 千字
版　　次：2022 年 5 月第 1 版
印　　次：2022 年 6 月第 1 次印刷
标准书号：ISBN 978-7-117-32998-9
定　　价：190.00 元

打击盗版举报电话：**010-59787491**　**E-mail：WQ @ pmph.com**
质量问题联系电话：**010-59787234**　**E-mail：zhiliang @ pmph.com**
数字融合服务电话：**4001118166**　**E-mail：zengzhi @ pmph.com**

52检